Mundgesundheitszustand und -verhalten in Ostdeutschland

Materialienreihe
Band 11.3

Wolfgang Micheelis, Jost Bauch
(Gesamtbearbeitung)

Mundgesundheitszustand und -verhalten in Ostdeutschland

Ergebnisse des IDZ-Ergänzungssurvey 1992

Mit Beiträgen von:

Annerose Borutta, Jost Bauch, Johannes Einwag,
Jürgen Hoeltz, Wolfgang Micheelis, Peter Potthoff,
Elmar Reich, Helga Stechemesser

Herausgeber:
Institut der Deutschen Zahnärzte (IDZ)
in Trägerschaft von
Bundeszahnärztekammer
– Arbeitsgemeinschaft der Deutschen Zahnärztekammern e.V. –
Kassenzahnärztliche Bundesvereinigung – Körperschaft des öffentl. Rechts –
50931 Köln, Universitätsstraße 71–73

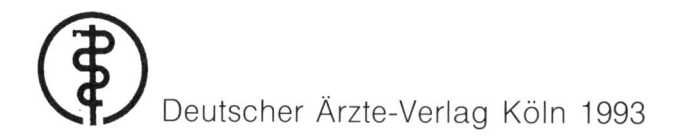

Deutscher Ärzte-Verlag Köln 1993

Gesamtbearbeitung:

Dr. Wolfgang Micheelis
Dr. Jost Bauch
Institut der Deutschen Zahnärzte
Köln

Redaktion:

Dorothee Fink
Institut der Deutschen Zahnärzte
Köln

Übersetzung (Abstract):

Philip Slotkin, M.A. Cantab. M.I.T.I.
London

Die Deutsche Bibliothek – CIP-Einheitsaufnahme

Mundgesundheitszustand und -verhalten in Ostdeutschland:
Ergebnisse des IDZ-Ergänzungssurvey 1992 / Hrsg.: Institut der
Deutschen Zahnärzte (IDZ). Wolfgang Micheelis; Jost Bauch
(Gesamtbearb.). Mit Beitr. von: Annerose Borutta ... – Köln:
Dt. Ärzte-Verl., 1993
(Materialienreihe / Institut der Deutschen Zahnärzte; Bd. 11.3)
ISBN 3-7691-7834-3

NE: Micheelis, Wolfgang [Bearb.]; Borutta, Annerose; Institut der
Deutschen Zahnärzte <Köln>;
Materialienreihe

ISBN 3-7691-7834-3

Das Werk ist urheberrechtlich geschützt. Jede Verwertung in anderen als den gesetzlich zugelassenen Fällen bedarf deshalb der vorherigen schriftlichen Genehmigung des Verlages.

Copyright © by Deutscher Ärzte-Verlag GmbH, Köln 1993

Gesamtherstellung: Deutscher Ärzte-Verlag GmbH, Köln

Inhaltsverzeichnis

Geleitwort		11
1	**Vorwort**	13
2	**Zusammenfassung/Abstract**	17
	Wolfgang Micheelis	

Teil A
Grundlagen und Studiendesign

3	**Forschungsziele und Grundaufbau des Projektes**	29
	Wolfgang Micheelis, Peter Potthoff, Jürgen Hoeltz	
3.1	Vorbemerkung	29
3.2	Literaturlandschaft	30
3.3	Zielbestimmungen des Projektes	32
3.4	Projektaufbau und -ablauf	35
3.5	Literaturverzeichnis	39

Teil B
Aufbau und Inhalte der Erhebungsinstrumente

4	**Erhebungsmodell der Mundgesundheitsstudie Ost und Stichprobenvergleich Soll-Ist**	43
	Peter Potthoff, Wolfgang Micheelis, Helga Stechemesser	
4.1	Vorbemerkung	43
4.2	Stichprobenbildung	43
4.3	Organisation der Feldarbeit	45
4.4	Kalibrierung und Reliabilitätsprüfungen	49
4.5	Realisierte Stichprobe	50
4.5.1	Erzielte Stichprobengröße und Ausschöpfung	50
4.5.2	Stichprobenstruktur	52
4.6	Zusammenfassung zur Güte der Stichprobe	56
4.7	Literaturverzeichnis	57

5	Das Kalibrierungskonzept einschließlich der Reliabilitätsprüfungen	59
	Elmar Reich, Johannes Einwag, Wolfgang Micheelis	
5.1	Vorbemerkungen	59
5.2	Untersucherkalibrierung	59
5.3	Plausibilitätsprüfung der Originaldatensätze nach Abschluß der Feldphase	60
5.4	Reliabilitätskontrolle Kariologie und Parodontologie	60
5.4.1	Kariologie	60
5.4.2	Parodontologie	61
5.5	Tabellenanhang	64
5.6	Literaturverzeichnis	72
5.7	Anhang Zahnmedizinische Befundbögen	73

Teil C
Einzelergebnisse, Zusammenhänge und Diskussion

6	Ergebnisse zur Prävalenz von Karies und Dentalfluorose	
	Johannes Einwag	81
6.1	Vorbemerkung	81
6.2	Ergebnisse zur Verbreitung von Karies	81
6.2.1	Methodisches Vorgehen	81
6.2.2	Mittlere DMF-T- und DMF-S-Werte	82
6.2.3	Verteilung der Ergebnisse innerhalb der Altersgruppen	84
6.2.4	Sanierungsgrad und Behandlungsbedarf	85
6.2.5	Der Einfluß von Geschlecht und Sozialschicht auf DMF-T und Sanierungsgrad	88
6.2.5.1	Geschlecht	88
6.2.5.2	Sozialschicht	89
6.2.6	Der Einfluß der Trinkwasserfluoridierung auf DMF-T und DMF-S	90
6.2.7	Vergleich mit den Ergebnissen der IDZ-Studie „West" aus dem Jahr 1989	91
6.2.7.1	Mittlere dmf-t(s)/DMF-T(S)-Werte in den verschiedenen Altersgruppen	91
6.2.7.2	Sanierungsgrad und Behandlungsbedarf	95
6.2.7.3	Vergleich mit weiteren nationalen Studien	96
6.3	Ergebnisse zur Prävalenz der Dentalfluorose	98
6.4	Zusammenfassung	99
6.5	Tabellenanhang	100
6.6	Literaturverzeichnis	104

7	**Ergebnisse zur Prävalenz von Parodontopathien** 105
	Elmar Reich
7.1	Vorbemerkungen 105
7.2	Methodik 106
7.3	Ergebnisse 106
7.3.1	Plaque 106
7.3.2	Zahnstein 107
7.3.3	Papillen-Blutungs-Index (PBI) 107
7.3.4	CPITN-Index-System 108
7.3.5	Behandlungsbedarf 110
7.3.6	Attachmentverlust 111
7.3.7	Soziale Faktoren und Verhaltensmerkmale 113
7.4	Diskussion 115
7.5	Zusammenfassung 118
7.6	Tabellenanhang 119
7.7	Literaturverzeichnis 123
8	**Ergebnisse zum prothetischen Versorgungsstatus** 125
	Johannes Einwag
8.1	Vorbemerkung 125
8.2	Versorgung mit Zahnersatz 125
8.2.1	Basisdaten 125
8.2.2	Art der Versorgung 126
8.2.3	Zahnlosigkeit 127
8.3	Einfluß von Geschlecht und Sozialstatus auf die Anzahl der fehlenden Zähne sowie Umfang und Art des Zahnersatzes 128
8.3.1	Fehlende Zähne in Abhängigkeit von Geschlecht und Sozialstatus 128
8.3.2	Nicht ersetzte Zähne in Abhängigkeit von Geschlecht und Sozialstatus 129
8.3.3	Art des Zahnersatzes in Abhängigkeit von Geschlecht und Sozialstatus 130
8.3.4	Totaler Zahnverlust in Abhängigkeit von Geschlecht und Sozialstatus 131
8.4	Vergleich mit den Ergebnissen weiterer nationaler Studien 132
8.5	Zusammenfassung 135
8.6	Tabellenanhang 136
8.7	Literaturverzeichnis 138

9	**Ergebnisse zum sozialwissenschaftlichen Erhebungsteil**	139
	Wolfgang Micheelis, Jost Bauch	
9.1	Vorbemerkung	139
9.2	Das Inanspruchnahmeverhalten	140
9.2.1	Inanspruchnahmeverhalten und Karies	143
9.2.2	Inanspruchnahmeverhalten und Parodontalgesundheit	147
9.3	Das Mundhygieneverhalten	149
9.3.1	Mundhygieneverhalten und Karies	152
9.3.2	Mundhygieneverhalten und Parodontalgesundheit	154
9.4	Das Ernährungsverhalten	156
9.4.1	Ernährungsverhalten und Karies	158
9.4.2	Ernährungsverhalten und Parodontalgesundheit	160
9.5	Subjektive Kontrollüberzeugungen zur Zahngesundheit und zur Zahngesundheitsvorsorge	162
9.6	Erfahrungen mit dem Gesundheitssystem	166
9.6.1	Mundgesundheitsaufklärung	166
9.6.2	Soziale Zahnarztbindung	168
9.7	Exkurs: Kieferorthopädischer Versorgungsstatus	170
9.8	Exkurs: Orale Parafunktionen	171
9.9	Exkurs: Zielkrankheiten nach sozialem Qualifikationsstatus der Stichprobenpopulationen in der Übersicht	175
9.10	Literaturverzeichnis	178
9.11	Anhang Dokumentation der Selbstausfüllbögen	181
9.11.1	Selbstausfüllbogen für die Kindergruppe 8/9 Jahre	181
9.11.2	Selbstausfüllbogen für die Jugendlichengruppe 13/14 Jahre	191
9.11.3	Selbstausfüllbogen für die Erwachsenengruppe 35 – 54 Jahre	203
10	**Ergebnisse zum Stadt-Land-Gefälle der zahnmedizinischen Befundungsdaten**	215
	Annerose Borutta	
10.1	Vorbemerkung	215
10.2	Ergebnisse zur Verbreitung der Karies unter Berücksichtigung der Gemeindegrößen innerhalb der Altersgruppen	215
10.2.1	Altersgruppe Kinder 8/9 Jahre	215
10.2.2	Altersgruppe Jugendliche 13/14 Jahre	217
10.2.3	Altersgruppe Erwachsene 35 – 54 Jahre	218
10.3	Ergebnisse zur Prävalenz von Parodontopathien unter Berücksichtigung der Gemeindegrößen innerhalb der Altersgruppen	220
10.3.1	Altersgruppe Kinder 8/9 Jahre	220

10.3.2	Altersgruppe Jugendliche 13/14 Jahre	221
10.3.3	Altersgruppe Erwachsene 35 – 54 Jahre	222
10.4	Ergebnisse zur Verbreitung der Dentalfluorose unter Berücksichtigung der Gemeindegröße	223
10.5	Ausgewählter Literaturvergleich	223
10.6	Tabellenanhang	225
10.7	Literaturverzeichnis	232

Teil D
Gesamtdeutsche Kennziffern und internationaler Vergleich

11 Bildung gesamtdeutscher Kennziffern zur Karies- und Parodontitisprävalenz 235
Jost Bauch, Annerose Borutta, Johannes Einwag, Wolfgang Micheelis, Elmar Reich

11.1	Einleitung	235
11.2	Grundlagen und Ergebnisse zur Kariesprävalenz	235
11.3	Ergebnisse zum Zahnverlust und dessen Versorgung	238
11.4	Ergebnisse Parodontitisprävalenzberechnung	239
11.5	Literaturverzeichnis	241

12 Die Einordnung des Datenmaterials in den internationalen Rahmen der Oralepidemiologie 243

12.1	Zur Kariesprävalenz	243
	Johannes Einwag	
12.2	Literaturverzeichnis	245
12.3	Zur Parodontitisprävalenz	246
	Elmar Reich	
12.4	Literaturverzeichnis	250

Verzeichnis der Autoren 251

Geleitwort

Gerne komme ich der Bitte der Referatsleiter unseres Instituts der Deutschen Zahnärzte (IDZ) nach, die vorliegende Forschungspublikation „Mundgesundheitszustand und -verhalten in Ostdeutschland" mit einigen Anmerkungen zu begleiten.

Wir alle hätten uns im Jahre 1989, als wir die nationale Mundgesundheitsstudie für die Bundesrepublik Deutschland (vgl. Band 11.1 der IDZ-Materialienreihe) auf den Weg brachten, nicht träumen lassen, daß mit den großen politischen Ereignissen in der ehemaligen DDR im Herbst 1989 das gerade aufgelegte epidemiologische Forschungsvorhaben ein Jahr später nur noch ein unvollständiges Bild über die Mundgesundheit der gesamtdeutschen Bevölkerung zeichnen konnte. Die sich anschließende Vereinigung von Deutschland-West mit Deutschland-Ost im Jahre 1990 forderte eine Neuzeichnung des oralepidemiologischen Ergebnisspektrums.

Für den Gemeinsamen Vorstandsausschuß von Bundeszahnärztekammer (BZÄK) und Kassenzahnärztlicher Bundesvereinigung (KZBV) unseres Instituts war es ein Anliegen, die Basisstudie (für die alten Bundesländer) fortzuschreiben. Er beauftragte im Frühjahr 1991 das IDZ, eine entsprechende Ergänzungsstudie für die neuen Bundesländer in Angriff zu nehmen. Nicht unerwähnt soll in diesem Zusammenhang bleiben, daß gerade mein Kollege Adolf Schneider, damaliger Präsident der Bundeszahnärztekammer, sich mit großem Engagement für die Verwirklichung dieser Ergänzungsstudie eingesetzt hatte.

Auch die Mundgesundheitsstudie-Ost wurde wiederum mit beträchtlichem organisatorischen und finanziellen Aufwand allein aus Mitteln der deutschen Zahnärzteschaft bestritten. Ein für mein Dafürhalten forschungs- und berufspolitisch bemerkenswerter Vorgang, der dazu dienen möge, die sachlichen Grundlagen für die großen Fragen der Gesundheits- und Sozialpolitik in Deutschland weiter zu verbessern. Gerade vor dem Hintergrund der aktuellen Weichenstellungen für die richtigen Perspektiven unseres Gesundheitssystems über die Jahrhundertwende hinaus kommt der Nutzung der epidemiologischen Datensammlungen unseres IDZ (vgl. Band 11.1, Band 11.2 und den vorliegenden Band 11.3 der Materialienreihe) ein für die zahnmedizinische Versorgung unserer Bevölkerung kaum zu überschätzender Wert zu. Sowohl die Mundgesundheitsstudie-West aus dem Jahre 1989 wie auch die jetzt vorliegende Mundgesundheitsstudie-Ost aus dem Jahre 1992 lassen beispielsweise deutlich werden, mit welchen großen zahnmedizinischen Herausforderungen sich – man denke hier nur an die statistischen Erkrankungstrends für den Bereich der Zahnbetterkrankungen oder an die Fragen einer „lebensbegleitenden Prophylaxe" – die Gesundheits- und Sozialpolitik zukünftig sehr viel stärker konfrontiert sieht.

Im Hinblick auf viele aktuelle Diskussionen über die epidemiologische Mundgesundheitssituation im innerdeutschen Vergleich macht das IDZ-Datenmaterial deutlich, daß wahrlich keine „Welten" zwischen Westdeutschland und Ostdeutschland liegen, sondern – alles in allem – die Ähnlichkeiten in den ermittelten Werten vorherrschen. Jedenfalls sind die Unterschiede (sowohl in der einen als auch in der anderen Richtung) keineswegs so groß, wie von mancher politischen Seite immer wieder behauptet.

W. Schad
Amtierender Vorsitzender des Gemeinsamen
BZÄK/KZBV-Vorstandsausschusses des IDZ   im Juni 1993

1 Vorwort

Mit der Vorlage des Forschungsberichtes zur Querschnittsstudie „Mundgesundheitszustand und -verhalten in Ostdeutschland" vervollständigt das Institut der Deutschen Zahnärzte (IDZ) seine epidemiologische Berichterstattung über die gegenwärtige Krankheitslast auf dem Gebiet der Zahn-, Mund- und Kieferheilkunde und ihre zahnärztlichen Versorgung in Deutschland.

Bereits im Jahre 1991 hatte das IDZ die Ergebnisse einer Basisstudie der Öffentlichkeit vorgelegt (vgl. IDZ-Materialienreihe Band 11.1, Köln 1991), die auf der Grundlage einer bevölkerungsrepräsentativen Stichprobe u. a. über die wichtigsten Kennziffern zu den oralen Morbiditätsprävalenzen in den Grenzen der alten Bundesrepublik (1989) informierte. Durch die großen politischen Ereignisse in Deutschland mit der Wende in der DDR und der sich anschließenden Wiedervereinigung von Deutschland-Ost mit Deutschland-West war gleichsam „über Nacht" das damals vorgelegte epidemiologische Material für die Bundesrepublik in den neuen Grenzen lückenhaft geworden und legte insofern eine Ergänzungserhebung in Deutschland-Ost forschungspolitisch nahe.

Der Gemeinsame Vorstandsausschuß von Bundeszahnärztekammer und Kassenzahnärztlicher Bundesvereinigung des Instituts der Deutschen Zahnärzte beschloß vor diesem skizzierten Hintergrund im Jahre 1991, eine bevölkerungsrepräsentative Erhebung zu den Vorkommenshäufigkeiten oraler Erkrankungen und ihres Versorgungsgrades in den fünf neuen Bundesländern und Berlin-Ost aufzulegen, um der Gesundheits- und Sozialpolitik in Deutschland ein vervollständigtes epidemiologisches Datenbild zur Verfügung zu stellen.

Der methodische und inhaltliche Rahmen dieser Ergänzungserhebung richtete sich an den Grundlagen der Basisstudie von 1989 aus, so daß eine zeitlich außerordentlich schnelle Umsetzung des „Survey-Ost" möglich wurde. Wie auch die damalige Basisstudie folgte die Ergänzungserhebung einem sozialepidemiologischen Projektdesign, da nach unserer Auffassung nur durch den Einbezug von soziologischen und verhaltensbezogenen Variablen eine tiefere Durchdringung der klinischen Morbiditätsdaten im Bevölkerungsbezug möglich erscheint. Man kann mit dem jetzt vorgelegten Ergänzungsbericht feststellen, daß mit den publizierten IDZ-Arbeiten von Band 11.1, Band 11.2 und Band 11.3 nunmehr ein oralepidemiologisches Datenpanorama über den Mundgesundheitszustand und das Mundgesundheitsverhalten der Bevölkerung in Deutschland geschaffen worden ist, das für die Problemstellungen der Gesundheitswissenschaften wohl kräftige Impulse zu geben vermag.

Es ist uns ein Anliegen, diese Gelegenheit zu nutzen, um den vielen Beteiligten – ohne die Großstudien dieser Art gar nicht verwirklicht werden könnten – zu danken. Zunächst – und wohl an allererster Stelle – ist der Bevölkerung in den neuen Bundesländern und Ost-Berlin zu danken, die im Rahmen der gezogenen Zufallsstichprobe bereit waren, an diesem Forschungsvorhaben des IDZ mitzuwirken und geduldig alle Erhebungen „über sich ergehen ließen". Es war für die gesamte Projektdurchführung ermutigend, mit welcher großen Bereitschaft hier Unterstützung und Mitmachen gewährt wurden.

Natürlich ist auch ein großer Dank an Frau Dipl.-Stom. Ina Meißner und Frau Dipl.-Stom. Katharina Suckert und ihre beiden Dokumentationsassistentinnen auszusprechen, die vier lange Monate kreuz und quer durch die neuen Bundesländer in den beiden Dentomobilen reisten, um die klinischen Befundungen in den ausgewählten Untersuchungsgemeinden vorzunehmen und die Betreuung der Probanden auf den Points sicherzustellen. Dies hat für beide zahnärztliche Teams auch eine Reihe von persönlichen Belastungen mit sich gebracht, die nicht unterschätzt werden sollten.

Es ist klar, daß ein Projektunternehmen dieser Art neben allen fachlichen und konzeptionellen Fragen auch eine Fülle praktischer, technischer und logistischer Probleme mit sich bringt, die ohne die speziell für dieses Projekt geschulten Interviewer von Infratest nicht hätten bewältigt werden können. Den beteiligten Damen und Herren der Feldabteilung von Infratest Epidemiologie und Gesundheitsforschung ebenfalls noch einmal einen herzlichen Dank für ihr großes Engagement.

Die Verwirklichung der organisationstechnischen Besonderheit des Survey-Ost, nämlich der Einsatz von zwei Dentomobilen für die ambulante Befundungsarbeit in den Untersuchungsgemeinden, wäre ohne die freundliche Unterstützung der Schulzahnklinik Basel durch die leihweise Überlassung von zwei Fahrzeugen nicht zustande gekommen. Herrn Direktor Dr. Büttner ist für seinen „grenzüberschreitenden" Support an dieser Stelle ebenfalls herzlich zu danken.

Die Gewinnung der beiden Projektzahnärztinnen erfolgte mit Unterstützung der Medizinischen Hochschule Erfurt/Sektion Wissenschaftsbereich Präventive Stomatologie; hierfür möchte das IDZ dem Direktor, Herrn Professor Dr. Dr. Künzel, und Frau Doz. Dr. Borutta ausdrücklich Dank sagen.

Die konzeptionelle und organisatorische Rahmensetzung der Studie erfolgte – erneut – in Kooperation mit den Professoren Dr. Einwag und Dr. Reich und Infratest Epidemiologie und Gesundheitsforschung. Allen Beteiligten aus dieser projektbezogenen „Schicksalsgemeinschaft" sei ebenfalls an dieser Stelle noch einmal ein herzlicher Dank für die so intensive und freundschaftliche Zusammenarbeit gesagt.

Auch den Mitarbeitern des Instituts der Deutschen Zahnärzte selbst, die durch viele Unterstützungs- und Schreibarbeiten sehr zu dem Gelingen des Projektes beigetragen haben, sei an dieser Stelle noch einmal gedankt.

Wolfgang Micheelis
Jost Bauch   im Juni 1993

2 Zusammenfassung/Abstract

Wolfgang Micheelis

Der vorliegende Band 11.3 der IDZ-Materialienreihe mit dem Titel „Mundgesundheitszustand und -verhalten in Ostdeutschland" stellt die Ergebnisse einer oralepidemiologischen Großstudie dar, die von Februar bis Mai 1992 bei einem bevölkerungsrepräsentativen Querschnitt der deutschen Wohnbevölkerung in den fünf neuen Bundesländern und Ost-Berlin (Gebiet der ehemaligen DDR) vom Institut der Deutschen Zahnärzte (IDZ) mit Unterstützung externer Forschungspartner durchgeführt wurde. Die Erhebung versteht sich als Ergänzung der entsprechenden IDZ-Großstudie von 1989 in den alten Bundesländern und West-Berlin (Gebiet der Bundesrepublik Deutschland vor der Wiedervereinigung mit der ehemaligen DDR im Jahre 1990), deren Ergebnisse als Band 11.1 der IDZ-Materialienreihe unter dem Titel „Mundgesundheitszustand und -verhalten in der Bundesrepublik Deutschland" im Jahre 1991 veröffentlicht worden sind.

Das Erhebungsdesign der vorliegenden Studie orientierte sich weitestgehend an den entwickelten methodischen und inhaltlichen Konzepten und Instrumenten der IDZ-Basisstudie von 1989. Im Unterschied zur Basisstudie wurde jedoch bei dem vorliegenden Projekt aus Gründen einer noch unzureichenden Infrastruktur mit Zahnarztpraxen in Ostdeutschland ein „bewegliches" Erhebungsverfahren mit zwei Dentomobilen und entsprechenden zahnmedizinischen Untersucherteams realisiert; in der Basisstudie von 1989 war demgegenüber ein Netz von „festen" Zahnarztpraxen für die klinische Befundungsarbeit eingesetzt worden.

Das Stichprobenmodell wurde durch ein zweistufiges Vorgehen realisiert. In einer ersten Stufe wurde repräsentativ nach Bundesländern und Gemeindegrößenklassen eine Flächenstichprobe von 40 Untersuchungspoints in der ehemaligen DDR gezogen. Dabei entsprach in der Regel ein „Point" einer Gemeinde. Nur in einzelnen Fällen entfielen bei Großstädten zwei Points auf eine Gemeinde. In einer zweiten Stufe wurde die gezogene Flächenstichprobe in eine Personenstichprobe umgewandelt. Die Grundlage hierfür bildete das Zentrale Einwohnerregister (ZER) der ehemaligen DDR. Aus dem ZER wurden innerhalb jedes der 40 Untersuchungspoints 13 Personen für die Altersklassen 8/9, 13/14, 35–44 und 45–54 Jahre in die Bruttostichproben nach einem strengen Zufallsverfahren gezogen. Die erreichte Nettostichprobe umfaßte 1519 Personen, was einer Ausschöpfung von 76,7 % entspricht. Auch innerhalb jeder der Altersklassen wurde die angestrebte Ausschöpfung von 70 % überschritten. Eine differenzierte Ausschöpfungsanalyse nach Gemeindegrößen, Geschlecht und Untersucherteams erbrachte in keinem Fall nennenswerte Unterschiede zwischen den jeweiligen Merkmalsausprägungen.

Zur Sicherung einer hohen Qualität aller Erhebungsarbeiten, insbesondere hinsichtlich der Einhaltung der Standards bei den zahnmedizinischen Befundungen, wurden sowohl ganztägige zentrale Schulungs- und Kalibrierungsveranstaltungen mit den beiden beteiligten Projektteams als auch Reliabilitätskontrollen durch die zahnmedizinischen Kalibrierungsleiter durchgeführt, die über den gesamten Zeitraum der Feldarbeit vorgenommen wurden.

Die inhaltliche Erhebungsanlage der vorliegenden Studie folgte den Vorgaben aus der IDZ-Basis-Studie von 1989. Die klinischen Befundungen erstreckten sich auf die Zielkrankheiten der Zahnkaries und der Parodontitis, zusätzlich wurde ebenfalls der prothetische Versorgungsstatus dokumentiert. Der sozialwissenschaftliche Erhebungsteil umfaßte wiederum die relevanten Einstellungs- und Verhaltensaspekte zum oralen Erkrankungsrisiko (Zahn- und Mundhygiene, Ernährungsverhalten, Inanspruchnahme zahnärztlicher Dienste usw.), darüber hinaus wurde eine ausführliche Soziodemographie bei allen Probanden erhoben. Der sozialwissenschaftliche Erhebungsteil war dem zahnmedizinischen Erhebungsteil vorangeschaltet und wurde über den Weg von Selbstausfüllbögen realisiert.

Folgende Kariesprävalenzen konnten bei der Bevölkerung in Ostdeutschland ermittelt werden: Für die Gruppe der 8/9jährigen Kinder ein DMF-T-Mittelwert von 1,1 und ein DMF-S von 1,1 (dmf-t 3,8 und dmf-s 7,6), für die 13/14jährigen Jugendlichen ein mittlerer DMF-T von 4,3 und mittlerer DMF-S von 4,9 und für die Gruppe der 35–54jährigen Erwachsenen ein mittlerer DMF-T von 14,5 und ein mittlerer DMF-S von 51,3. Speziell in den Altersgruppen der Kinder und Jugendlichen konnte eine deutliche Polarisierung des Kariesbefalls registriert werden. Die überwiegende Anzahl der unversorgten Läsionen/Füllungen in allen Altersgruppen enfällt auf einen Anteil von 15–20 % der Personen, d.h. nicht nur bei Kindern und Jugendlichen, sondern in allen Altersgruppen sind Personen mit erhöhtem Kariesrisiko festzustellen.

Bezogen auf den DMF-Wert lassen sich darüber hinaus signifikante Unterschiede nach Geschlecht und Sozialstatus des jeweiligen Probanden feststellen. Keine signifikanten Unterschiede konnten bei einem Vergleich der Daten mit und ohne Trinkwasserfluoridierung (TWF) gefunden werden, was möglicherweise mit einem methodischen Problem der realisierten Stichprobenumfänge in den TWF-Gemeinden und/oder einer unzureichenden Funktionstüchtigkeit der eingerichteten TWF-Anlagen im Gefüge der damaligen DDR zusammenhängen könnte.

Der Behandlungsbedarf kariöser Erkrankungen ist mit 10–15 % bei den bleibenden Zähnen für alle Altersgruppen äußerst niedrig. Etwas weniger gut versorgt (ca. 25 % Behandlungsbedarf) sind die Milchzähne. Dabei muß allerdings berücksichtigt werden, daß bei der Bevölkerung in Ostdeutschland in den letzten zwei Jahren nach den großen politischen Ereignissen von 1989 in der ehemaligen DDR eine erhebliche Kariessanierung vollzogen worden ist: Der Kariessanierungsgrad liegt bei denjenigen Bevölkerungsteilen, die beispielsweise in den letzten 12 Monaten mindestens 1 x den Zahnarzt aufgesucht haben, um rund 30 Prozentpunkte höher, als bei denjenigen, die in diesem Zeitraum keinen Zahnarztkontakt hatten.

Die Auszählung des Kariessanierungsgrades nach dem Stadt-Land-Gefälle läßt teilweise (vor allem bei den 8/9jährigen Kindern) recht große Unterschiede erkennen mit dem allgemeinen Trend, daß in kleinen Gemeinden der Sanierungsgrad ein geringeres Niveau zeigt als in den großen Gemeinden bzw. Städten.

Im Hinblick auf die Parodontalerkrankungen zeigte sich folgendes Ergebnisbild: Taschen von vier und fünf Millimetern wurden nur bei 1,2 % der Jugendlichen gemessen. Die Werte bei den Erwachsenen für Taschen über drei Millimeter lagen bei ca. 70 %. Sehr tiefe Taschen von sechs Millimetern und mehr wurden bei 21,7 % der 35–44jährigen Erwachsenen und bei 28,6 % der 45–54jährigen Erwachsenen gemessen. Der klinisch meßbare Abbau der bindegewebigen Attachments war bei den Jugendlichen noch gering. Weniger als 20 % hatten Attachmentverluste von drei Millimetern. Diese sind aber nicht nur auf die Taschenbildung, sondern auch auf gingivale Rezessionen zurückzuführen. Bei den Erwachsenen hingegen sind die meßbaren Attachmentverluste durch die Taschenbildung verursacht. Sehr ausgeprägte Attachmentverluste mit sechs Millimetern und mehr waren bei 14,4 % der 35–44jährigen und bei 22,4 % der 45–54jährigen vorhanden. Sehr deutlich waren auch die ermittelten Zusammenhänge zwischen einem niedrigen Sozialstatus der Probanden und schweren Parodontalerkrankungen.

Der nach dem CPITN-Index-System ermittelbare Behandlungsbedarf sieht zur Reduktion der gingivalen Entzündung in allen Altersgruppen bei fast allen Personen Mundhygieneunterweisungen vor. Einfache Methoden der Parodontaltherapie sind bei ca. 90 % der Erwachsenen indiziert, aufwendigere Verfahren, zum Teil mit chirurgischen Eingriffen, abhängig von der Altersgruppe, bei ca. 20–30 %.

Im Hinblick auf den prothetischen Versorgungsstatus ergibt für die ostdeutsche Erwachsenenbevölkerung folgendes Bild: Bei den 35–54jährigen Probanden sind durchschnittlich 6,6 fehlende Zähne zu registrieren, wobei etwa ein Anteil von 40 % dieser fehlenden Zähne nicht versorgt worden ist. Falls eine Versorgung der fehlenden Zähne vorgenommen worden war, erfolgte diese in ca. 90 % der Fälle mit herausnehmbarem Zahnersatz. Sowohl nach Art und Umfang der prothetischen Versorgung lassen sich deutliche Abhängigkeiten zum Sozialstatus der Probanden nachweisen mit dem Trend, daß die Angehörigen der unteren Sozialschichten weniger und/oder einfacher versorgt sind.

Ebenfalls läßt sich eine deutliche Abhängigkeit im zahnprothetischen Versorgungsstatus von dem Stadt-Land-Gefälle feststellen. Personen in verstädterten Regionen haben insgesamt weniger fehlende Zähne und sind zahnmedizinisch besser versorgt.

Der Anteil völlig Zahnloser beträgt in der Altersgruppe der 35–54jährigen Erwachsenen insgesamt 2,7 %.

Das Niveau der praktizierten Mundhygiene wurde mittels eines dreidimensionalen Index-Systems (zur Häufigkeit, zum Zeitpunkt und zur Zeitdauer des Zähneputzens) ermittelt. Danach können rund 37 % der Kindergruppe, 29 % der Jugendlichengruppe und rund 12 % der Erwachsenengruppe als „gute Mundhygieniker" eingestuft werden. Dabei läßt die Auszählung des Datenmaterials nach der Geschlechtsvariable erkennen, daß Mädchen/Frauen generell über ein besseres Mundhygieneniveau verfügen als ihre entsprechenden männlichen Altersgenossen.

Im Hinblick auf das Ernährungsverhalten zeigt sich insbesondere bei der Kinder- und Jugendlichengruppe eine hohe Affinität zum Süßigkeitenkonsum. Der Anteil derjenigen Kinder/Jugendlichen, die bei Zwischenmahlzeiten auf Süßigkeiten zurückgreifen, liegt zwischen 55 (für die Jugendlichen) bzw. 74 (für die Kinder) Prozent. Korrelationen zwischen der Präferenz zu „süßen Zwischenmahlzeiten" und dem Schweregrad des Kariesbefalls konnten deutlich nachgewiesen werden.

Die subjektiven Kontrollüberzeugungen (health locus of control) zeigen in der ostdeutschen Bevölkerung insgesamt eine deutlich internale Orientierung, der Anteil derjenigen, die meinen, sehr viel/viel für die Gesundheit ihrer eigenen Zähne tun zu können, liegt zwischen 73 (für die Erwachsenengruppe) und 89 (für die Jugendlichengruppe) Prozent.

Für die Akzeptanzfrage des neuen zahnärztlichen Versorgungssystems auf dem Gebiet der ehemaligen DDR durch niedergelassene Zahnärzte in eigener Praxis erscheint von indikativem Wert, daß ca. 80 % der Jugendlichen und Erwachsenen im Rahmen der sozialwissenschaftlichen Befragung angaben, bereits über einen „festen Zahnarzt" zu verfügen;

dabei liegt erwartungsgemäß der Anteil der Personen mit fester Zahnarztbindung in den ländlichen Räumen noch etwas höher als in den Regionen mit hohem Verstädterungsgrad. Diese Entwicklung auf der Ebene der Systemakzeptanz ist als ein positives Signal für den Umgang der Bevölkerung mit dem neuen zahnärztlichen Versorgungsangebot in der ehemaligen DDR zu deuten.

Faßt man die ermittelten Morbiditätsprävalenzen für „Deutschland-West" aus dem Jahre 1989 mit den entsprechenden Werten aus der vorliegenden Erhebung „Deutschland-Ost" zusammen (gewichtet mit den entsprechenden Bevölkerungsanteilen), dann ergeben sich folgende Verhältnisse für Gesamt-Deutschland: für die Altersgruppe der 8/9jährigen Kinder kann ein mittlerer DMF-T von 1,4, für die Altersgruppe der 13/14jährigen Jugendlichen ein mittlerer DMF-T-Wert von 4,9, für die Altersgruppe der 35-44jährigen ein mittlerer DMF-T-Wert von 16,1 und für die Altersgruppe der 45-54jährigen ein mittlerer DMF-T-Wert von 17,9 errechnet werden. Die entsprechende Berechnung der Ergebnisse zur Parodontitisprävalenz in Gesamt-Deutschland ergibt für die Erwachsenengruppe folgendes Zahlenbild: CPITN-Grad 0: 4,9 %, CPITN-Grad 1: 11,2 %, CPITN-Grad 2: 24,6 %, CPITN–Grad 3: 42,7 % und CPITN-Grad 4: 16,6 %.

Bei einem Vergleich der ermittelten Prävalenzraten für „Deutschland-West" mit „Deutschland-Ost" zeigt sich, daß in den alten Bundesländern ein höheres Kariesvorkommen festzustellen ist, umgekehrt aber in den neuen Bundesländern (also auf dem Gebiet der ehemaligen DDR) schwerere Formen von Zahnbetterkrankungen ein größeres Ausmaß haben; auch ist die Prävalenz des Zahnverlustes in den neuen Bundesländern stärker ausgeprägt und ist die entsprechende prothetische Versorgung sehr viel häufiger mit herausnehmbaren Formen des Zahnersatzes realisiert.

Abstract

This volume, No. 11.3 in the IDZ-Materialienreihe series, entitled "Oral Health Status and Oral Hygiene Practice in Eastern Germany", presents the results of a large-scale study of oral epidemiology conducted between February and May 1992 among a representative cross section of the German residential population of the five new Federal States and East Berlin (i.e., the territory of the former German Democratic Republic) by the Institut der Deutschen Zahnärzte (Institute of German Dentists, IDZ) with the assistance of external research partners. The survey is intended as a supplement to the corresponding large-scale IDZ study carried out in 1989 in the old Federal States and West Berlin (i.e., the territory of the Federal Republic of Germany before reunification with the former GDR in 1990), whose results were published in 1991 as Volume 11.1 of the IDZ-Materialienreihe under the title "Oral Health Status and Oral Hygiene Practice in the Federal Republic of Germany".

The present survey was designed to make use as far as possible of the same concepts and instruments in terms of methodology and content as those devised for the basic IDZ study conducted in 1989. However, because of the deficiencies still existing in the dental-practice infrastructure in eastern Germany, this project differed from the basic study in the use of a "mobile" survey system with two dentomobiles crewed by dental examination teams (dentist and assistant for recording of findings); the 1989 basic study had employed a network of "fixed" dental practices for the actual work of clinical examination and recording of the findings.

The random-sample model was constructed in two stages. In the first, an area-based random sample of 40 examination points in the former GDR, chosen so as to be representative of the relevant Federal States and locality size classes, was established. A "point" here usually corresponded to a locality (i.e., a local administrative area). In a small number of isolated cases only, comprising large cities, two points were assigned to a single locality. The second stage involved conversion of this area-based random sample into one based on individual subjects, the former GDR's Central Population Register (ZER) being used for this purpose. Within each of the 40 examination points, 13 persons representing the age classes 8/9, 13/14, 35–44 and 45–54 years were taken from the

ZER by a strictly random procedure and assigned to the gross random samples. The eventual net random sample comprised 1519 subjects, corresponding to a utilization level of 76.7 %. The target utilization level of 70 % was also exceeded in each of the individual age classes. A differential analysis of the utilization level by locality size, sex and examination team did not reveal any significant differences between the incidences of the relevant parameters.

To ensure that all the survey work was of high quality, and in particular that the standards set for the dental examinations and recording of the findings were complied with, one-day central training and calibration courses were held for the two project teams deployed and reliability checks were carried out throughout the period of the fieldwork by the dental calibration officers.

In terms of content, the present study is based on the same specifications as the 1989 basic IDZ study. The clinical data recorded comprised the target diseases of dental caries and periodontitis, while prosthetic provision was also documented. The sociological part of the survey again covered the relevant attitudes and behaviours in relation to the risk of oral disease (dental and oral hygiene, eating and drinking habits, use of dental services, etc.), and a comprehensive sociodemographic profile of all subjects was recorded. The sociological part of the survey preceded the dental part and the data were gathered by means of questionnaires completed by the respondents themselves.

The following caries prevalences were determined in the population of eastern Germany: children aged 8/9: average DMF-T 1.1, DMF-S 1.1 (dmf-t 3.8, dmf-s 7.6); adolescents aged 13/14: average DMF-T 4.3, average DMF-S 4.9; adults aged 35–54: average DMF-T 14.5, average DMF-S 51.3. A definite polarization in the incidence of caries was observed particularly in the "children" and "adolescents" age groups. The major part of the number of lesions without fillings or prosthetic provision in all age groups is accounted for by some 15–20 % of the subjects; in other words, persons with an increased risk of caries are to be found in all age groups and not just among children and adolescents.

In terms of DMF values, significant differences are also observable according to the sex and social status of the subjects. A comparison of data between areas with and without fluoridation of drinking water did not reveal any significant differences; this may be due to a methodological problem connected with the size of the random samples achieved in the localities with fluoridated water supplies and/or to deficiencies in the operation of the fluoridation facilities in the circumstances prevailing in the former GDR.

The treatment need for carious diseases is extremely low at 10–15 % of the permanent teeth in all age groups. The results for primary teeth are not quite as good (treatment need approx. 25 %). However, it should be noted that substantial progress was made in reducing the level of caries in the population of eastern Germany in the two years following the momentous political events of 1989 in the former GDR: the restorative treatment-to-need level (percentage of filled teeth divided by the sum of the decayed teeth plus the restored teeth) in the sections of the population who visited the dentist at least once in the previous 12 months, for example, is about 30 percentage points higher than in those who had no contact with a dentist during this period.

When restorative treatment-to-need ratios are compared between town and country (especially in children aged 8/9), major differences are sometimes observed, the general trend being for the percentages to be lower in small localities than in large localities or towns.

The following picture emerged from the results for periodontal diseases: Pockets 4 and 5 millimetres in depth were measured in only 1.2 % of adolescents. The incidence of pockets exceeding 3 mm deep among adults was about 70 %. Very deep pockets (6 mm or more) were observed in 21.7 % of adults aged 35–44 and in 28.6 % of the 45–54-year-old adults. Clinically measurable loss of connective-tissue attachment was slight in adolescents, with less than 20 % having attachment losses of 3 mm. However, these are attributable not only to pocket formation but also to gingival recessions. The measurable attachment losses in adults, however, are due to pocket formation. Severe attachment losses (6 mm or more) were recorded in 14.4 % of the 35–44 age group and in 22.4 % of those aged 45–54. Highly significant correlations were also observed between low social status and serious periodontal pathology in the subjects.

The treatment need determinable by the CPITN index system reveals that almost all subjects require instruction in oral hygiene in order to reduce gingival inflammation. Simple methods of periodontal therapy are indicated in some 90 % of adults, with more complex measures, depending on age group sometimes involving surgery, being appropriate in 20–30 %.

The survey gives the following impression of the prosthetic status of the adult population of eastern Germany: The subjects in the 35–54 age group have an average of 6.6 missing teeth, with no prosthetic provision in respect of some 40 % of these missing teeth. In about 90 % of the cases where a prosthesis was used, it took the form of a removable denture. Both the nature and extent of prosthetic provision were significantly correlated with the subjects' social status, those belonging to the lower social classes generally having fewer and/or simpler prostheses.

There are also significant differences in prosthetic status between town and country. People in urbanized regions on the whole have fewer missing teeth and better dental provision.

The overall proportion of totally edentulous persons in the age group of adults aged 35–54 is 2.7 %.

The level of oral hygiene practised was determined by a three-parameter index system (covering the frequency, time and duration of tooth cleaning). The results showed some 37 % of the group of children, 29 % of the adolescent group and about 12 % of the adult group to be "good" at oral hygiene. When the recorded data are analysed by sex, girls and women are in general found to have a better standard of oral hygiene than the males in the corresponding age groups.

Regarding eating and drinking habits, the children and adolescents in particular were found to have a strong tendency to eat sweets. The proportions of children and adolescents who eat sweets between meals are 74 % and 55 % respectively. Definite correlations emerged between a preference for "eating sweets between meals" and the severity of caries in a subject.

In the matter of health locus of control (subjective views on the possibility of control by the subject himself), the population of eastern Germany on the whole inclines towards an "internal" approach: those who believe they can themselves do much or very much to promote the health of their own teeth represent between 73 % (for the adult group) and 89 % (for the adolescent group) of respondents.

As to the acceptance of the new system of dental care in the territory of the former GDR, involving dentists established in their own practices, a telling finding is that some 80 % of the adolescents and adults stated in the sociological part of the survey that they already had a "permanent dentist"; as expected, the proportion of people with a permanent dentist is still somewhat higher in rural areas than in more urbanized regions. This level of system acceptance may be interpreted as a favourable sign in terms of the population's response to the new arrangements for the provision of dental services in the former GDR.

Combination of the morbidity prevalences for "western Germany" in 1989 with the corresponding figures from the present survey of "eastern Germany" (weighted in accordance with the relevant proportions of the total population) yields the following picture for Germany as a whole: average DMF-T in children aged 8/9: 1.4; in adolescents aged 13/14: 4.9; in adults aged 35–44: 16.1; and in adults aged 45–54: 17.9. Correspondingly calculations of the prevalence of periodontitis in the adult group in Germany as a whole give the following results: CPITN level 0:

4.9 %; CPITN level 1: 11.2 %; CPITN level 2: 24.6 %; CPITN level 3: 42.7 %; and CPITN level 4: 16.6 %.

A comparison of the prevalences determined for "western Germany" and "eastern Germany" shows that while the incidence of caries is high in the old Federal States, the more severe forms of peridontal disease tend to predominate in the new Federal States (i.e., in the territory of the former GDR); the prevalence of tooth loss is also higher in the new Federal States, where prosthetic provision much more often takes the form of removable dentures.

Teil A

Grundlagen und Studiendesign

3 Forschungsziele und Grundaufbau des Projektes

Wolfgang Micheelis
Peter Potthoff
Jürgen Hoeltz

3.1 Vorbemerkung

Das Forschungsprojekt mit dem Arbeitstitel „Bevölkerungsrepräsentative Erhebung des Mundgesundheitszustandes und -verhaltens in den fünf neuen Bundesländern und Ost-Berlin" stellt eine Ergänzung zu dem nationalen IDZ-Survey zum Mundgesundheitszustand und -verhalten in der Bundesrepublik Deutschland dar, der 1989 mit Unterstützung durch einen zahnmedizinischen Expertenkreis und Infratest Gesundheitsforschung vom Institut der Deutschen Zahnärzte aufgelegt worden war (IDZ, 1990; Micheelis und Bauch, 1991). Durch die großen politischen Ereignisse in Deutschland, die zur Wiedervereinigung der beiden deutschen Staaten im Jahre 1990 führten, ergab sich auch für die oralepidemiologische Forschung die Herausforderung, die vorhandenen Daten und Kennziffern über die orale Krankheitslast und ihr Versorgungsniveau in ihrer Reichweite durch entsprechende Reanalysen vorliegender epidemiologischer Datenbestände aus der ehemaligen DDR oder auch durch empirische Neuerhebungen in den neuen Bundesländern fortzuschreiben bzw. neu zu bestimmen.

Obwohl der oralepidemiologische Forschungsstand in der damaligen DDR ein insgesamt beachtliches Niveau (vgl. hierzu Abschnitt 3.2 des Kapitels) erreicht hatte, fehlte es bis dato an wirklich bevölkerungsrepräsentativen und gleichzeitig methodisch kontrollierten epidemiologischen Daten zur Mundgesundheit für das Einwohnergebiet der gesamten Ex-DDR, so daß die Verwirklichung eines eigenständigen Ergänzungssurveys wünschenswert erschien. Der Gemeinsame Vorstandsausschuß von Bundeszahnärztekammer und Kassenzahnärztlicher Bundesvereinigung des Instituts der Deutschen Zahnärzte beschloß vor diesem forschungspolitischen Hintergrund im Jahre 1991, den nationalen IDZ-Survey von 1989 mit einer weiteren Erhebung für die neuen Bundesländer und Ost-Berlin (Wohnbevölkerung zum 31.12.1989 insgesamt 16.433.800 Personen – vgl. Statistisches Jahrbuch der Deutschen Demokratischen Republik 1990, 35. Jahrgang) gleichsam zu vervollständigen, um oralepidemiologisches Datenmaterial aus einem „methodischen Guß" für die versorgungs- und gesundheitspolitische Diskussion im Deutschland der neuen Grenzen zur Verfügung zu haben.

3.2 Literaturlandschaft

Es wurde oben schon hervorgehoben, daß die oralepidemiologische Forschung in der ehemaligen DDR an einigen Hochschulzentren (z. B. an der Medizinischen Akademie in Erfurt) außerordentlich intensiv gepflegt wurde und auch im internationalen Rahmen beispielsweise durch die Partizipation an der International Collaborative Study (ICS) der Weltgesundheitsorganisation (WHO, 1985), einer kombinierten Mehr-Länder-Studie über die Verteilung von Mundkrankheiten und ihrer zahnärztlichen Versorgung aus dem Jahre 1973 – 1981, zum Ausdruck kam; im Rahmen dieser Studie war für die damalige DDR das Erhebungsgebiet Leipzig Stadt/Land ausgewählt worden. Ebenfalls hatte man sich noch in der damaligen DDR zu einer Beteiligung an einer entsprechenden Nachfolgestudie der WHO, der sog. „ICS II" entschlossen, die 1988 ins Leben gerufen worden war (Leclercq und Barmes, 1990) und erst nach der politischen Wiedervereinigung von Deutschland-West und Deutschland-Ost in dem Regionalraum Erfurt Stadt/Land im Jahre 1991 (Borutta, 1992) verwirklicht wurde.

Neben diesen beiden Querschnittserhebungen zur oralen Krankheitsverbreitung in ausgewählten Regionen der ehemaligen DDR, die in ein internationales Studiendesign eingepaßt waren, gab es eine Vielzahl weiterer Erhebungen zu unterschiedlichen Zeitpunkten – beginnend mit Ende der 50er Jahre – und in unterschiedlichen Städten bzw. Bezirken der DDR (vgl. hierzu vor allem die zusammenfassende Darstellung: Borutta, Künzel und Waurick, 1988), die Einblick in das Morbiditätsgeschehen und dessen Veränderungen im Zeitverlauf geben. Im Unterschied zu dem überwiegenden Typus von oralepidemiologischen Erhebungen in der alten Bundesrepublik mit seiner starken Zentrierung auf Patientenstichproben (zusammenfassend: Micheelis und Bauch, 1991; Naujoks und Micheelis, 1992; Einwag und Naujoks, 1992) handelte es sich bei den DDR-Studien ganz überwiegend um Bevölkerungsstichproben mehr oder weniger definierter Grundgesamtheiten (wie eines Stadtteils, einer Stadt, eines Verwaltungsbezirkes u. ä. mehr) mit dem methodischen Vorteil, das in diesen Fällen die Datenreichweite bruchfreier – da ohne Ausleseeffekte etwa durch das Inanspruchnahmeverhalten untersuchter Patientenkollektive! – abgeschätzt werden konnte.

Trotz dieses Vorteils im Hinblick auf die gerade angesprochene Frage zur Probandenauswahl bleibt aber der Tatbestand festzuhalten, daß es sich bei den vorliegenden DDR-Studien durchweg um Regionalerhebungen handelt, die einen methodisch akzeptablen Schluß auf die orale Krankheitslast für die gesamte Wohnbevölkerung in der DDR bzw. Ex-DDR zu einem definierten Zeitpunkt nicht zulassen. Es ist offenkundig, daß beispielsweise ein Regionalraum „Leipzig" in der soziodemographischen Struktur seiner dort lebenden Bevölkerung (nach Alter, nach Bildungsstruktur, nach Siedlungsdichte usw.) nicht mit den entsprechenden Merkmalen für die Gesamtbevölkerung ohne weiteres gleichgesetzt werden kann – so wenig wie beispielsweise „Hamburg" mit der gesamten Bundesrepublik (in den alten Grenzen) gleichgesetzt werden kann. So schwankt beispielsweise die durchschnittliche Zahl von Zähnen mit Karieserfahrungen für 12jährige Kinder in der ehemaligen DDR zwischen 1,9 und 6,0 DMF-T in Abhängigkeit von dem jeweils untersuchten Regionalraum (vgl. Borutta et al., 1991). Ebenso schwankt – erwartungsgemäß – der Verbreitungsgrad beispielsweise schwerer Formen von Parodontalerkrankungen (Taschenbildung > 6 mm) bei der Altersgruppe der 35–44jährigen Erwachsenen in der ehemaligen DDR in Abhängigkeit vom untersuchten Regionalraum zwischen 2,1 % und 17,3 % als gemessene (nach CPITN) Prävalenzrate (Borutta et al., 1991).

Auch sehr aktuelle Forschungsstudien aus der ehemaligen DDR zur Vorkommenshäufigkeit von Mundkrankheiten, wie beispielsweise die Untersuchungen zum oralen Gesundheitszustand älterer und alter Bürger eines ländlichen Territoriums (Vorland des Thüringer Waldes) von Lenz und Werner (1990) oder die ICS I-Replikationsstudie im Stadt- und Landkreis Leipzig zur Karies- und Parodontitisprävalenz bei Kindern, Jugendlichen und Erwachsenen von Borutta, Waurick und Künzel (1991) oder die vergleichende Dresden-Gießen-Studie zur Karieshäufigkeit bei Schulkindern von Fritsche et al. (1991) oder die Untersuchung zum oralen Gesundheitszustand und Gesundheitsverhalten von Ost-Berliner Jugendlichen von Graehn et al. (1992) oder die Erhebung im Kreis Greiz auf die Häufigkeit von Karies und Gebißanomalien bei 12jährigen Kindern von Kreisel, Fuchs und Strobelt (1992), sind per se nicht geeignet, mittlere Prävalenzraten zur oralen Krankheitslast für die gesamte Bevölkerung der ehemaligen DDR in der jeweils entsprechenden Altersgruppe abzubilden.

Neben diesen methodisch kontrollierten Forschungsstudien zum oralen Krankheitsgeschehen in der damaligen DDR, ist aus Gründen der Vollständigkeit auch auf die administrative Berichterstattung über die „regelmäßige zahnärztliche Betreuung der Kinder und Jugendlichen" hinzuweisen, die im Rahmen einer Richtlinie aus dem Jahre 1979 des Ministeriums für Gesundheitswesen (vgl. Bardehle, 1994) der Ex-DDR ins Leben gerufen worden war. Obwohl es sich bei diesem Dokumentationsregister aus den „Kinderstomatologischen Reihenuntersuchungen" zweifellos um zahlenmäßig sehr beeindruckende Datensammlungen für das Gebiet der gesamten DDR handelt (vgl. hierzu beispielsweise: Informationsblatt Nr. 31, 1989 und Nr. 33, 1990 der Gesellschaft für Kinderstomatologie der DDR; Busse und Geiger, 1990), erscheint es aus methodisch-wissenschaftlicher Sicht andererseits notwendig, die Datenqualität dieser Morbiditätsstatistiken mit großer Vorsicht zu beurteilen, da diese erhobenen (eben für administrative Zwecke!) Befunde eine Reihe von Fragen beispielsweise zur genauen Altersabgrenzung der untersuchten Schulklassenpopulationen oder zur Befundungskalibrierung der eingesetzten Reihenuntersucher offenlassen (vgl. hierzu auch: Bardehle, 1993); insbesondere der unklare methodische Status dieser administrativen Datensammlungen aus der Ex-DDR erschwert es außerordentlich, eine differenzierte epidemiologische Reichweitenabschätzung hinsichtlich der Reliabilität und Validität der mitgeteilten Kennziffern zur Zahngesundheit der Kinder und Jugendlichen der ehemaligen DDR vorzunehmen.

3.3 Zielbestimmungen des Projektes

Vor dem Hintergrund der obigen Grobskizzierung zur oralepidemiologischen Forschungs- und Datenlandschaft für das Gebiet der neuen Bundesländer wurden nunmehr vier Forschungsziele definiert, die für das Erhebungsdesign der IDZ-Studie zum „Mundgesundheitszustand und -verhalten in Ostdeutschland" leitend sein sollten:

1. Erfassung der aktuellen Vorkommenshäufigkeiten (Prävalenzen) von Zahnkaries und Zahnbetterkrankungen bei einem bevölkerungsrepräsentativen Querschnitt der Wohnbevölkerung ausgewählter Altersgruppen in den fünf neuen Bundesländern und Ost-Berlin

2. Erfassung des zahnärztlichen Versorgungsgrades von Zahnkaries und Parodontitis; zusätzliche Erfassung des aktuellen zahnprothetischen Versorgungsstatus

3. Erfassung zentraler Risiko- und Einflußfaktoren für den Mundgesundheitszustand aus dem Einstellungs- und Verhaltensbereich der Bevölkerung, vor allem zum Mundhygieneverhalten, zu den Ernährungsgewohnheiten und zur Inanspruchnahme zahnärztlicher Dienste. Zu diesem Erfassungskomplex gehörte auch eine detaillierte Dokumentation über die soziodemographische Struktur der Untersuchungsstichproben

4. Konsequente Ausrichtung der Erhebungsinstrumente (klinische Befundbögen und sozialwissenschaftliche Fragebögen) und der Befunderkalibrierung an den Vorgaben des nationalen IDZ-Survey zum „Mundgesundheitszustand und -verhalten in der Bundesrepublik Deutschland" von 1989 im Sinne einer Replikationsstudie

Insbesondere durch die Aufstellung des letztgenannten Forschungsziels sollte sichergestellt werden, daß vergleichende Analysen der Datensätze aus Deutschland-Ost und Deutschland-West problemlos durchgeführt und nicht durch Differenzen der gewählten Methodiken erschwert werden. Die entsprechenden Unterlagen für den zahnmedizinischen und den sozialwissenschaftlichen Erhebungsteil wurden hierzu gemäß der publizierten Vorgaben (Micheelis und Bauch, 1991; Einwag, Keß und

Reich, 1992) aus dem „Basissurvey" konzipiert (vgl. hierzu auch Kapitel 5 und Kapitel 9 der vorliegenden Publikation).

Aus den obigen Ausführungen zu den einzelnen Forschungszielen gehen – implizite – drei wichtige Besonderheiten des Ergänzungssurvey-Ost hervor, auf die unbedingt noch einmal direkt hingewiesen werden muß:

a) Zum einen mußte aus Kosten- und Organisationsgründen für die gesamte Projektdurchführung auf die klinische Erfassung von Prävalenzraten im Krankheitsbereich der Zahnstellungs- und Bißlagefehler (Dysgnathien) vollständig verzichtet werden. Durch die Organisationsanlage der pointbezogenen Befundungsarbeit mit Hilfe eines ambulanten Erhebungsteams (zahnärztliche Teams mit Dentomobil) in einem engen Zeitrahmen nach den Vorgaben eines festen Routenplans hätte eine Ausweitung der Befundungen auf die kieferorthopädischen Staten für jeden einzelnen Stichprobenprobanden die Untersuchungszeiten in den einzelnen Untersuchungsstandorten deutlich verlängert; auch wäre ein zusätzlicher Aufwand für die Kalibrierung der Befundungszahnärzte und für die Reliabilitätsprüfungen (vgl. hierzu Kapitel 5) entstanden.

Um wenigstens grobe Anhaltspunkte über den kieferorthopädischen Versorgungsgrad in der Bevölkerung der ehemaligen DDR zu erhalten, wurde eine entsprechende Abfrage in den sozialwissenschaftlichen Erhebungsteil (vgl. hierzu Kapitel 9) eingearbeitet. Diese sozialwissenschaftliche Begrenzung des kieferorthopädischen Problemkomplexes sollte nicht ganz gering geachtet werden, da auch Morbiditätsanalysen auf der Subjektebene im Rahmen einer Befragung durchaus akzeptable bis gute Ergebnisse erzeugen (Bormann et al., 1990).

b) Im Gegensatz zum nationalen IDZ-Survey von 1989 mit der Errichtung einer quasi „stationären Infrastruktur" zur Durchführung der klinischen Befundungsarbeiten durch eine Rekrutierung und Projektschulung geeigneter niedergelassener Zahnärzte in allen ausgewählten Erhebungsgemeinden (vgl. Eder-Debye und Hoeltz, 1991) wurde im Ergänzungssurvey-Ost ein „ambulantes System" der anstehenden Befundungsarbeiten gewählt (vgl. hierzu im einzelnen: Kapitel 4).

Diese Umstellung in der technischen Organisation der klinischen Befundungsarbeiten erfolgte sowohl aus dem Tatbestand, daß zum Durchführungszeitpunkt des Projekts der Prozeß zahnärztlicher Praxisgründungen in den neuen Bundesländern noch in vollem Gange war (und insofern ein Netzwerk von „Projektpraxen" nicht befriedigend hätte aufgebaut werden können), als auch aus der Überlegung, mit dieser Umstellung im organisatorisch-technischen Erhebungsmodus wissenschaftliche

Erfahrungen für die verschiedenen Möglichkeiten einer oralepidemiologischen Studiendurchführung zu sammeln (vgl. hierzu auch Kapitel 5).

c) Durch den Zeitpunkt der Erhebungsarbeiten von Februar bis Mai 1992 ist bei allen folgenden Ergebnisdarstellungen im Auge zu behalten, daß dieses Projekt keinesfalls den Status einer „Null-Messung" (mit der politischen Wende in der DDR) beanspruchen kann.

Mit den gewaltigen sozialen und wirtschaftlichen Veränderungen auf dem Gebiet der Ex-DDR (vgl. Geißler, 1992) seit den Ereignissen vom November 1989, sind auch eine Vielzahl von Einstellungs- und Verhaltensänderungen ausgelöst worden, die erhebliche Bezüge zum zahnmedizinischen Problemspektrum haben. Man denke nur an die Veränderungen im Ernährungsverhalten und im Süßigkeitenkonsum durch die Etablierung neuer Absatzmärkte durch die entsprechenden Hersteller und Handelsketten aus den alten Bundesländern, an das einsetzende, große Angebot fluoridhaltiger Zahnpasten und Mundpflegemittel, oder auch an den Aufbau eines Systems der zahnärztlichen Versorgung in freier Praxis, an die neuen zahnärztlichen Versorgungsmöglichkeiten der Patienten mit moderner Technik und modernen Therapiematerialien, an die Beendigung der Trinkwasserfluoridierung in den verschiedenen Städten und Gemeinden, und vieles andere mehr. Die folgenden Analysen werden den Aspekt der zeitlichen Dynamik der Versorgungskennziffern durch Kreuzzählungen mit der Inanspruchnahmefrequenz zahnärztlicher Dienste zu erhellen versuchen (vgl. hierzu Kapitel 6, 7, 8 und 9). Aus den obigen Gründen lassen sich also alle folgenden Datendarstellungen in einem ganz besonderen Maße nur als aktueller Querschnitt (Frühjahr 1992) des oralen Morbiditäts- und des zahnärztlichen Versorgungsgeschehens der ostdeutschen Bevölkerung interpretieren.

Mit dem Gesamtkomplex des – soziologisch gesprochen – beschleunigten sozioökonomischen Strukturwandels in der ehemaligen DDR hängt auch zusammen, daß es für die Auswertungen des erhobenen Datensatzes nicht sinnvoll erschien, einen sozialen Schichtindex zu konstruieren, nach dem beispielsweise die klinischen Befunde hätten ausgezählt werden können. Insbesondere die „Einkommensvariable" (monatliches Haushaltseinkommen) hätte hier erhebliche Gewichtungsprobleme aufgeworfen, wenn man bedenkt, in welchem Umfang sich das gesamte Erwerbssystem in der ehemaligen DDR in einem krisenhaften Umbruch befindet (Geißler, 1992) mit den entsprechenden Auswirkungen auf das finanzielle Vergütungsgefüge der Berufsarbeit (bei zusätzlich einer durchschnittlichen Arbeitslosenquote von fast 14 % in den neuen Bundesländern zum Zeitpunkt der Erhebung). Insofern wurde für das Auswertungsprogramm ein Index zum sozialen Qualifikationsstatus – bestehend aus den Angaben der Variablen zur „Schulbildung" und zur derzeitigen (oder letzten) „Stellung im Beruf" – gebildet, nach dem die Untersuchungspopulationen u. a. gruppiert wurden (vgl. Kapitel 9). Vergleichende Analysen zwischen dem Ost-Survey und dem West-Survey des IDZ im Hinblick auf die Sozialschichtabhängigkeit der klinischen Befunde und der Verhaltensbefunde können insofern nur mit Einschränkungen angestellt werden (zur subjektiven Schichtselbsteinstufung der ostdeutschen Bevölkerung nach der Wende: Noll und Schuster, 1992).

Und ein weiterer Problemkreis im Kontext des Ost-West-Vergleichs der oralepidemiologischen Daten bedarf der Erwähnung: Die verwendeten zahnmedizinischen Indexsysteme zur Messung der zahnärztlichen Versorgung (vgl. Kapitel 5), insbesondere die F-Komponente des DMF-T-Index und zur Zahnprothetik, sind prinzipiell abhängig von dem generellen Niveau eines gegebenen Gesundheitssystems. Dementsprechend unterschiedlich kann die Qualität der Versorgungsleistung sein mit der Konsequenz, daß die medizinische Wertigkeit, die gleichsam in diesen Daten „steckt", sehr unterschiedlich beurteilt werden müßte. Da die Mundgesundheitsstudie-Ost des IDZ (wie auch die IDZ-Basisstudie von 1989 in den alten Bundesländern) keine Qualitätsmerkmale der zahnärztlichen Dienstleistungen gemessen hat, bleiben die entsprechenden Datenanalysen in mancherlei Hinsicht mehrdeutig (vgl. hierzu auch die Kapitel 6 und 8).

3.4 Projektaufbau und -ablauf

Über den genauen Aufbau der Studie „Mundgesundheitszustand und -verhalten in Ostdeutschland" mit seinen organisatorischen, technischen und logistischen Aspekten einschließlich einer detaillierten Beschreibung des Stichprobenmodells und des Ausschöpfungsprotokolls informiert das folgende Kapitel 4 (vgl. Kapitel 4). An dieser Stelle soll lediglich eine Kurzskizze vorgelegt werden, in welcher Weise die externen Forschungsbeteiligten in den Gesamtablauf des Projektes eingebunden waren.

Wie bei dem Basissurvey von 1989 (vgl. Micheelis und Bauch, 1991) lag auch bei dieser oralepidemiologischen Querschnittserhebung in den neuen Bundesländern die Federführung für die Projektkonzeption und gesamte Projektleitung in der Verantwortung des IDZ. Das Institut Infratest Epidemiologie und Gesundheitsforschung war zuständig für alle praktischen Organisationsaufgaben zur eigentlichen Felderschließung, außerdem übernahm Infratest die Konzeption und Realisierung des Stichprobenmodells und wirkte sowohl bei der Überarbeitung der eingesetzten sozialwissenschaftlichen Erhebungsinstrumente (Umarbeitung der Fragebögen aus der Basisstudie [vgl. Micheelis, Eder-Debye und Bauch, 1991] in einen Selbstausfüllbogen für die Ergänzungsstudie) als auch bei der Festlegung und Durchführung der statistischen Auszählprogramme zur Erschließung des Datensatzes mit.

Zwei zahnmedizinische Projektkollegen aus den Bereichen Kariesepidemiologie und Parodontitisepidemiologie, die bereits bei dem nationalen IDZ-Survey von 1989 maßgeblich beteiligt waren, übernahmen für das vorliegende Projekt sämtliche Kalibrierungsschulungen der beiden Erhebungsteams (vgl. hierzu speziell Kapitel 4), waren parallel zuständig für die Durchführung sämtlicher Reliabilitätsüberprüfungen zur Feststellung der zahnmedizinischen Befundungsleistung generell und im Zeitverlauf (vgl. hierzu speziell Kapitel 5) und wirkten ebenfalls bei der Festlegung der statistischen Zählprogramme der erzeugten Datensammlung mit.

Die Rekrutierung der beiden eigentlichen Erhebungsteams, jeweils bestehend aus einer Zahnärztin und einer Dokumentationsassistentin, erfolgte mit Unterstützung der Medizinischen Akademie Erfurt (jetzt: Medizinische Hochschule Erfurt).

Eine graphische Übersicht über den Projektaufbau des IDZ-Ergänzungssurvey für Ostdeutschland vermittelt die folgende Abbildung (vgl. Abb. 1).

Zur projektpolitischen Flankierung und zur Erleichterung der Feldarbeit wurden vor Beginn der empirischen Datensammlungen alle Kassenzahnärztlichen Vereinigungen und Zahnärztekammern in den neuen Bundesländern über Sinn und Zweck dieser Studie informiert; außerdem erfolgte eine kurze Darstellung des Projektes einschließlich einer Zusammenstellung der in die Flächenstichprobe gelangten Untersuchungsgemeinden (Points) in den „ZM – Zahnärztliche Mitteilungen" mit Datum vom 16.01.1992 (vgl. Micheelis, 1992), um auch den Zahnärzten selbst eine Information über dieses Forschungsvorhaben zu geben. Außerdem erfolgte eine studienbegleitende Pressearbeit der Informationsstelle für Zahnärzte (Info-Z)/Köln sowohl in den überregionalen Tageszeitungen, als auch „Point-bezogen" in der regionalen Tagespresse, um auf diese Weise eine gewisse öffentliche Aufmerksamkeit auf das Projekt zu erreichen.

Die Feldzeit aller Befundungs- und Befragungsarbeiten in den insgesamt 40 ausgewählten Untersuchungsgemeinden[1] in West und Ost und Nord und Süd der neuen Bundesländer erstreckte sich von Anfang Februar bis Ende Mai 1992. Ein umfangreicher Report über die gemachten Erfahrungen unter journalistischen Gesichtspunkten erfolgte in den „ZM – Zahnärztlichen Mitteilungen" im Sommer letzten Jahres (vgl. Friel, 1992).

---

1) Bei den regionalen Untersuchungseinheiten handelt es sich genau genommen um 40 Untersuchungspoints, die in der Regel einer Gemeinde entsprechen. Nur im Falle größerer Städte fielen gelegentlich 2 Points in eine „Gemeinde" (z. B. Berlin).

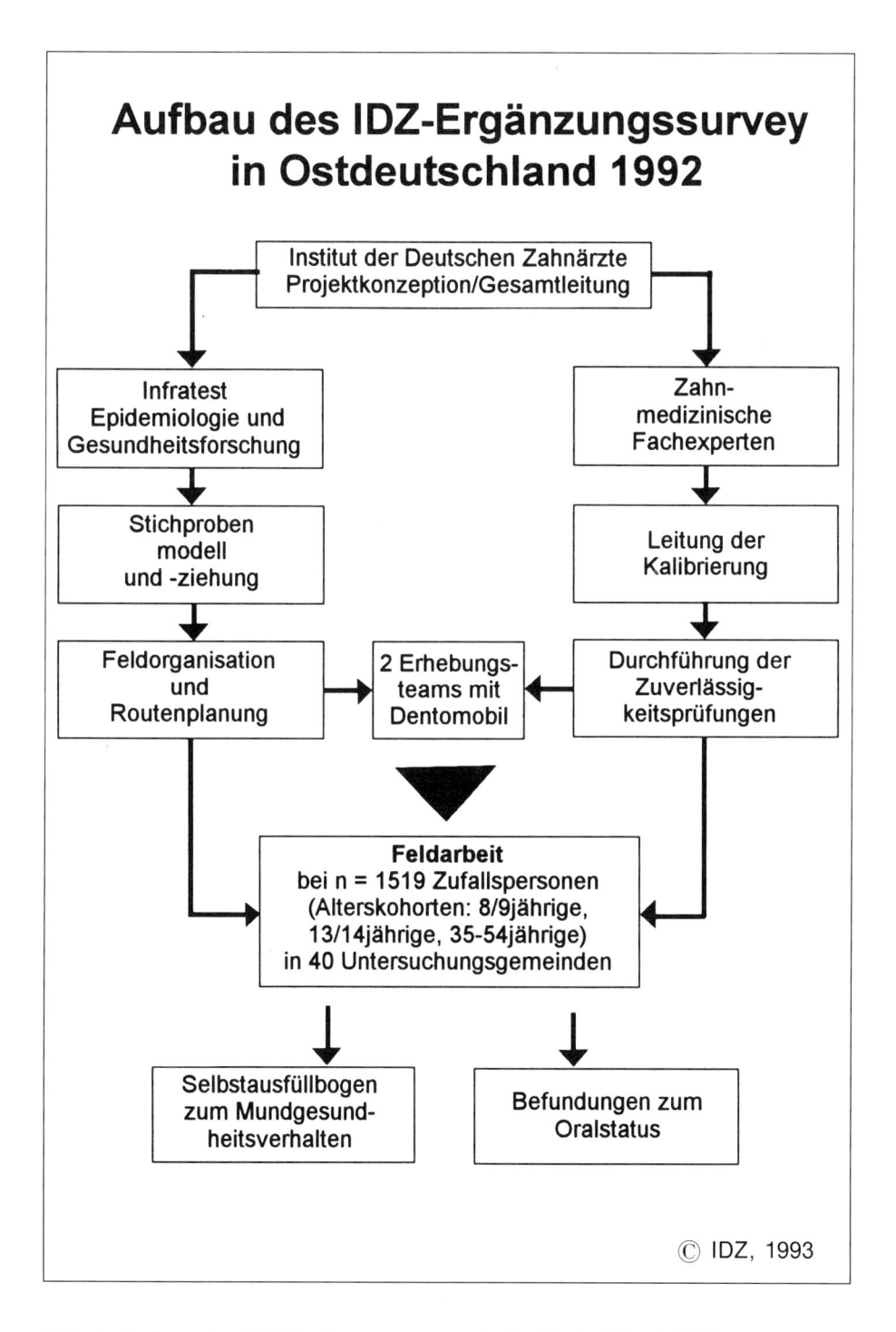

Abb. 1: Aufbau des IDZ-Ergänzungssurvey in Ostdeutschland 1992

Für die statistische Auszählung ausgewählter Befunddaten zur Kariesprävalenz nach den ehemals trinkwasserfluoridierten Städten und Gemeinden (TWF-Gebiete) in der damaligen DDR wurden die in der Literatur verfügbaren Angaben (vgl. Borutta, Künzel und Waurick, 1988) verwendet; außerdem wurden mündliche und schriftliche Erkundigungen bei den Wasserämtern derjenigen Untersuchungsgemeinden eingeholt, wo der TWF-Status unklar war. Im Rahmen der gesamten Flächenstichprobe zum Ergänzungssurvey-Ost mit seinem Auswahlsatz von 40 Untersuchungsgemeinden wurden folgende Points (Angabe der PLZ zum Untersuchungszeitpunkt) dem TWF-Merkmal zugeordnet:

- 2782 Schwerin
- 3000 Magdeburg
- 6560 Salzwedel
- 7500 Cottbus
- 9110 Chemnitz (Karl-Marx-Stadt)
- 9380 Flöha

Bei dieser Merkmalszuordnung muß allerdings offenbleiben, inwieweit die in diesen Gemeinden eingerichteten TWF-Anlagen auch technisch über einen größeren Zeitraum wirklich funktionstüchtig waren, da sich hierzu keine lückenlose Information gewinnen läßt. In der Literatur (vgl. Borutta, Künzel und Waurick, 1988) wird hinsichtlich dieses Problems von Schwierigkeiten berichtet, die aber gemeindebezogen wohl sehr unterschiedlich waren. In den folgenden Auswertungen der Kariesdaten wird auf diese TWF-Problematik näher eingegangen und insbesondere versucht werden, die Effekte des TWF-Einflusses auf die Kariesprävalenz näher abzuschätzen (vgl. Kapitel 6).

Das gesamte Datenmaterial aus dem Ergänzungssurvey zur Mundgesundheit-Ost wurde im Zusammenwirken mit dem IDZ, den zahnmedizinischen Fachexperten und Infratest anhand eines umfangreichen Datenplausibilitätsprogrammes geprüft; hierzu wurden die Prüfroutinen aus der Basisstudie von 1989 (vgl. Pieper et al., 1991) eingesetzt. Auf eine nachträgliche Gewichtung der Datenergebnisse anhand soziodemographischer Grundgesamtheitsmerkmale aus dem Bevölkerungsgebiet der ehemaligen DDR konnte verzichtet werden, da „Soll" und „Ist" hinsichtlich relevanter Variablen (wie Geschlecht, Ortgrößenklasse und Bundesland – das Alter der Probanden war ja durch die Alterskohortenbildung des Stichprobenansatzes ohnehin kontrolliert) nur geringfügige Abweichungen aufwiesen (vgl. Kapitel 4).

3.5 Literaturverzeichnis

Bardehle, D.: Geschichte, Struktur und Kennziffern zur zahnärztlichen Versorgung in der ehemaligen DDR. IDZ Sonderband, Köln 1994 (im Druck)

Bormann, C., Hoeltz, J., Hoffmeister, H., Klaes, L., Kreuter, H., Lopez, H., Stolzenberg, H., Weilandt, C.: Subjektive Morbidität. Beiträge des Bundesgesundheitsamtes zur Gesundheitsberichterstattung II. bga-Schriften 4/1990

Borutta, A., Künzel, W., Waurick, M.: Zahnärztliche Betreuungsstrategie. Eine Konzeption auf der Grundlage eines internationalen Effektivitätsvergleichs. Zahnärztliche Fortbildung Neue Folge Band 2, Leipzig 1988

Borutta, A., Waurick, M., Künzel, W.: Vergleich des oralen Gesundheitszustandes 1979 und 1989 im Stadt- und Landkreis Leipzig (ICS-I-Replikationsstudie). Dtsch. Stomatol. 41, 1991, S. 266–270

Borutta, A., Künzel, W., Micheelis, W., Müller, P. J.: Dringliche Mundgesundheitsprobleme der Bevölkerung im vereinten Deutschland. Zahlen – Fakten – Perspektiven. IDZ-Sonderband, Köln 1991

Borutta, A.: Mündlicher Bericht über ausgewählte Ergebnisse zur ICS-II-Studie in Erfurt Stadt/Land. FDI-Kongreß vom 21.–25.09.1992 in Berlin

Busse, H., Geiger, L.: Kariesprävalenz bei Kindern und Jugendlichen in der ehemaligen DDR. Bundesgesundhbl. 12/90, S. 538

Eder-Debye, R., Hoeltz, J.: Erhebungsmodell einschließlich Stichprobenbeschreibung mit Soll-Ist-Vergleich. In: Micheelis, W., Bauch, J. (Gesamtbearbeitung): Mundgesundheitszustand und -verhalten in der Bundesrepublik Deutschland. Ergebnisse des nationalen IDZ-Survey 1989. IDZ-Materialienreihe Band 11.1, Köln 1991, S. 41–58

Einwag, J., Keß, K., Reich, E.: Oral Health in Germany: Diagnostic Criteria and Data Recording Manual. IDZ-Materialienreihe Band 11.2, Köln 1992

Einwag, J.; Naujoks, R.: Epidemiologie der Karies. In: Ketterl, W. (Hrsg.): Zahnerhaltung I, Praxis der Zahnheilkunde 2, 3. Aufl., München – Wien – Baltimore 1992, S. 26–48

Friel, H.: Zweitausend Münder inspiziert. Zahnärztliche Mitteilungen 82: 13/92, S. 36–38

Fritsche, U., Hetzer, G., Strein, S., Wetzel, W.-E.: Die Karieshäufigkeit bei Schulkindern. Vergleich Dresden – Gießen. Zahnärztliche Mitteilungen 81: 20/91, S. 2007–2012

Geißler, R.: Die Sozialstruktur Deutschlands. Ein Studienbuch zur Entwicklung im geteilten und vereinten Deutschland. Opladen 1992

Graehn, G., Paulsen, K., Prößdörf, R., Wolf, K.: Untersuchung zum oralen Gesundheitszustand und Gesundheitsverhalten von Ostberliner Jugendlichen. Dtsch Zahnärztl Z 47: 2/92, S. 94–99

Gesellschaft für Kinderstomatologie der DDR: Regelmäßige zahnärztliche Betreuung der Kinder und Jugendlichen. Schuljahr 1987/88. Informationsblatt Nr. 31, 1989

Gesellschaft für Kinderstomatologie der DDR: Regelmäßige zahnärztliche Betreuung der Kinder und Jugendlichen. Schuljahr 1988/89. Informationsblatt Nr. 33, 1990

Institut der Deutschen Zahnärzte (IDZ): Mundgesundheit in der Bundesrepublik Deutschland. Ausgewählte Ergebnisse einer bevölkerungsrepräsentativen Erhebung des Mundgesundheitszustandes und -verhaltens in der Bundesrepublik Deutschland. IDZ-Broschürenreihe Band 3, Köln 1990

Kreisel, A., Fuchs, M., Strobelt, U.: Gebißzustand von 12jährigen Kindern. Gesundh.-Wes. 54, 1992, S. 187–189

Leclercq, M. H., Barmes, D. E.: International collaborative studies in oral health: a practical illustration of WHO research policy. International Dental Journal 40: 3/90, S. 167–170

Lenz, E., Werner, S.: Untersuchungen zum oralen Gesundheitszustand älterer und alter Bürger eines ländlichen Territoriums. Stomatol. DDR 40: 7/90, S. 294–298

Micheelis, W., Bauch, J. (Gesamtbearbeitung): Mundgesundheitszustand und -verhalten in der Bundesrepublik Deutschland. Ergebnisse des nationalen IDZ-Survey 1989. IDZ-Materialienreihe Band 11.1, Köln 1991

Micheelis, W., Bauch, J.: Forschungsziele und Grundaufbau des Projekts. In: Micheelis, W., Bauch, J. (Gesamtbearbeitung): Mundgesundheitszustand und -verhalten in der Bundesrepublik Deutschland. Ergebnisse des nationalen IDZ-Survey 1989. IDZ-Materialienreihe Band 11.1, Köln 1991, S. 31–40

Micheelis, W., Eder-Debye, R., Bauch, J.: Aufbau und Inhalte des sozialwissenschaftlichen Erhebungsinstrumentariums. In: Micheelis, W., Bauch, J. (Gesamtbearbeitung): Mundgesundheitszustand und -verhalten in der Bundesrepublik Deutschland. Ergebnisse des nationalen IDZ-Survey 1989. IDZ-Materialienreihe Band 11.1, Köln 1991, S. 79–177

Micheelis, W.: IDZ untersucht Mundgesundheit in den neuen Bundesländern. Zahnärztliche Mitteilungen 82: 2/92, S. 44

Naujoks, R., Micheelis, W.: Wenige haben viel Karies. Zahnärztliche Mitteilungen 82: 18/92, S. 56–62

Noll, H.-H., Schuster, F.: Soziale Schichtung: Niedrigere Einstufung der Ostdeutschen. Informationsdienst Soziale Indikatoren (ISI) Nr. 7, 1992, S. 1–6

Pieper, K., Einwag, J., Dünninger, P., Keß, K., Reich, E.: Das Kalibrierungskonzept für die zahnmedizinischen Befundungen (einschließlich Reliabilitätsprüfung). In: Micheelis, W., Bauch, J. (Gesamtbearbeitung): Mundgesundheitszustand und -verhalten in der Bundesrepublik Deutschland. Ergebnisse des nationalen IDZ-Survey 1989. IDZ-Materialienreihe Band 11.1, Köln 1991, S. 179–201

Statistisches Amt der DDR: Wohnbevölkerung nach Gemeindegrößengruppen. In: Statistisches Jahrbuch der DDR '90, 35. Jahrgang

World Health Organization (WHO): Oral Health Care Systems. An International Collaborative Study. London 1985

Teil B

Aufbau und Inhalte der Erhebungsinstrumente

4 Erhebungsmodell der Mundgesundheitsstudie Ost und Stichprobenvergleich Soll-Ist

Peter Potthoff
Wolfgang Micheelis
Helga Stechemesser

4.1 Vorbemerkung

Die Planung und Durchführung der Mundgesundheitsstudie in den neuen, östlichen Ländern der Bundesrepublik mußte der Besonderheit Rechnung tragen, daß einerseits eine weitgehende Vergleichbarkeit des Erhebungsmodells mit der Mundgesundheitsstudie West erreicht werden sollte, andererseits aber in der Umbruchphase des Gesundheitswesens in Deutschland Ost nicht die gleichen infrastrukturellen Voraussetzungen gegeben waren wie in der West-Studie. Hieraus resultierte der zentrale Unterschied in der Studienorganisation: während in der West-Studie die Untersuchungsdurchführung über Praxen niedergelassener Zahnärzte organisiert war, wurden in der Mundgesundheitsstudie Ost die Felderhebungen durch mobile, eigens für die Studie eingerichtete zahnmedizinische Untersuchungsteams durchgeführt (siehe hierzu auch Kapitel 3). Der folgende Abschnitt faßt zusammen, wie die damit verbundenen organisatorischen Aufgaben gelöst wurden und welche Ergebnisse mit dem neu konzipierten Erhebungsmodell erzielt werden konnten.

4.2 Stichprobenbildung

Das Ziel der Stichprobenbildung war eine nach Alter geschichtete Personenstichprobe der Einwohner der ehemaligen DDR in den Altersgruppen 8/9, 13/14, 35–44 und 45–54 Jahre. Die Fallzahl innerhalb der Altersschichten sollte nicht entsprechend den Anteilen in der Bevölkerung, sondern gleichmäßig mit jeweils 520 Personen (Brutto) besetzt sein. Durch ein geeignetes Ziehungsverfahren sollte eine repräsentative Zufallsauswahl der Personen sichergestellt sein.

Diese Zielvorgaben für die Stichprobenziehung wurden durch ein zweistufiges Vorgehen realisiert (vgl. Abbildung 1). In der ersten Stufe wurde repräsentativ nach Bundesländern und Gemeindegrößenklassen eine Flächenstichprobe von 40 Untersuchungspoints in der ehemaligen DDR gezogen. Dabei entspricht in der Regel ein „Point" einer Gemeinde. Nur in einzelnen Fällen entfielen bei Großstädten zwei Points auf eine Gemeinde.

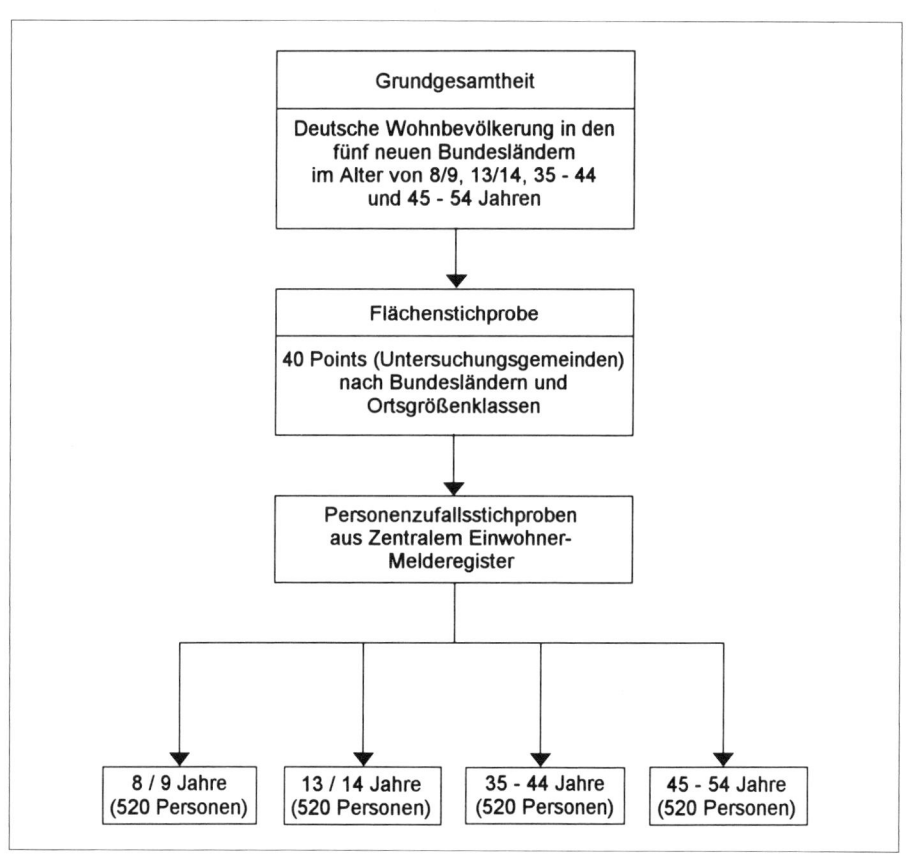

```
                    ┌─────────────────────────────┐
                    │      Grundgesamtheit        │
                    │  Deutsche Wohnbevölkerung in│
                    │       fünf neuen Bundesländern│
                    │    im Alter von 8/9, 13/14, 35 - 44│
                    │         und 45 - 54 Jahren  │
                    └─────────────────────────────┘
                                   │
                                   ▼
                    ┌─────────────────────────────┐
                    │      Flächenstichprobe      │
                    │  40 Points (Untersuchungs-  │
                    │     gemeinden)              │
                    │    nach Bundesländern und   │
                    │       Ortsgrößenklassen     │
                    └─────────────────────────────┘
                                   │
                                   ▼
                    ┌─────────────────────────────┐
                    │   Personenzufallsstichproben│
                    │     aus Zentralem Einwohner-│
                    │        Melderegister        │
                    └─────────────────────────────┘
```

Abb. 1: Modell zur Ziehung der Brutto-Stichprobe

Die zweite Stufe bestand in einer Zufallsauswahl von Personen innerhalb dieser Gemeinden bzw. Points. Die Grundlage hierfür war das Zentrale Einwohnerregister (ZER) der ehemaligen DDR. Aus dem ZER wurden innerhalb jedes der 40 Untersuchungspoints 13 Personen für die Altersklassen 8/9, 13/14, 35–44 und 45–54 Jahre in die Bruttostichprobe nach einem strengen Zufallsverfahren gezogen. Durch dieses Vorgehen wurden vier repräsentative Teilstichproben gegliedert nach Altersklassen angestrebt:

8/9 Jahre:	520 Personen
13/14 Jahre:	520 Personen
35–44 Jahre:	520 Personen
45–54 Jahre:	520 Personen
Gesamt:	2080 Personen

Durch mangelnde Fallzahlen in den Populationen der Kinder und Jugendlichen kleiner Gemeinden konnte nicht in jedem Einzelfall pro Gemeinde die erforderliche Brutto-Fallzahl von 13 Personen in den Altersklassen erzielt werden. Die realisierte Brutto-Stichprobe besteht aus 2.031 Fällen mit folgender Altersverteilung:

8/9 Jahre:	496 Personen
13/14 Jahre:	496 Personen
35–44 Jahre:	521 Personen
45–54 Jahre:	518 Personen
Gesamt:	2031 Personen

Inwieweit sich aus dieser Abweichung vom Soll-Ansatz Auswirkungen auf die Repräsentativität der auswertbaren Netto-Stichprobe ergeben, wird in Abschnitt 4.5 diskutiert.

4.3 Organisation der Feldarbeit

Abweichend von der Mundgesundheitsstudie in den westlichen Bundesländern wurde die Mundgesundheitsstudie Ost durch eigens für die Studienzwecke eingestellte Projektzahnärztinnen und Dokumentationsassistentinnen durchgeführt. Die Untersuchungen fanden in mobilen Untersuchungseinheiten statt (Untersuchungsbusse der Baseler Schulzahnklinik), den sog. Dentomobilen. Die Dentomobile folgten einem festgelegten Routenplan durch die 40 Untersuchungsstandorte. Dieses Vorgehen erforderte eine sorgfältige organisatorische Planung des Vorgehens, die im folgenden beschrieben wird.

Projektteams

Es wurden zwei Projektteams gebildet, die jeweils aus einer oralepidemiologisch erfahrenen Projektzahnärztin, einer Dokumentationsassistentin, einem geschulten Infratest-Interviewer und einem Fahrer bestanden. Im Laufe der Feldarbeit wurden beide Teams um einen weiteren Interviewer ergänzt. Jedem Team stand für die gesamte Feldzeit ein Dentomobil zur Verfügung. Die Teams wurden gründlich am Studienbeginn für den organisatorischen Ablauf der Studie sowie für die Handhabung der Untersuchungsinstrumente geschult (vgl. Abschnitt 4.4) und die Einhaltung der Schulungsvorschriften während der Feldzeit durch Besuche der Studien- und Einsatzleitung an einzelnen Untersuchungsorten überprüft.

Die beiden Teams arbeiteten zeitlich parallel und arbeiteten jeweils 20 Untersuchungsstandorte ab.

Die beiden Dentomobile wurden von der Schulzahnklinik Basel für die Studie zur Verfügung gestellt. Beide Busse waren identisch mit allen für die zahnmedizinische Befundung notwendigen dentaltechnischen Instrumentarien ausgestattet.

Die Einrichtung der Fahrzeuge bestand im wesentlichen aus einem fest installierten Untersuchungsstuhl (voll beweglich) für den Probanden, einem fahrbaren Hocker für den zahnärztlichen Befunder, einer schwenkbaren Behandlungsleuchte, einer Druckluftreinrichtung, einem Spülbecken mit Wasseranschluß und einem Heißluftsterilisator. Zusätzlich war ein eigener Handwaschplatz und ein weiterer Sitz- und Arbeitsplatz für die Dokumentationsassistentin einschließlich einer tischähnlichen Schreibunterlage im Fahrzeuginneren untergebracht. Die zahnärztlichen Arbeitsinstrumente (Handspiegel, Kariessonden, CPITN-Sonden usw.) waren gezielt für das Forschungsprojekt angeschafft worden. Zusätzlich wurden die Busse mit verschiedenen Organisationshilfen ausgestattet, beispielsweise mit einem transportablen Telefon.

Öffentlichkeitsarbeit

Von besonderer Bedeutung für das Gelingen der Feldarbeit war eine sowohl zentral wie auch regional durchgeführte Öffentlichkeitsarbeit für das Forschungsprojekt. Zunächst wurden vor Projektbeginn alle Kammern und Kassenzahnärztlichen Vereinigungen über das Vorhaben informiert. Es folgten Pressemitteilungen sowohl in der zahnärztlichen Fach- und Standespresse sowie auf regionaler Ebene in den einzelnen Untersuchungsgemeinden. Hierzu wurden alle örtlichen Tageszeitungen zwei Wochen vor Beginn der Erhebungen schriftlich mit einer Pressemitteilung über Zweck, Ziele und Zeitdauer der Studie informiert. Schließlich wurden auch die Dentomobile und die Untersuchungsunterlagen öffentlichkeitswirksam gestaltet, beispielsweise durch Verwendung des rot-weißen Zahnfreundlich-Signets als Wiedererkennungszeichen auf den Dentomobilen und den Kinderfragebögen.

Einbestellung der Probanden

Drei Wochen vor der Untersuchung erhielten die ausgewählten Probanden ein Einladungsschreiben, in dem der Zweck der Studie erläutert wurde. Dem Einladungsschreiben war eine Rückantwortkarte beigefügt, in die der Proband einen Termin seiner Wahl eintragen konnte. Die Rückantwortkarten wurden an die zentrale Einsatzleitung in München gesandt.

Von dort erhielten die Projektteams rechtzeitig vor Erhebungsbeginn in den jeweiligen Gemeinden die Adreßprotokolle und Terminbestätigungen. Später eintreffende Rückantworten wurden telefonisch an die Teams durchgegeben. Probanden, die weder telefonisch noch schriftlich einen Termin vereinbart hatten, wurden von Interviewern vor Ort angerufen oder direkt zu Hause aufgesucht, wobei einige Haushalte mehrmals und zu verschiedenen Tageszeiten aufgesucht werden mußten. In Sonderfällen wurden Fahrmöglichkeiten zum Untersuchungsbus angeboten. Kranke oder behinderte Personen hatten die Möglichkeit, eine Hausuntersuchung zu wählen.

Sämtliche Kontaktversuche und Kontakte wurden von den Interviewern dokumentiert.

Untersuchungsablauf

Die Untersuchung erfolgte in zwei Schritten:

– Ausfüllen des Fragebogens
– Befundung und Dokumentation des Mundgesundheitszustandes

Nach der Begrüßung der Probanden am Dentomobil und Probandenregistrierung wurden die Studienteilnehmer über den Untersuchungsablauf informiert und über die Datenschutzregelungen (Merkblatt) aufgeklärt. Anschließend wurde der Fragebogen übergeben. Von den erwachsenen und jugendlichen Probanden wurde der Fragebogen selbst ausgefüllt. Nur bei Nachfragen oder ausgeprägten Verständnisschwierigkeiten unterstützte der Interviewer den Probanden. Der Kinderfragebogen wurde im vorderen Teil von den Kindern selbst und im hinteren Teil (Fragen zur sozialen Lage der Familie) von Begleitpersonen bearbeitet. Alle Fragebogen wurden von den Interviewern auf Vollständigkeit überprüft und ggf. durch Nachfragen komplettiert.

Zahnmedizinische Befundung

Das zahnmedizinische Team führte die Befundung und Befunddokumentation nach den Kalibrierungsregeln durch (siehe hierzu Kapitel 5). Bei der Befunddokumentation wurde insbesondere darauf geachtet, daß die Befund-Markierung innerhalb der vorgegebenen Kästchen des Belegs erfolgte; für die Eintragungen wurde ein dokumentensicherer Stift verwendet.

Der gesamte Untersuchungsablauf dauerte im Durchschnitt 35 Minuten. Alle Probanden erhielten neben Fahrtkostenerstattungen eine Aufwandsentschädigung in Form eines kleinen Geldbetrages sowie wahlweise Aufkleber oder kleine Broschüren mit Anleitungen zum richtigen Zähneputzen und zur richtigen Mundhygiene.

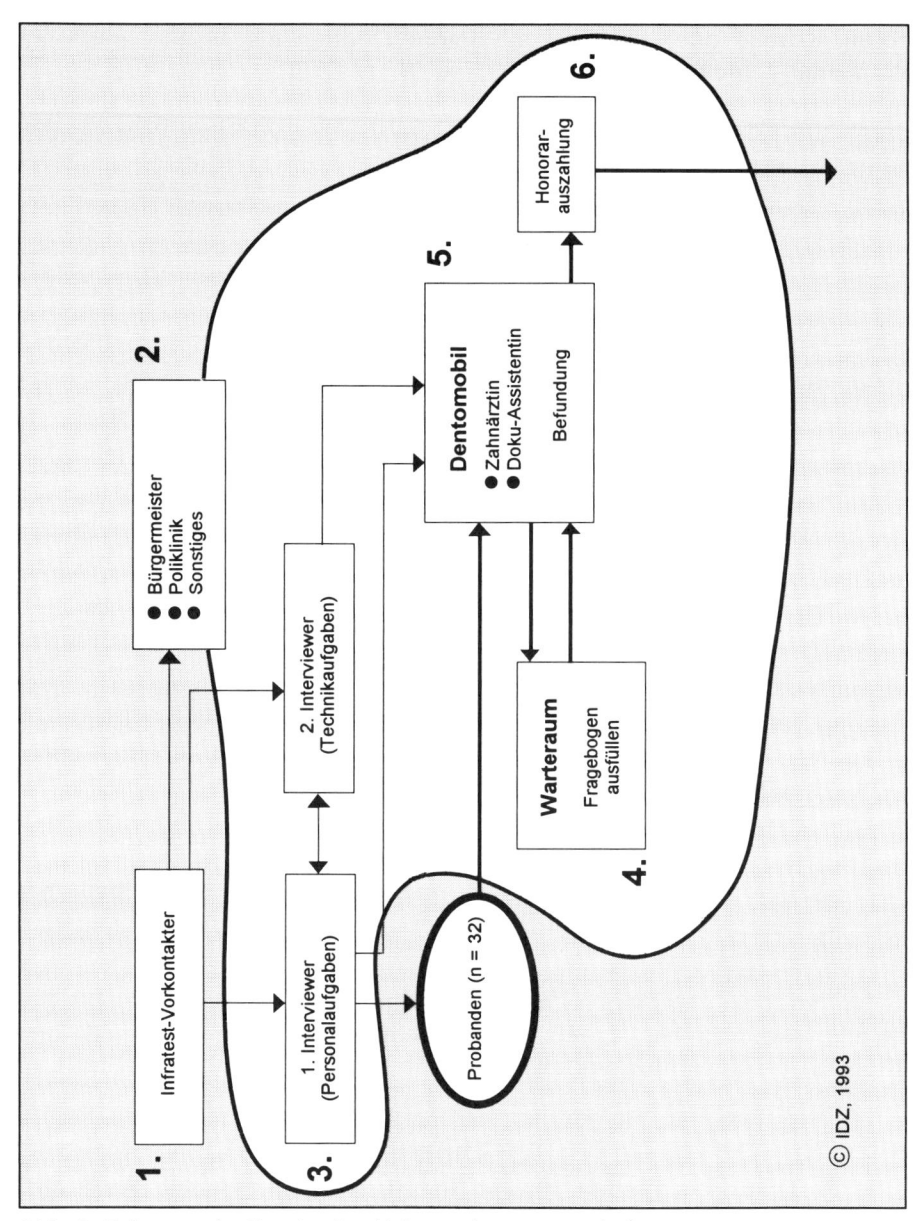

Abb. 2: Feinorganisation in der Untersuchungsgemeinde

Eine graphische Übersicht über das organisatorische Ablaufschema pro Untersuchungsgemeinde einschließlich der wesentlichen Rollenaufgaben der eingesetzten Feldbeteiligten gibt die Abbildung 2 (vgl. Abbildung 2). Sowohl die persönlichen Erfahrungen der Feldteams im Kontakt mit den Probanden wie auch die hohen Beteiligungsraten sprechen insgesamt für eine sehr gute Akzeptanz der Ablauforganisation und für eine große Aufgeschlossenheit der ostdeutschen Bevölkerung gegenüber zahnmedizinischen Untersuchungen.

4.4 Kalibrierung und Reliabilitätsprüfungen

Der Sicherung einer hohen Qualität der Erhebungsarbeiten, insbesondere hinsichtlich der Einhaltung der Standards bei den zahnmedizinischen Befundungen dienten mehrere Maßnahmen. In erster Linie sind hierbei die zentralen Schulungs- und Kalibrierungveranstaltungen mit den Projektteams und die Reliabilitätskontrollen während der laufenden Feldarbeit zu nennen.

Vor Beginn bzw. zu Anfang der Erhebungsarbeiten fanden zwei zentrale Schulungs- und Kalibrierungsveranstaltungen statt: in Regensburg am 24./25. Januar 1992 und in Erfurt am 6. Februar 1992. Die erste Veranstaltung diente einer Einführung aller Projektbeteiligten in die Studienziele und in den Projektablauf. Die zahnmedizinischen Feldteams (Projektzahnärztinnen und Dokumentationsassistentinnen) wurden theoretisch und praktisch in den Räumen der Universitätszahnklinik Regensburg in den Ablauf der standardisierten Befundung und der Befunddokumentation eingewiesen.

Die zweite Veranstaltung fand bereits unter den äußeren Bedingungen der eigentlichen Feldarbeit statt. Am Beispiel der Untersuchungsgemeinde Erfurt wurde der praktische Arbeitsablauf in den Untersuchungsbussen geprobt. Dem gingen Tests der Funktionsfähigkeit des zahnmedizinischen Instrumentariums in den Dentomobilen voraus. Sowohl bei der ersten wie auch bei der zweiten Zentralveranstaltung wurden Doppelbefundungen von Probanden durch die Projektzahnärztinnen und die Kalibrierer vorgenommen.

Während der laufenden Feldarbeit wurde der Arbeitsablauf in den Projektteams sowie die Einhaltung der Kalibrierungsrichtlinien zu sog. Reliabilitätsterminen (siehe hierzu auch Kapitel 5) überprüft. Dazu wurde in sechs Untersuchungsstandorten das Projektteam von den Kalibrierern aufgesucht und Doppelbefundungen vorgenommen, die Grundlage für qualitative Bewertungen der Projektarbeit durch die Kalibrierer sowie für die statistischen Reliabilitätsauswertungen bildeten.

Datenaufbereitung und -prüfung

Sämtliche Untersuchungsunterlagen wurden vor Ort auf Vollständigkeit überprüft und anschließend an die zentrale Einsatzleitung versandt. Bei Infratest erfolgte die Datenaufnahme und -prüfung. Zur Sicherung einer hohen Erfassungsqualität wurden die datentechnischen komplizierten Dokumentationen aus dem kariologischen Befundbogen mit Lichtgriffeln auf Datenträger übernommen. Nach einer formalen Prüfung aller Daten (z.B. auf zulässige Wertebereiche) wurden sowohl die Fragebogendaten wie die Befunddaten auf logische Konsistenz geprüft.

Im Bereich der zahnmedizinischen Befunddaten erfolgte insbesondere ein Prüfabgleich innerhalb der Befundbereiche Kariologie, Parodontologie und eine Kreuzprüfung zwischen den Teilen Kariologie und Prothetik. Fälle mit unplausiblen Wertekombinationen wurden als individuelle Prüfprotokolle ausgedruckt und mit den Original-Befundunterlagen den zahnmedizinischen Experten zur Bewertung und ggf. Korrektur vorgelegt. Hierbei galt die Regel, daß Korrekturen der Originaldaten nur dann vorgenommen wurden, wenn zweifelsfrei Dokumentationsfehler erkennbar waren.

Anschließend wurden die Daten in eine SIR-Datenbank eingestellt. Die Umsetzung der Einzelbefunddaten in zahnmedizinische Indexwerte erfolgte streng nach den Berechnungsvorschriften, die auch in der Mundgesundheitsstudie West (vgl. Micheelis und Bauch, 1991) angewendet wurden.

4.5 Realisierte Stichprobe

4.5.1 Erzielte Stichprobengröße und Ausschöpfung

Die realisierte Stichprobe umfaßt 1.519 Personen, deren Verteilung auf die einzelnen Altersgruppen Tabelle 1 (vgl. Tabelle 1) zu entnehmen ist. Von jedem Probanden lagen komplette Unterlagen (Fragebogen und Befundung) vor. Damit wurde die angestrebte Soll-Fallzahl von 1.280 Probanden um mehr als 200 Probanden (knapp 20 %) übertroffen. Eine Überschreitung des Soll-Ansatzes wurde auch innerhalb jeder der vier Altersklassen erreicht (jeweils Soll 320 Probanden).

Aus Tabelle 2 (vgl. Tabelle 2) ist zu entnehmen, in welchem Umfang sich die Probanden aus der Brutto-Stichprobe an der Studie beteiligten (Ausschöpfung) und welche Gründe für Nicht-Beteiligungen maßgeblich waren. Insgesamt wurde eine Beteiligung von 76,7 % erreicht. Dieses Ergebnis bedeutet eine nochmalige Verbesserung der schon sehr guten Resultate aus der West-Studie (67 % Befundungen; 72 % Interviews) und ist als eine außerordentlich gute Stichprobenausschöpfung zu be-

Tabelle 1: Zusammensetzung der realisierten Stichprobe nach Altersgruppen		
	Anzahl Interviews	Anzahl Befundungen
8/9jährige	388	388
13/14jährige	400	400
35 bis 44jährige	364	364
45 bis 54jährige	367	367
Gesamt	1 519	1 519

werten. Auch innerhalb jeder der Altersklassen wurde die angestrebte Ausschöpfung von 70 % überschritten: am besten beteiligten sich die Jugendlichen und Kinder mit 82,0 % bzw. 81,2 %, während bei den Erwachsenen eine Beteiligungsrate von 72,1 % erreicht werden konnte. Eine differenzierte Ausschöpfungsanalyse nach Gemeindegrößen, Geschlecht und Untersuchungsteams erbrachte in keinem Fall nennenswerte Unterschiede zwischen den jeweiligen Merkmalsausprägungen.

Tabelle 2: Ausschöpfung der Brutto-Stichproben				
	Kinder	Jugendliche	Erwachsene	Gesamt
Brutto Gesamt	496	496	1 039	2 031
Qualitätsneutrale Ausfälle*	3,6 %	1,6 %	2,4 %	2,5 %
– Adresse falsch	0,4 %	0,6 %	0,3 %	0,4 %
– verstorben	–	–	0,4 %	0,2 %
– unbekannt verzogen	3,2 %	1,0 %	1,7 %	1,9 %
Bereinigtes Brutto	478	488	1 014	1 980
Ausfälle**				
– nicht erreicht	11,9 %	11,1 %	9,8 %	10,6 %
– Krankheit	1,0 %	0,2 %	0,8 %	0,8 %
– nicht angetroffen	1,2 %	2,8 %	5,6 %	3,9 %
– nicht bereit aus Zeitgründen	0,8 %	0,2 %	3,3 %	1,9 %
– generell nicht bereit	3,8 %	3,7 %	8,5 %	6,2 %
Summe Ausfälle	18,7 %	18,0 %	28,0 %	23,4 %
Anzahl Interviews/ Befundungen	388	400	731	1 519
Ausschöpfung[2)]	81,2 %	82,0 %	72,1 %	76,7 %

* Prozentangaben bezogen auf das Brutto gesamt
** Prozentangaben bezogen auf das bereinigte Brutto

4.5.2 Stichprobenstruktur

Aufgrund der hohen Ausschöpfung war damit zu rechnen, daß die realisierte Stichprobe die Strukturen in der Grundgesamtheit der ostdeutschen Bevölkerung gut repräsentiert. Soweit Informationen über die Population in den neuen Bundesländern vorliegen, wird im folgenden ein Verteilungsvergleich zwischen Stichprobe und Population anhand ausgewählter Merkmale vorgenommen.

Geschlecht

Die Geschlechterverteilung für Stichprobe und Population stimmt in den einzelnen Altersklassen recht gut miteinander überein (vgl. Tabelle 3).

Tabelle 3: Geschlechtsverteilung für Grundgesamtheit* und Stichprobe		
	Stichprobe %	Grundgesamtheit %
8/9jährige		
männlich	50,0	51,2
weiblich	50,0	48,8
13/14jährige		
männlich	49,5	51,3
weiblich	50,5	48,7
35 bis 54jährige		
männlich	48,4	50,1
weiblich	51,6	49,9

* Statistisches Jahrbuch 1992 für die Bundesrepublik Deutschland; Angaben für 1990

Gemeindegröße

Die Zusammensetzung von Grundgesamtheit und Stichprobe nach Gemeindegrößenklassen ist in Tabelle 4 (vgl. Tabelle 4) dargestellt. Informationen über die Größenklassen der Grundgesamtheit waren dabei nicht in Altersgliederung verfügbar. Vergleicht man die Stichprobe insgesamt mit der Grundgesamtheit, dann ergeben sich Unterschiede in der Größenordnung von maximal zwei Prozentpunkten. Tendenziell scheint in der Stichprobe der Kinder ein leicht erhöhter Anteil von Kindern in Städten über 100.000 Einwohner vertreten zu sein.

Tabelle 4: Verteilung der Stichprobe und Grundgesamtheit* nach Gemeindegrößenklassen			
	Gemeindegröße		
	unter 20 000 EW %	20 000 100 000 EW %	100 000 EW oder mehr %
Stichprobe			
8/9jährige	45,6	23,2	31,2
13/14jährige	47,0	23,5	29,5
35 bis 54jährige	49,7	22,5	28,7
Gesamt	47,9	22,5	29,6
Grundgesamtheit	49,9	23,0	27,1

* Statistisches Jahrbuch 1990 für die Bundesrepublik Deutschland; Angaben für Stand 31.12.1989

Sozialer Status

Bekanntermaßen hat der soziale Status einen bedeutsamen Einfluß auf den Mundgesundheitszustand. Angaben über die berufliche Stellung, das Netto-Haushaltseinkommen und die Schulbildung in den neuen Bundesländern aus offiziellen Statistiken standen zum Zeitpunkt der Berichterstellung nicht zur Verfügung. Als Referenzgrößen hierfür verwenden wir Sonderauswertungen aus der noch unveröffentlichen „Ersten Nationalen Untersuchung über Lebensbedingungen, Umwelt und Gesundheit in Deutschland Ost 1991/92", die im folgenden auch als „Gesundheitssurvey Ost" bezeichnet wird[1].

Berufliche Stellung der Erwachsenen (35 – 54 Jahre)

Die Stellung im Beruf wurde in der IDZ-Studie und im Gesundheitssurvey Ost gleichlautend erhoben. Mit Ausnahme der Relation ungelernter Arbeiter zu Facharbeitern stimmen die Anteile der beruflichen Stellungen in beiden Studien gut miteinander überein (vgl. Tabelle 5). Lediglich der Anteil der ungelernten Arbeiter ist in der IDZ-Stichprobe gegenüber dem Gesundheitssurvey Ost um 6 Prozentpunkte erniedrigt, der Anteil der Facharbeiter hingegen erhöht.

---

1) Wir danken Herrn Professor H. Hoffmeister, Institut für Sozialmedizin und Epidemiologie des Bundesgesundheitsamtes, Berlin, für seine freundliche Genehmigung, die Daten für den vorliegenden Methodenvergleich nutzen zu dürfen.

Tabelle 5: Verteilung nach beruflicher Stellung: IDZ-Stichprobe und Gesundheitssurvey Ost*

Stellung im Beruf	IDZ-Studie 35–54 Jahre %	Gesundheitssurvey Ost 35–54 Jahre %
ungelernte Arbeiter, angelernte Arbeiter	10,4	16,5
Facharbeiter, Vorarbeiter, Meister	39,2	31,1
Einfache oder qualifizierte Angestellte	28,3	27,5
Angestellte mit Leitungs- oder Führungsfunktion	14,1	17,5
Beamte	2,0	1,3
Selbständige, freie Berufe	5,3	6,0
Sonstige	0,5	0,1

* Unveröffentlichte Ergebnisse aus der „Ersten Nationalen Untersuchung über Lebensbedingungen, Umwelt und Gesundheit in Deutschland Ost 1991/92"; Umfang der Teilstichprobe N = 964

Netto-Haushaltseinkommen der Erwachsenen (35–54 Jahre)

Eine Gegenüberstellung der Netto-Haushaltseinkommen zeigt Tabelle 6 (vgl. Tabelle 6). Die Abweichungen in den einzelnen Einkommensklassen betragen maximal 5 bis 6 Prozentpunkte, wobei tendentiell in der IDZ-Studie die unteren Einkommensklassen etwas häufiger vertreten sind als im Gesundheitssurvey Ost.

Tabelle 6: Verteilung nach Netto-Haushaltseinkommen: IDZ-Stichprobe und Gesundheitssurbey Ost*

Einkommensklasse	IDZ-Studie 35–54 Jahre %	Gesundheitssurvey Ost 35–54 Jahre %
unter 1 000 DM	6,6	4,3
1 000 bis unter 2 000 DM	30,9	26,7
2 000 bis unter 3 000 DM	37,2	38,5
3 000 und mehr	25,3	30,1

* Unveröffentlichte Ergebnisse aus der „Ersten Nationalen Untersuchung über Lebensbedingungen, Umwelt und Gesundheit in Deutschland Ost 1991/92"; Umfang der Teilstichprobe N = 964

Schulbildung der Erwachsenen

Wie aus Tabelle 7 zu ersehen ist, hat in der Bevölkerung der ehemaligen DDR ein deutlicher Strukturbruch in den Bildungsabschlüssen stattgefunden: in den älteren Jahrgängen dominieren Abschlüsse der Volksschulbildung (8 Klassen), in den jüngeren Jahrgängen hingegen kommt wesentlich häufiger ein zehnjähriger Schulbesuch vor. Insofern muß der Vergleich der Bildungsstruktur der IDZ-Stichprobe mit den Daten aus dem Gesundheitssurvey Ost altersdifferenziert erfolgen. Sowohl in der Gruppe der 35–44jährigen wie auch bei den 45–54jährigen weisen beide Stichproben eine relativ gute Übereinstimmung der Bildungsstruktur auf (vgl. Tabelle 7).

Tabelle 7: Verteilung nach Schulabschluß: IDZ-Stichprobe und Gesundheitssurvey Ost*

Schulabschluß	IDZ-Studie		Gesundheitssurvey Ost	
	35–44 J. %	45–54 J. %	35–44 J. %	45–54 J. %
Abschluß 8. Klasse, (Volksschule)	21,2	56,4	23,5	58,7
Mittlere Reife, Abschluß 10. Klasse, (Fachhochschulreife)	58,7	31,3	55,6	26,5
Abitur	18,7	9,5	20,1	11,7
Sonstiges / K.A.	1,9	2,8	0,7	3,5

* Unveröffentlichte Ergebnisse aus der „Ersten Nationalen Untersuchung über Lebensbedingungen, Umwelt und Gesundheit in Deutschland Ost 1991/92"; Umfang der Teilstichprobe N = 964

Sozialstruktur der Kinder- und Jugendlichen-Stichprobe

Für die Stichproben der Kinder und Jugendlichen können nur indirekte Strukturvergleiche mit dem Gesundheitssurvey Ost vorgenommen werden, da lediglich soziale Merkmale der Eltern der Kinder und Jugendlichen den Angaben über die Probanden aus dem Gesundheitssurvey Ost gegenübergestellt werden können. Tabelle 8 zeigt exemplarisch die Bildungsstruktur (vgl. Tabelle 8). Der indirekte Vergleich ist hierbei zusätzlich erschwert, da die Altersstruktur der Väter der Kinder und Jugendlichen in der IDZ-Studie nicht bekannt ist, das Schulbildungsniveau jedoch eine ausgeprägte Altersabhängigkeit aufweist. Insofern sind die Verteilungen in Tabelle 8 nur mit Vorbehalt zu interpretieren.

Tabelle 8: Verteilung nach Schulabschluß der Väter von Kindern und Jugendlichen (IDZ-Studie) und der 35–44jährigen Männer (Gesundheitssurvey Ost)			
Schulabschluß	IDZ-Studie		Gesundheits-survey Ost*
	Väter der Kinder %	Väter der Jugendlichen %	Männer 35–44 J. %
Abschluß 8. Klasse, (Volksschule)	14,2	21,9	24,2
Mittlere Reife, Abschluß 10. Klasse, (Fachhochschulreife)	65,5	61,1	55,0
Abitur	21,6	17,0	20,8

* Unveröffentlichte Ergebnisse aus der „Ersten Nationalen Untersuchung über Lebensbedingungen, Umwelt und Gesundheit in Deutschland Ost 1991/92"; nur Fälle mit vollständigen Angaben

Der Anteil der Abiturienten ist unter den Vätern der Kinder und Jugendlichen (IDZ-Studie) und den 35–44jährigen Männern (Gesundheitssurvey Ost) ungefähr gleich hoch. Tendentielle Unterschiede bestehen darin, daß in der IDZ-Studie die Schulabschlüsse mit Mittlerer Reife, 10. Klasse oder Fachhochschulreife etwas häufiger auftreten als im Gesundheitssurvey Ost, die Abschlüsse 8. Klasse Volksschule dagegen weniger häufig. Dieser Strukturunterschied ist bei den Vätern der Kinder ausgeprägter als bei den Vätern der Jugendlichen. Unterstellt man, daß die Väter der Kinder eher jünger sind als die hier zugrundegelegte Referenzgruppe aus dem Gesundheitssurvey Ost und daß in der Bevölkerung der ehemaligen DDR das Bildungsniveau mit höherem Alter eher abnimmt, dann sind die beobachteten Stichprobenunterschiede wahrscheinlich durch einen säkularen Trend zu erklären.

4.6 Zusammenfassung zur Güte der Stichprobe

Die Güte der auswertbaren Stichprobe kann in Anlehnung an die Kriterien, die auch bei der West-Studie zugrundegelegt wurden, folgendermaßen zusammengefaßt werden:

– Die angestrebte Mindestfallzahl von 1.280 Probanden wurde um mehr als 200 Personen übertroffen (n = 1.519). Eine Überschreitung des Soll-Ansatzes wurde auch innerhalb jeder der vier Altersklassen erreicht.

- Für alle Probanden liegen vollständige Untersuchungsunterlagen (Fragebogen und zahnmedizinische Befundung) vor.

- Die Ausschöpfung von 76,7 % für die Gesamtstichprobe ist als sehr gut zu bewerten. Die Ausschöpfungen in den Altersklassen sind 72,1 % bei den Erwachsenen, 82,0 % bei den Jugendlichen und 81,2 % bei den Kindern.

- Strukturvergleiche zwischen der auswertbaren Stichprobe und der Grundgesamtheit zeigen gute Übereinstimmungen hinsichtlich Geschlecht und Gemeindegrößenklassen. Insofern kann auf eine Gewichtung der Stichprobenergebnisse zum Ausgleich von Strukturunterschieden verzichtet werden.

- Hinsichtlich der sozialstrukturellen Merkmale: berufliche Stellung, Schulbildung und Nettohaushaltseinkommen weist die IDZ-Stichprobe befriedigende Übereinstimmungen mit der zeitgleich durchgeführten „Ersten Nationalen Untersuchung über Lebensbedingungen, Umwelt und Gesundheit in Deutschland Ost 1991/92" auf.

4.7 Literaturverzeichnis

Micheelis, W., Bauch, J. (Gesamtbearbeitung): Mundgesundheitszustand und -verhalten in der Bundesrepublik Deutschland. Ergebnisse des nationalen IDZ-Survey 1989. IDZ-Materialienreihe Band 11.1, Köln 1991

5 Das Kalibrierungskonzept einschließlich der Reliabilitätsprüfungen

Elmar Reich
Johannes Einwag
Wolfgang Micheelis

5.1 Vorbemerkungen

Die Ergebnisse epidemiologischer Untersuchungen hängen von vielen Faktoren ab. Von einer kleinen Zahl untersuchter Personen werden Rückschlüsse auf die Gesamtheit der Bevölkerung gezogen. Aus diesem Grund muß die Selektion der untersuchten Personen nach soziodemographischen Kriterien durchgeführt werden, die eine Vergleichbarkeit der Ergebnisse gewährleisten (siehe hierzu auch Kapitel 4). Von großer Bedeutung ist auch die exakte Kalibrierung mehrerer Untersucher auf die gewählten Befundgrade sowohl bei kariologischen wie parodontologischen Diagnosen. Nach Slack et al. (1958) sind auch nach sorgfältiger Kalibrierung der Untersucher noch deutliche Abweichungen bei der Diagnose vorhanden. Um die Qualität der ermittelten Ergebnisse einschätzen zu können, sind während der Studie Kontrollen durchzuführen. Zur Verringerung der technisch bedingten Abweichungen ist auch bei dieser Studie eine weitestgehende Standardisierung von Untersuchungsmethoden und Diagnosekriterien sowie Untersuchungsbedingungen und Aufzeichnungsverfahren in Anschlag gebracht worden.

5.2 Untersucherkalibrierung

Die Kalibrierung von Untersuchern dient der Reduzierung individueller Schwankungen der Diagnosekriterien. Zuerst müssen also die Untersucher auf eine Einhaltung der theoretischen Vorgaben und Gradierung der Untersuchungskriterien hin unterwiesen werden (zu den einzelnen Kalibrierungsvorgaben: Einwag, Keß und Reich, 1992). Dies führt zur Minimierung der Abweichungen zwischen den verschiedenen Untersuchern (inter-examiner reliability). Diese Übereinstimmung zwischen den Untersuchern muß durch wiederholte Doppeluntersuchungen derselben Probanden während des Verlaufs der Studie kontrolliert werden. Darüber hinaus muß jeder einzelne Untersucher auch konstante Untersuchungsergebnisse liefern. Zu diesem Zweck müssen in bestimmten zeitlichen Intervallen dieselben Probanden befundet werden, um mögliche Abweichungen feststellen zu können (intra-examiner reliability).

Aufgrund organisatorischer Vorgaben, auf die an anderer Stelle eingegangen wurde (siehe hierzu auch Kapitel 4), reisten für die vorliegende Studie zwei Untersucherteams in mobilen Untersuchungseinheiten von Untersuchungspunkt zu Untersuchungspunkt. Dies vereinfachte die Kalibrierung und Reliabilitätskontrolle. Bei den beiden Untersuchern handelte es sich um Zahnärztinnen, die vor dieser Studie bereits an epidemiologischen Untersuchungen mitgewirkt hatten. Die Untersucherteams mit Zahnärztinnen und Assistentinnen, die die Befunde in die Befundbögen einzutragen hatten, wurden ca. 6 Wochen vor Beginn der Untersuchung in einer eintägigen Veranstaltung kalibriert. Dabei wurden „Testprobanden" aller später zu untersuchenden Altersklassen von den Projektkalibrierern, die schon als „Bundeskalibrierer" an der IDZ-Studie in den alten Bundesländern (vgl. Micheelis und Bauch, 1991) teilgenommen hatten, und von den beiden Untersucher-Zahnärztinnen untersucht. Abweichende Befunde konnten so direkt am Patienten überprüft und gegebenenfalls korrigiert werden.

Direkt vor Beginn der Studie erfolgte eine Wiederholung dieser Kalibrierungsveranstaltung. Während der Studie wurden zu Beginn, in der Mitte und am Ende Doppeluntersuchungen aller Probanden eines Tages durch die Untersucherteams und jeweils einen Kalibrierer durchgeführt. Die Ergebnisse werden im folgenden dokumentiert.

5.3 Plausibilitätsprüfung der Originaldatensätze nach Abschluß der Feldphase

Die Originaldatensätze wurden nach Eingabe in eine statistisch auswertbare Datenbank einer gründlichen Plausibilitätsprüfung unterzogen. Hierfür kamen die schon für die IDZ-Basisstudie entwickelten Prüfroutinen (nach formal-logischer Art und klinischer Plausibilität) zur Anwendung, die sowohl die vergleichbaren Parodontalbefunde wie PBI/CPITN/Attachmentverluste als auch die entsprechenden Befunde aus dem Kariologiebogen und dem Prothetikbogen umfaßten.

5.4 Reliabilitätskontrolle Kariologie und Parodontologie

Bei den Reliabilitätsuntersuchungen während der Feldphase wurden insgesamt 80 Patienten von den Untersucherteams und den Kalibrierern systematisch und vollständig doppelt befundet.

5.4.1 Kariologie

Die Kariesbefunde werden als DMF-T- oder DMF-S-Werte mitgeteilt. Zum einen können nun die summierten Werte, z. B. als DMF-T-Wert, und die Einzelkomponenten als D-, M- und F-Wert miteinander korreliert werden. In der Tabelle 1 sind die absoluten mittleren Befundwerte und der daraus errechnete Korrelationskoeffizient „r" (Produkt-Moment-Korrelation) dargestellt.

Aus der Tabelle 1 (vgl. Tabelle 1) ist ersichtlich, daß die Gesamtwerte des DMF-T zwischen Projektzahnärzten und den Kalibrierern nur geringfügig unterschiedlich sind. Der Korrelationskoeffizient r = 0,984 für den DMF-T-Wert ist sehr hoch. In der Kreuztabelle (vgl. Tabelle A1) sind die geringfügigen Schwankungen zu erkennen.

Tabelle 1: Mittelwerte des DMF-T und der Einzelkomponenten von Untersucherinnen und Kalibrierern sowie berechnete Korrelationskoeffizienten (r)

Untersucherinnen (Mittelwerte)	Kalibrierer (Mittelwerte)	Produkt-Moment-Korrelation
DMF-T: 9,86	DMF-T: 10,13	r : 0,984
D-T: 1,36	D-T: 1,25	r : 0,875
F-T: 5,95	F-T: 6,09	r : 0,964
M-T: 2,55	M-T: 2,79	r : 0,977

Bei der Analyse der einzelnen Komponenten des DMF-T-Wertes zeigte sich, daß die relativ größten Abweichungen bei den Kariesbefunden (D-T) festgestellt wurden. Hier ermittelten die Untersucherinnen geringfügig höhere Werte, also mehr kariöse Zähne, als die Kalibrierer. Der Korrelationskoeffizient lag aber mit r = 0,875 immer noch auf hohem Niveau. Die Einzelbefunde sind in der Kreuztabelle (vgl. Tabelle A2) nachzulesen. Bessere Übereinstimmungen wurden für die F-T und M-T Komponenten ermittelt. Hier lagen die Korrelationskoeffizienten für F-T bei r = 0,964 bzw. für M-T bei r = 0,977. Aus den Kreuztabellen (vgl. Tabellen A3 und A4) sind detailliertere Angaben zu entnehmen.

Da für die Einzelwerte etwas geringere Korrelationskoeffizienten als für den Gesamt-DMF-T-Wert festgestellt wurden, zeigt sich, daß durch die Summation der Befunde manche Abweichungen statistisch ausgeglichen werden.

5.4.2 Parodontologie

Aus prinzipiellen Gründen wurden der PBI und der CPITN für die Reliabilitätsuntersuchungen der parodontologischen Befunde herangezogen. Die Untersucherinnen ermittelten etwas höhere Werte für den PBI als die Kalibrierer (vgl. Tabelle 2). Die Korrelationskoeffizienten für den Maximalwert des PBI lagen mit r = 0,936 bzw. für den Mittelwert des PBI mit r = 0,863 auf einem hohen Niveau. Den Kreuztabellen (vgl. Tabellen A5 – A6) sind die Einzelbefunde zu entnehmen.

Tabelle 2: Vergleich des PBI und CPITN zwischen Untersucherinnen und Kalibrierern sowie Korrelationskoeffizienten			
	Untersucherinnen	Kalibrierer	Produkt-Moment-Korrelation
PBI Maximalwert	1,82	1,70	r: 0,936
PBI Mittelwert	0,96	0,80	r: 0,863
CPITN Maximalwert .	2,29	2,34	r: 0,851
CPITN Mittelwert	1,73	1,77	r: 0,941

Die Kalibrierer ermittelten bei den untersuchten Probanden geringfügig höhere Werte für den CPITN als die Projektzahnärztinnen. Dies ist aus dem Vergleich der Mittel- und Maximalwerte der Tabelle 2 (vgl. Tabelle 2) zu entnehmen. Wenn man die unterschiedlichen Befundungsgrade des CPITN mit der Untergliederung von entzündeter Gingiva bis zu tiefen Taschen berücksichtigt, so kann man dennoch von einer guten Übereinstimmung der Befunde sprechen.

Der Korrelationkoeffizient für den maximalen CPITN-Wert lag bei r = 0,85 und der Korrelationskoeffizient für den mittleren CPITN-Wert mit r = 0,94 sogar noch deutlich höher. In den Kreuztabellen (vgl. Tabellen A7 – A8) sind die Einzelbefunde dargestellt.

Reliabilitätsuntersuchungen in der Parodontologie, wie sie in der vorliegenden Studie durchgeführt wurden, sind aber prinzipiell nicht ganz unproblematisch. Der Entzündungsgrad der Gingiva kann zwar mittels des PBI recht exakt festgestellt werden. Jedoch ist durch eine komplette Befundung mit PBI, CPITN und der Feststellung des Attachmentverlustes eine Reizung der Gingiva vorhanden. Aus diesem Grunde kann es bei der in kurzem zeitlichen Abstand durchgeführten erneuten Befundung mit PBI und CPITN durchaus zu erklärbaren Veränderungen der gefundenen Ergebnisse kommen. Diese sind durch die wiederholte Reizung der marginalen Gingiva und der Zahnfleischtasche zu erklären. Dies ist bei der Interpretation der parodontalen Reliabilitätsbefunde zu berücksichtigen. Die dichotome Befundung beim CPITN vereinfacht die Befundung gegenüber der Differenzierung des PBI in mehrere Schweregrade der Blutung. Die gute Korrelation auch der PBI-Werte belegt die hohe Interuntersucher-Reliabilität (WHO, 1987).

Geringer sollten die erwarteten Unterschiede jedoch bei der Messung der Taschentiefen sein. Jedoch kam es gerade hier zu etwas größeren Abweichungen bei den CPITN-Graden 3 und 4. Diesbezügliche Unterschiede sind sowohl auf meßtechnische Abweichungen (Erfassung der genauen mm-Angabe) zwischen den Projektzahnärztinnen und den Kalibrierern zurückzuführen, als auch auf die Zuordnung metrischer Werte zu CPITN-Graden. Eine akzeptable Übereinstimmung metrischer Angaben der Taschentiefe ist durch die Kalibrierung zu erzielen (vgl. Glavind und Löe, 1967; Kingman, 1990), jedoch werden die Ergebnisse durch den Sondierungsdruck und Entzündungsgrad der Gewebe deutlich beeinflußt (vgl. Armitage, 1977; Jansen, Pilot und Corba, 1981).

Analysiert man zum tieferen Verständnis der Datenreichweite für den parodontologischen Sektor die Zusammenhangsstruktur von Attachmentverlust und CPITN–Graden so wird deutlich, daß die erhobenen Befunde nach der CPITN-Methodik ganz generell eine lineare Abhängigkeit zum erhobenen Attachmentverlust aufzuweisen scheinen (vgl. Tabelle 3). Der mittlere Attachmentverlust steigt kontinuierlich mit dem Schweregrad der CPITN-Befunde an.

Tabelle 3: Mittlere Attachmentverluste nach ausgewählten CPITN-Gradationen in der Erwachsenengruppe (35 – 54 Jahre)			
	Total (mm)	Grad 3 (mm)	Grad 4 (mm)
mittlerer Attachmentverlust	2,6	4,4	7,1

Insgesamt liegen die ermittelten hohen Korrelationskoeffizienten sowohl für den PBI als auch für den CPITN deutlich über den entsprechenden Werten aus der in den alten Bundesländern (vgl. Pieper et al., 1991) durchgeführten Untersuchung im Rahmen der IDZ-Basisstudie (vgl. Micheelis und Bauch, 1991). Dies zeigt, daß bei epidemiologischen Untersuchungen immer ein Kompromiß zwischen organisatorischen Vorgaben und der Genauigkeit der Ergebnisse eingegangen werden muß. Es zeigt jedoch auch, daß bei epidemiologischen Untersuchungen nicht nur eine sorgfältige Auswahl und Schulung (nach den Kalibrierungsvorgaben) von „Projektzahnärzten" sondern auch eine zahlenmäßige Minimierung der einzusetzenden „Projektzahnärzte" die Reliabilität der zahnmedizinischen Befundungsarbeit weiter zu erhöhen vermag.

5.5 Tabellenanhang

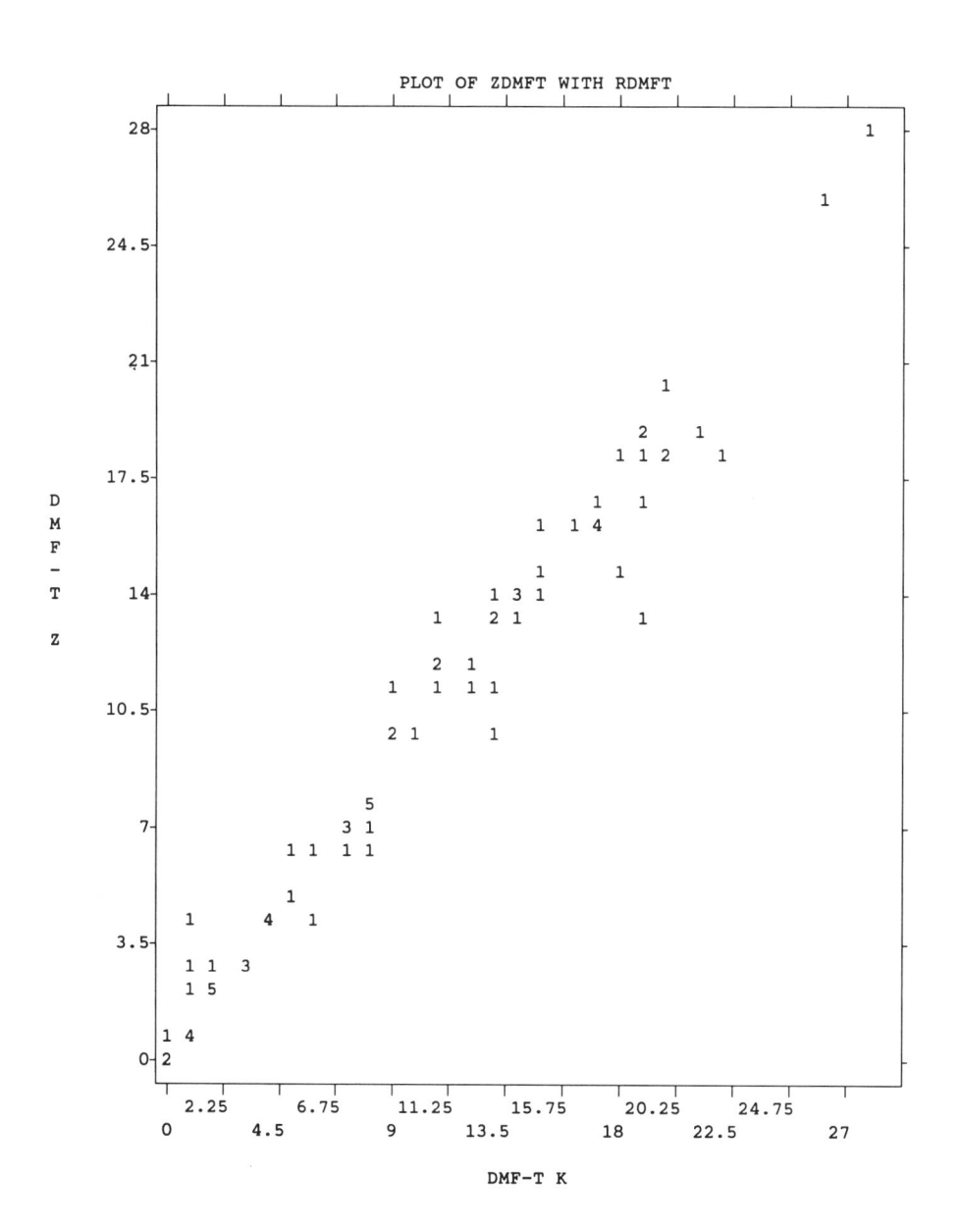

Tabelle A1: Kreuztabellierung DMF-T

```
                        PLOT OF ZDMFT WITH RDMFT

      28-                                                    1

                                                       1
      24.5-


      21-
                                              1
                                            2       1
                                          1 1 2       1
      17.5-
 D                                      1   1
 M                                    1 1 4
 F
 -                                    1       1
 T    14-                           1 3 1
                                  1 2 1
 Z                                              1
                                  2 1
                                1 1 1 1
      10.5-
                              2 1       1


                          5
      7-                3 1
                    1 1 1 1

                      1
                1   4   1
      3.5-
              1 1 3
              1 5
            1 4
      0- 2
         |    |    |    |    |    |    |    |    |    |    |    |
              2.25    6.75    11.25   15.75    20.25   24.75
         0        4.5      9      13.5     18      22.5     27

                                DMF-T K
```

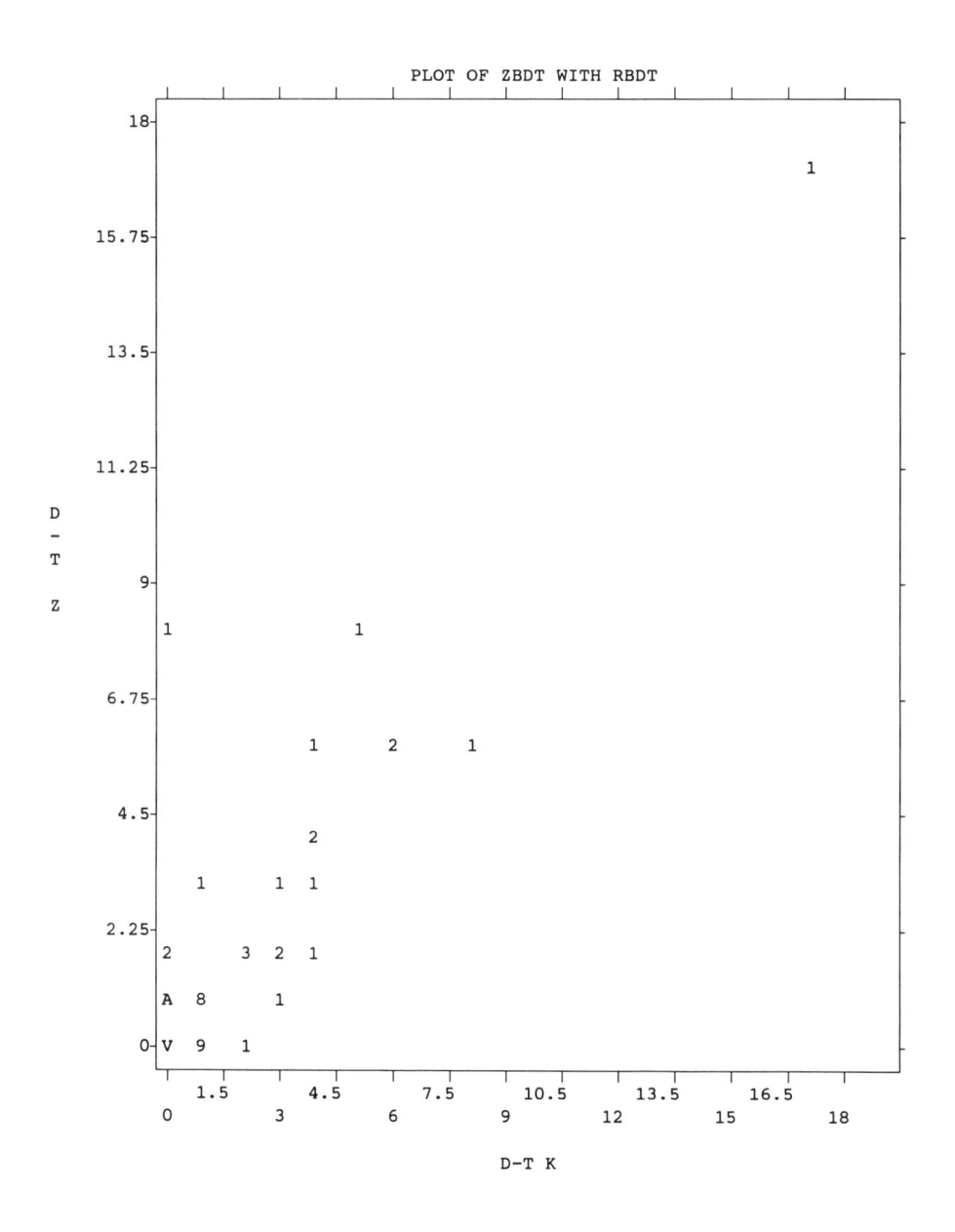

Tabelle A2: Kreuztabellierung D-T

```
                         PLOT OF ZBDT WITH RBDT
        18-                                              1

     15.75-

      13.5-

     11.25-
  D
  -
  T     9-
  Z        1              1
      6.75-
                     1         2      1
       4.5-
                  2
                1  1 1
      2.25-
             2    3 2 1
             A  8    1
         0- V  9  1
              |    |    |    |    |    |    |    |
                1.5      4.5      7.5      10.5     13.5     16.5
              0       3        6        9        12       15       18
                                    D-T K
```

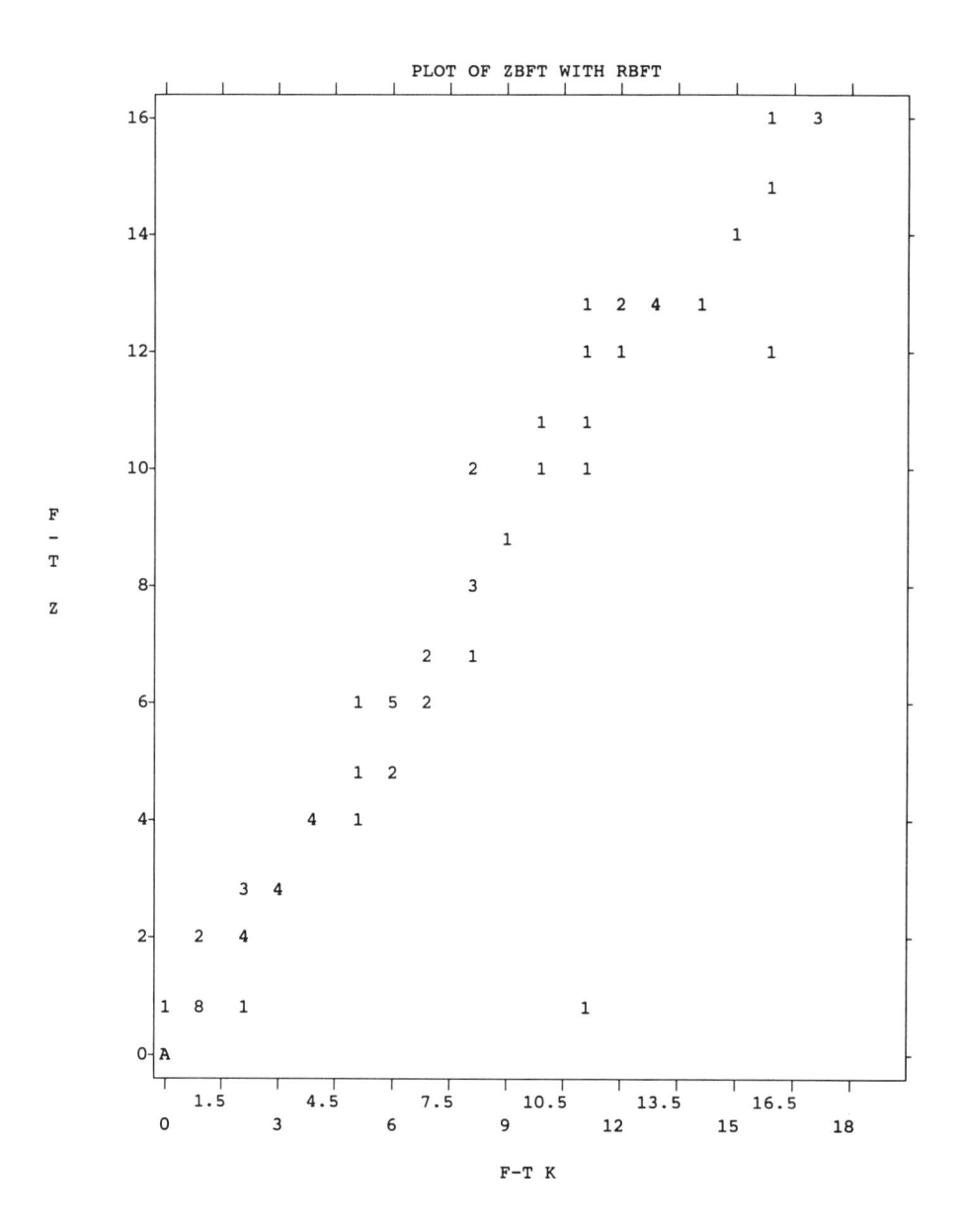

Tabelle A3: Kreuztabellierung F-T

```
                    PLOT OF ZBFT WITH RBFT
      16-                                              1     3

                                                   1
      14-                                    1

                                      1  2  4  1
      12-                              1  1              1

                                 1  1
      10-                     2   1  1
   F
   -                            1
   T  8-                     3
   Z
                          2  1
       6-              1  5  2

                       1  2
       4-          4  1

                3  4
       2-    2  4

             1  8  1              1
       0- A
          |----|----|----|----|----|----|----|----|
             1.5       4.5       7.5      10.5      13.5      16.5
          0        3        6        9        12        15        18

                              F-T K
```

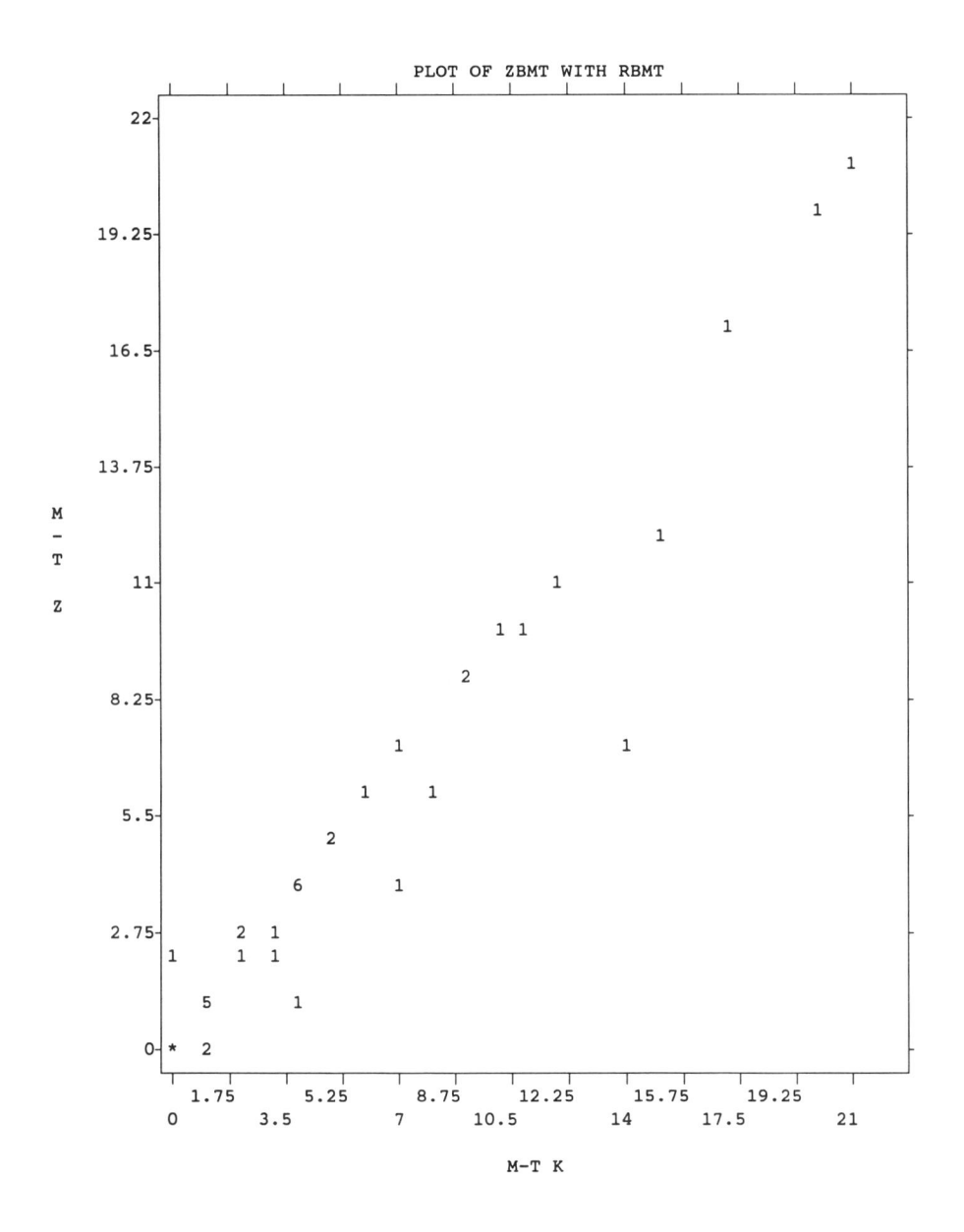

Tabelle A4: Kreuztabellierung M-T

```
                        PLOT OF ZBMT WITH RBMT
      22-                                                    1
                                                         1
      19.25-
                                                     1
      16.5-

      13.75-
M                                                1
-                                            1
T     11-                                1 1
Z
                                     2
      8.25-
                                 1               1
                             1   1
      5.5-
                         2
                     6       1
      2.75-      2 1
             1   1 1
               5     1
      0- *   2
         |   |   |   |   |   |   |   |   |   |
             1.75    5.25    8.75    12.25   15.75   19.25
         0       3.5      7       10.5    14      17.5    21
                                 M-T K
```

67

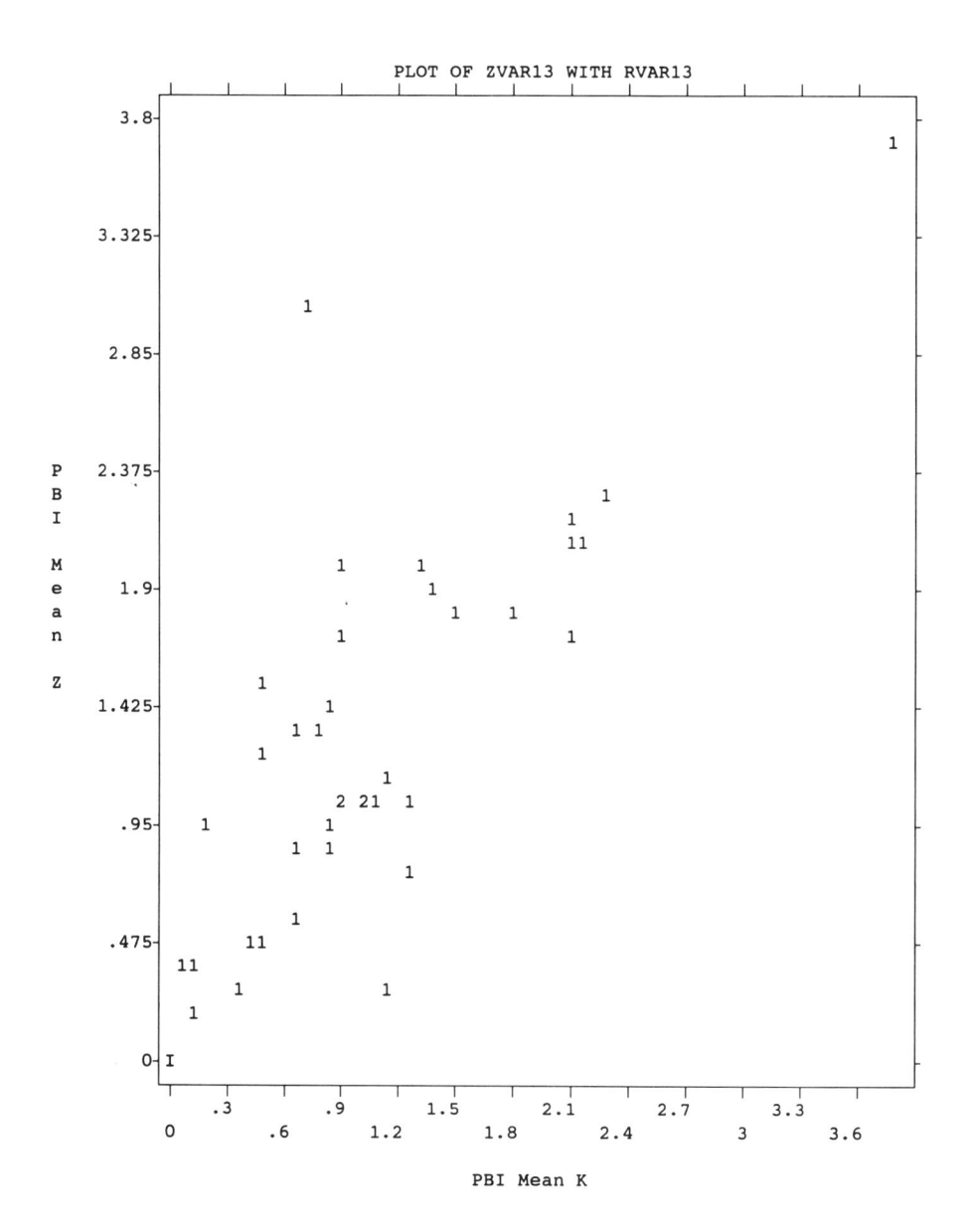

Tabelle A5: Kreuztabellierung PBI-Mittelwert

PLOT OF ZVAR13 WITH RVAR13

PBI Mean Z (y-axis), PBI Mean K (x-axis)

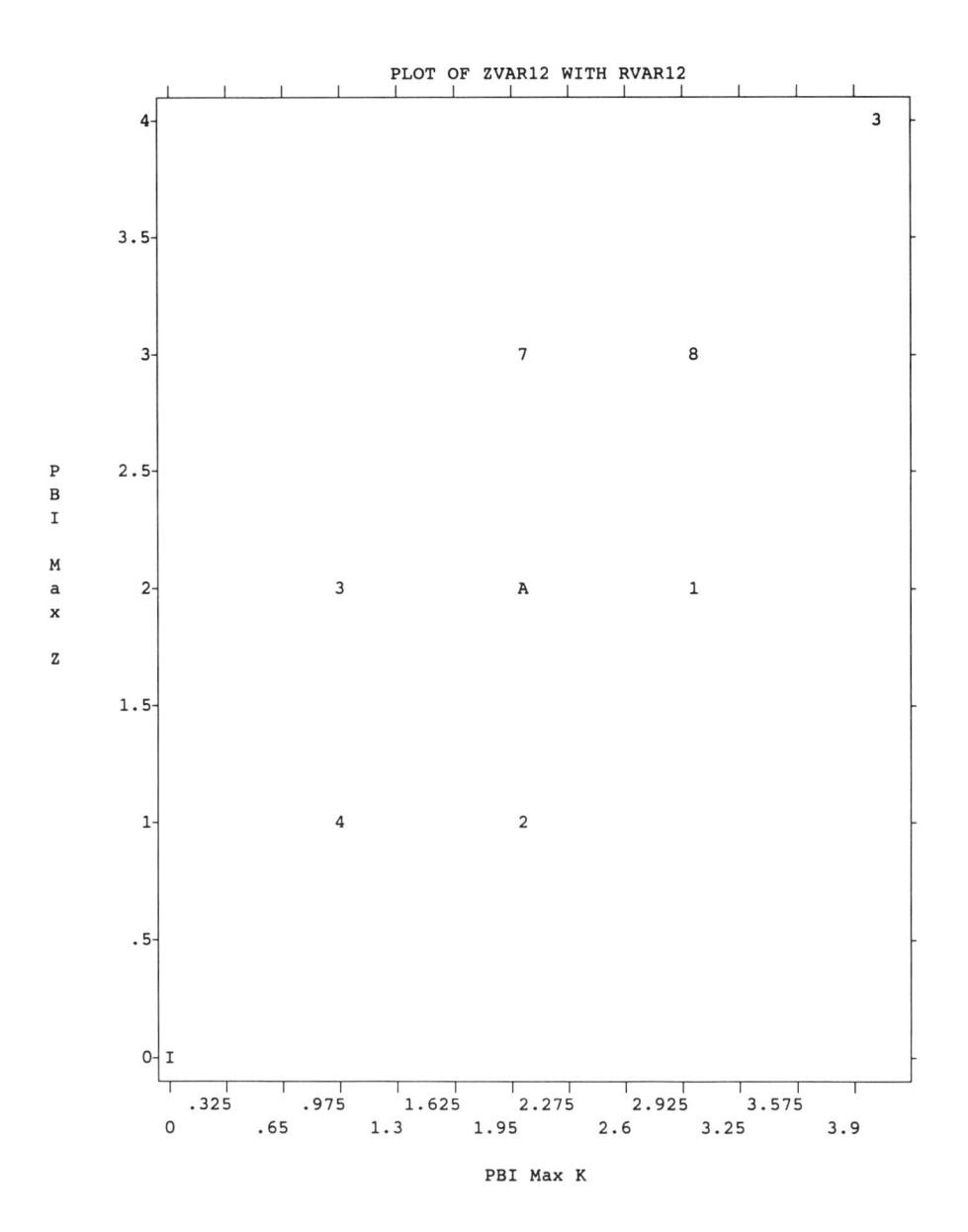

Tabelle A6: Kreuztabellierung PBI-Maximalwert

```
                    PLOT OF ZVAR12 WITH RVAR12
       4-                                                    3

     3.5-

       3-                        7              8

P    2.5-
B
I
M
a    2-              3           A              1
x
Z
     1.5-

       1-            4           2

      .5-

       0- I
            .325      .975    1.625    2.275   2.925   3.575
         0       .65      1.3      1.95    2.6     3.25     3.9

                              PBI Max K
```

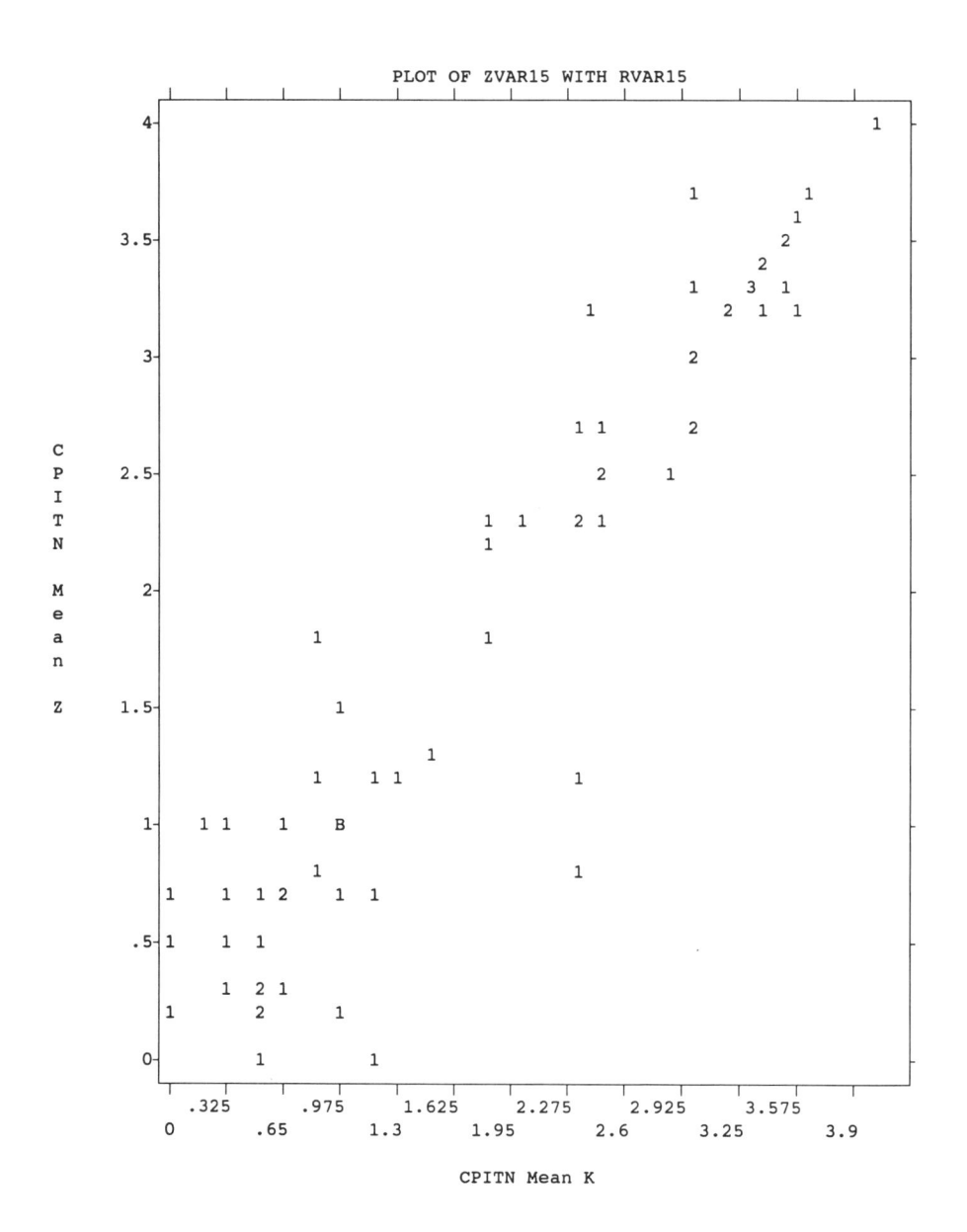

Tabelle A7: Kreuztabellierung CPITN-Mittelwert

Tabelle A8: Kreuztabellierung CPITN-Maximalwert

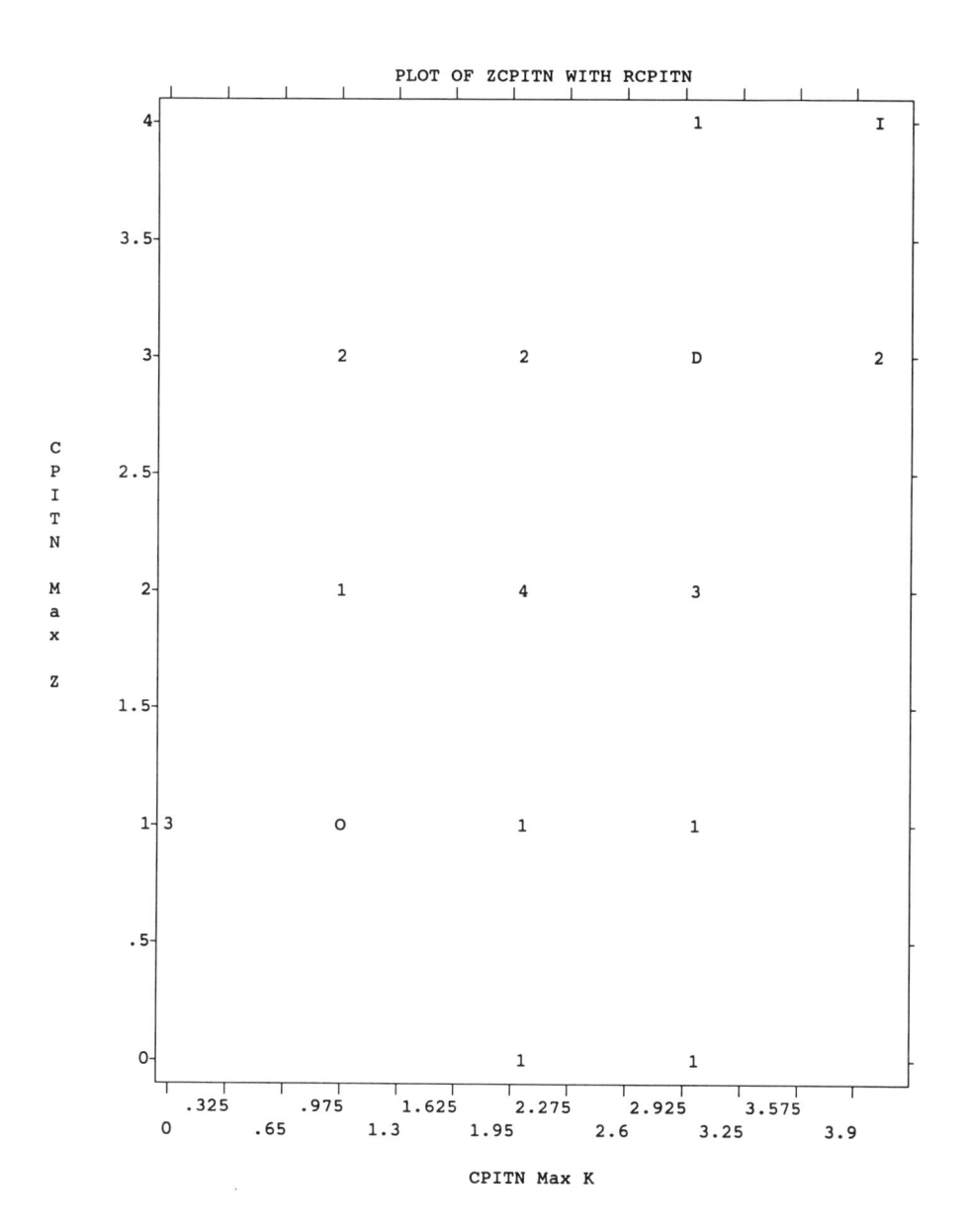

```
                    PLOT OF ZCPITN WITH RCPITN
         4-                                       1           I

       3.5-

         3-          2           2           D           2

    C
    P  2.5-
    I
    T
    N
         2-          1           4           3
    M
    a
    x
    Z  1.5-

         1-3         O           1           1

        .5-

         0-                                  1           1
           |----|----|----|----|----|----|----|----|----|----|----|----|
             .325     .975    1.625    2.275    2.925    3.575
           0      .65     1.3     1.95     2.6      3.25     3.9

                              CPITN Max K
```

5.6 Literaturverzeichnis

Armitage, L.: Microscopic evaluation of clinical measurements of connective attachment levels. J Clin Periodontol 4, 1977, S. 173–190

Einwag, J., Keß, K., Reich E.: Oral Health in Germany: Diagnostic Criteria and Data Recording Manual. IDZ-Materialienreihe Band 11.2, Köln 1992

Glavind, L., Löe, H.: Errors in the clinical assessment of destruction. J Peridont Res 2, 1967, S. 180–184

Jansen, J., Pilot, T., Corba, N.: Histologic evaluation of probe penetration during clinical assessment of periodontal attachment levels. J Clin Periodontol 8, 1981, S. 98–106

Kingman, A.: Assessment of Examiner Error in Scoring Periodontal Status of Adolescents. J Dent Res 69, 1990, S. 187, Abstract No. 627

Micheelis W., Bauch, J. (Gesamtbearbeitung): Mundgesundheitszustand und -verhalten in der Bundesrepublik Deutschland. Ergebnisse des nationalen IDZ-Survey 1989. IDZ-Materialienreihe Band 11.1, Köln 1991

Pieper, K., Einwag, J., Dünninger, P., Keß, K., Reich, E.: Das Kalibrierungskonzept für die zahnmedizinischen Befundungen (einschließlich Reliabilitätsprüfungen). In: Micheelis, W., Bauch J. (Gesamtbearbeitung): Mundgesundheitszustand und -verhalten in der Bundesrepublik Deutschland. Ergebnisse des nationalen IDZ-Survey 1989. IDZ-Materialienreihe Band 11.1, Köln 1991, S. 179–204

Slack, G. L., Jackson, D., James, P. M. C., Lawton, F. E.: A clinical investigation into the variability of dental caries diagnosis. Br Dent J 104, 1958, S. 300–404

5.7 Anhang Zahnmedizinische Befundbögen

Zahngesundheit in Deutschland Ost 1992

Institut der Deutschen Zahnärzte

Bevölkerungsrepräsentative Erhebung des
Mundgesundheitszustandes und -verhaltens
in der Bundesrepublik Deutschland"

Pbd. Nr.: ☐☐☐☐☐

Bitte keine Blätter aus dem Befundheft herausreißen!

Abbildung A1 – Befundbogen Statistik, Plaque und Dentalfluorose

Zahngesundheit in Deutschland Ost 1992

31 / 4747

Ausfülldatum: ☐☐ ☐☐ 1992
                     Tag   Monat

Geburtsdatum: ☐☐ ☐☐ |1|9|☐☐
                     Tag   Monat   Jahr

Geschlecht:

    Männlich .... ☐

    Weiblich .... ☐

Plaque:

    Ja, sichtbar .... ☐

    Nein .... ☐

Dentalfluorose:

    Nein .... ☐

    Fraglich .... ☐

    Ja, leicht .... ☐

    Ja, mäßig .... ☐

    Ja, schwer .... ☐

Abbildung A2 – Markierungsbeleg Oberkiefer

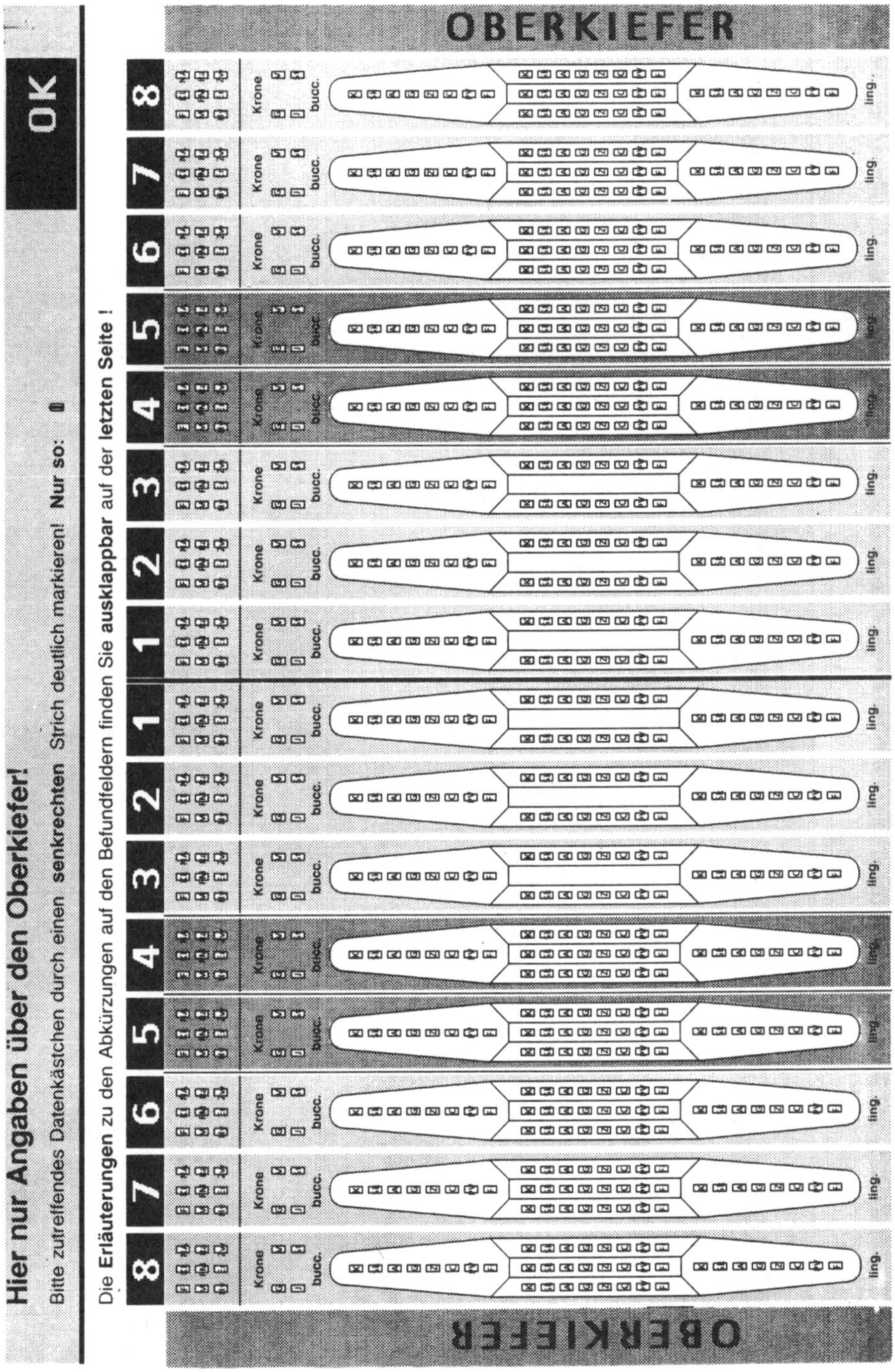

Abbildung A3 – Markierungsbeleg Unterkiefer

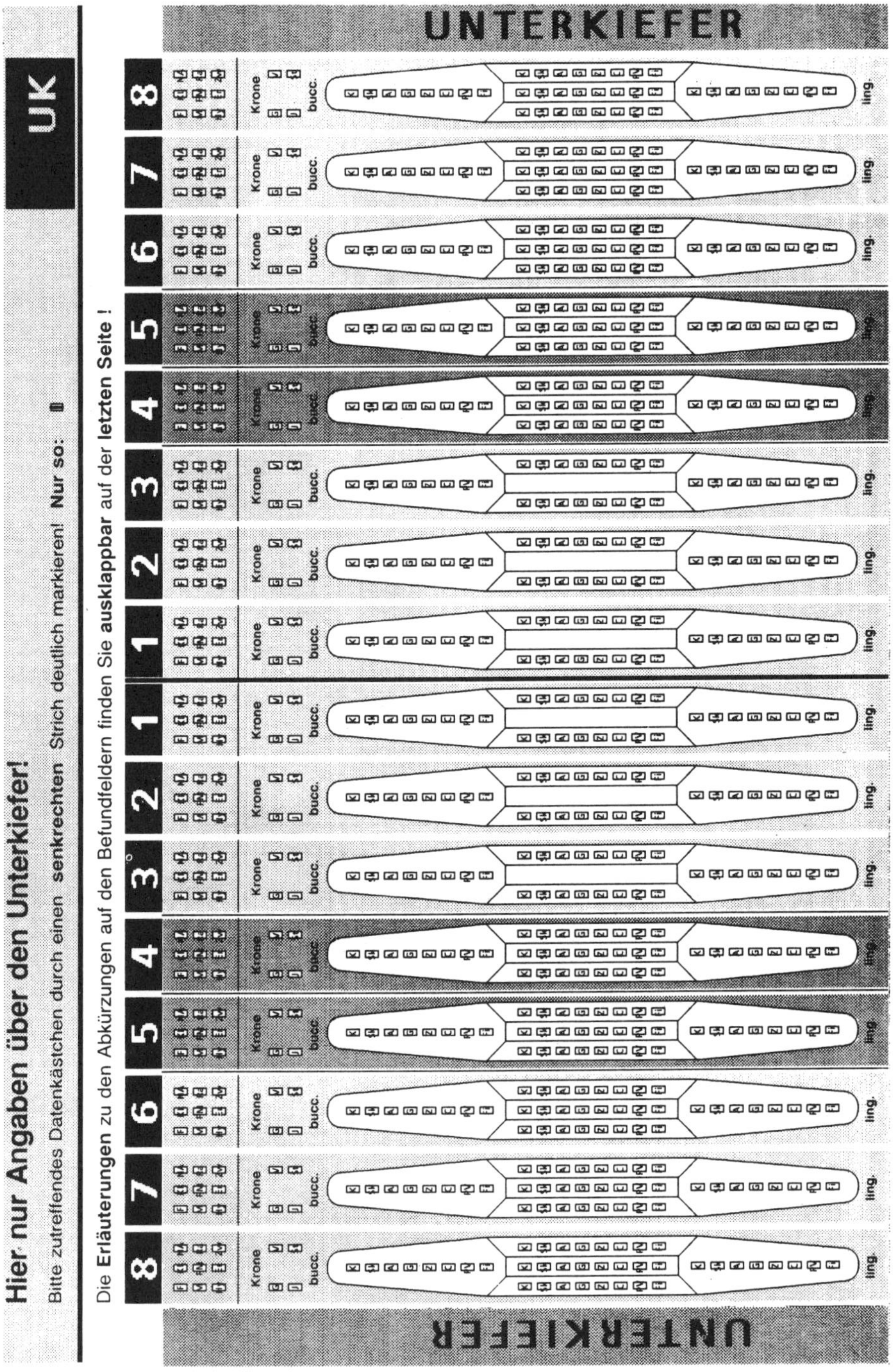

Abbildung A4 – Befundbogen Zahnersatz

Bitte zutreffendes Datenkästchen durch ein **Kreuz** markieren! **Nur so:** ☒

ZAHNERSATZ:

Zahnersatz:

Ja .... ☐

Nein .... ☐ → **_Bitte überspringen Sie dieses Blatt und machen Sie bei Parodontologie (nächste Seite) weiter!_**

Festsitzender Zahnersatz:

	Zw	Zw	Zw	Zw	Zw	Zw	Zw	Zw	Zw	Zw	Zw	Zw	Zw	Zw	Zw	Zw
	K	K	K	K	K	K	K	K	K	K	K	K	K	K	K	K
	A	A	A	A	A	A	A	A	A	A	A	A	A	A	A	A
OK	8	7	6	5	4	3	2	1	1	2	3	4	5	6	7	8
UK	8	7	6	5	4	3	2	1	1	2	3	4	5	6	7	8
	Zw	Zw	Zw	Zw	Zw	Zw	Zw	Zw	Zw	Zw	Zw	Zw	Zw	Zw	Zw	Zw
	K	K	K	K	K	K	K	K	K	K	K	K	K	K	K	K
	A	A	A	A	A	A	A	A	A	A	A	A	A	A	A	A

Zw = Zwischenglied

K = Krone (nur Kronen ankreuzen, die Bestandteil einer **Brückenkonstruktion** sind (also keine Einzelkronen))

A = Anhänger

Teleskopbrücken:

Ja .... ☐

Nein .... ☐

Implantate:

Ja .... ☐

Nein .... ☐

Klebebrücken:

Ja .... ☐

Nein .... ☐

Herausnehmbarer Zahnersatz:

Partiell

	E	E	E	E	E	E	E	E	E	E	E	E	E	E	E	E
OK	8	7	6	5	4	3	2	1	1	2	3	4	5	6	7	8
UK	8	7	6	5	4	3	2	1	1	2	3	4	5	6	7	8
	E	E	E	E	E	E	E	E	E	E	E	E	E	E	E	E

E = Ersetzter Zahn

Total

Oberkiefer .... Ja .... ☐ Nein .... ☐

Unterkiefer .... Ja .... ☐ Nein .... ☐

Abbildung A5 – Befundbogen Parodontologie

Bitte zutreffendes Datenkästchen durch ein **Kreuz** markieren! **Nur so:** ☒

PARODONTOLOGIE:

Zahnstein:

Ja .... ☐

Nein .... ☐

PBI (Papillenblutungsindex):

	F	F	F	F	F	F
	0	0	0	0	0	0
	1	1	1	1	1	1
	2	2	2	2	2	2
	3	3	3	3	3	3
	4	4	4	4	4	4
OK	16	15	14	13	12	11
UK	46	45	44	43	42	41
	0	0	0	0	0	0
	1	1	1	1	1	1
	2	2	2	2	2	2
	3	3	3	3	3	3
	4	4	4	4	4	4
	F	F	F	F	F	F

F = bleibender Zahn fehlend bzw. nicht vollständig durchgebrochen
0 = kein Blut sichtbar
1 = einzelner Blutungspunkt, < 2 mm breit
2 = 2 Blutpunkte oder Blut auf weniger als der halben bestrichenen Strecke
3 = ganze bestrichene Strecke voll Blut, interdentales Dreieck füllt sich mit Blut
4 = starke Blutung beim Sondieren

CPITN (Parodontalindex):

		F	F	F	
		0	0	0	
		1	1	1	
		2	2	2	
		3	3	3	
		4	4	4	
OK	17	16	11	26	27
UK	47	46	31	36	37
		0	0	0	
		1	1	1	
		2	2	2	
		3	3	3	
		4	4	4	
		F	F	F	

F = bleibender Zahn (Zähne) fehlend bzw. nicht vollständig durchgebrochen
0 = keine Blutung
1 = Blutung festgestellt entweder direkt oder über den Spiegel, nachdem alle Sextanten untersucht worden sind
2 = Zahnstein und Füllungsüberhänge, die beim Sondieren festgestellt worden sind, wobei die Sonde nicht bis in den schwarzen Bereich eingeführt werden kann
3 = Taschentiefe 4 - 5 mm
Der Gingivarand liegt in der Höhe des schwarzen Bereichs der Sonde
4 = Taschentiefe > 6 mm, schwarzer Bereich der Sonde nicht mehr sichtbar

17 27 / 47 37 = Diese Zähne bitte **nur** bei **Erwachsenen** untersuchen!

Bei Kindern unter 10 Jahren nur Grade 0, 1, 2 bestimmen!

Attachment (Hyperplasie + / Rezession -):

Zähne	17		16		15		14		13		12		11	
	F		F		F		F		F		F		F	
	B	M	B	M	B	M	B	M	B	M	B	M	B	M
+/-														
Rez. (mm)														
TT (mm)														

*In diesen Zeilen **eintragen**, nicht ankreuzen!*

Zähne	47		46		45		44		43		42		41	
	F		F		F		F		F		F		F	
	B	M	B	M	B	M	B	M	B	M	B	M	B	M
+/-														
Rez. (mm)														
TT (mm)														

F = bleibender Zahn fehlend bzw. nicht vollständig durchgebrochen
B = buccal
M = mesial

*In diesen Zeilen **eintragen**, nicht ankreuzen!*

Teil C

Einzelergebnisse, Zusammenhänge und Diskussion

6 Ergebnisse zur Prävalenz von Karies und Dentalfluorose

Johannes Einwag

6.1 Vorbemerkung

Entscheidend für eine exakte Bewertung der Volkskrankheit Karies ist das Vorliegen verläßlicher, für die Gesamtbevölkerung repräsentativer Daten. Im Rahmen einer ersten Studie des Institutes der Deutschen Zahnärzte wurden 1989 erstmals entsprechende Daten für die alten Bundesländer (ABL = Bundesrepublik Deutschland „West") erhoben. Drei Jahre später stehen nun vergleichbare Zahlen auch für die neuen Bundesländer (NBL = Bundesrepublik Deutschland „Ost") zur Verfügung.

Von geringfügigen Unterschieden abgesehen (siehe hierzu Kapitel 4 und 5) folgte das Design der Studie „Ost" den Vorgaben der Studie „West". Das Zahlenmaterial ist somit direkt vergleichbar.

Um einen bezüglich der Übersicht leichteren Umgang mit den vorliegenden Ergebnissen zu ermöglichen, wurde auch die Darstellung der Ergebnisse weitgehend an das entsprechende Kapitel 8 (Ergebnisse zur Prävalenz von Karies und Dentalfluorose) des bereits vorliegenden Werkes „Mundgesundheitszustand und -verhalten in der Bundesrepublik Deutschland" (vgl. Micheelis und Bauch, 1991) angepaßt.

6.2 Ergebnisse zur Verbreitung von Karies

6.2.1 Methodisches Vorgehen

Die Ergebnisse der kariesepidemiologischen Untersuchungen werden analog zum Vorgehen bei der Studie „West" aufgeschlüsselt nach vier Altersgruppen angegeben: Kinder von 8/9 Jahren, Jugendliche von 13/14 Jahren und Erwachsene von 35–44 bzw. 45–54 Jahren. Für einige Auswertungen wurden – um Vergleiche mit anderen nationalen und internationalen Studien zu ermöglichen – die beiden Erwachsenenaltersgruppen zusammengezogen.

Als Maß für den Kariesbefall gelten der DMF-T und DMF-S bzw. der dmf-t und dmf-s Index. „D" bedeutet dabei kariös zerstört („Decayed"), „M" wegen kariö-

ser Zerstörung oder Zahnbetterkrankungen fehlend („Missing") und „F" gefüllt („Filled"). Groß geschriebene Buchstaben beziehen sich auf Bleibende Zähne, klein geschriebene auf Milchzähne. Der Zusatz „T" („Teeth") bedeutet, daß der jeweilige Index sich auf ganze Zähne, der Zusatz „S" („Surfaces"), daß er sich auf einzelne Zahnflächen bezieht (vgl. Abbildung 1).

Bleibende Zähne	Milchzähne		
D	d	(decayed)	= kariös
M	m	(missing)	= fehlend wegen Karies
F	f	(filled)	= gefüllt wegen Karies
T	t	(teeth)	= Zähne
S	s	(surface)	= Zahnflächen

Abb. 1: Aufbau des Karies-Indexes DMF-T bzw. DMF-S (dmf-t bzw. dmf-s)

Weitere Einzelheiten zur Kalibrierung und zu sonstigen Vereinbarungen bei der Befunderhebung können der Monographie „Oral Health in Germany: Diagnostic Criteria and Data Recording Manual" (vgl. Einwag, Keß und Reich, 1992) entnommen werden.

6.2.2 Mittlere DMF-T- und DMF-S-Werte

In den Tabellen 1 und 2 (vgl. Tabellen 1 und 2) sind die mittleren DMF-T-Werte sowie der Medianwert, in den Tabellen 3 und 4 (vgl. Tabellen 3

Tabelle 1: Mittlere DMF-T-Werte in den verschiedenen Altersgruppen			
Kinder	(8/9 Jahre)	Mittelwert: 1,1 (n = 388)	Median: 0,5
Jugendliche	(13/14 Jahre)	Mittelwert: 4,3 (n = 400)	Median: 3,7
Erwachsene	(35–44 Jahre)	Mittelwert: 13,4 (n = 364)	Median: 13,8
	(45–54 Jahre)	Mittelwert: 15,7 (n = 367)	Median: 15,8
	(35–54 Jahre)	Mittelwert: 14,5 (n = 731)	Median: 14,3

Tabelle 2: DMF-T aufgeschlüsselt nach D-T, M-T, F-T			
Altersgruppe	D-T	M-T	F-T
8/9 Jahre	0,2	0,0	0,8
13/14 Jahre	0,7	0,1	3,5
35–44 Jahre	1,0	4,4	8,0
45–54 Jahre	0,8	8,4	6,5
35–54 Jahre	0,9	6,4	7,2

Tabelle 3: Mittlere DMF-S-Werte in den verschiedenen Altersgruppen		
8/9 Jahre	Mittelwert: 1,1 (n = 380)	Median: 1,0
13/14 Jahre	Mittelwert: 4,9 (n = 400)	Median: 4,4
35–44 Jahre	Mittelwert: 43,3 (n = 364)	Median: 40,1
45–54 Jahre	Mittelwert: 59,3 (n = 367)	Median: 54,9
35–54 Jahre	Mittelwert: 51,3 (n = 731)	Median: 47,2

Tabelle 4: DMF-S aufgeschlüsselt nach D-S, M-S, F-S			
Altersgruppe	D-S	M-S	F-S
8/9 Jahre	0,3	0,0	0,8
13/14 Jahre	0,9	0,5	3,5
35–44 Jahre	1,6	21,1	20,5
45–54 Jahre	1,3	40,0	18,0
35–54 Jahre	1,4	30,6	19,3

Tabelle 5: dmf-t/dmf-s bei 8/9jährigen (Milchzähne)				
Mittelwerte	dmf-t:	3,8	dmf-s:	7,6
Mittelwerte	d-t:	1,2	d-s:	2,0
Mittelwerte	m-t:	0,7	m-s:	3,6
Mittelwerte	f-t:	1,9	f-s:	1,9

und 4) die korrespondierenden DMF-S-Werte in den verschiedenen Altersgruppen als Summenwerte und nach Einzelkomponenten ausgewiesen. In der Tabelle 5 (vgl. Tabelle 5) sind die entsprechenden Daten für das Milchgebiß der 8/9jährigen zusammengestellt. Die Abbildung 2 (vgl.

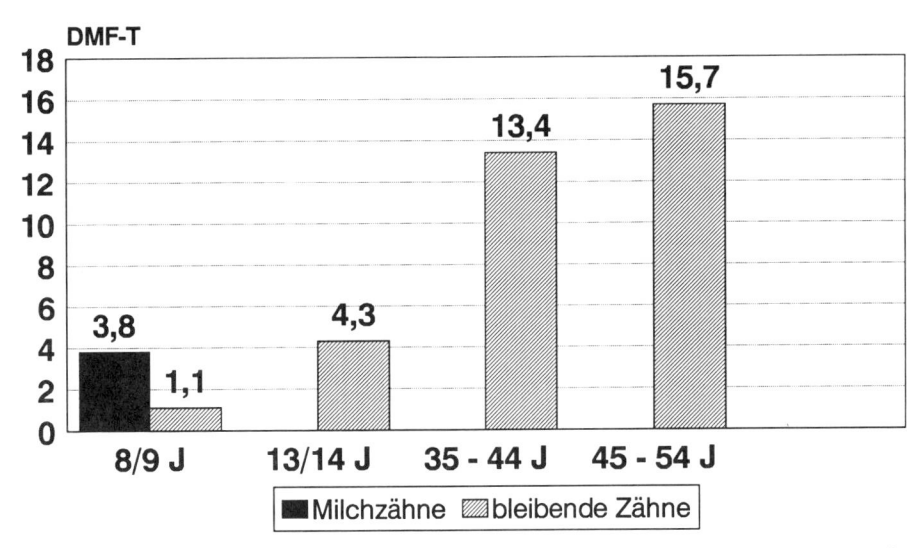

Abb. 2: Mittlere dmf-t-/DMF-T-Werte für alle untersuchten Altersgruppen der ostdeutschen Bevölkerung

Abbildung 2) stellt noch einmal in graphischer Form die errechneten Mittelwerte zur DMF-T-Last in den verschiedenen Altersgruppen dar.

Auf den ersten Blick augenfällig sind die Unterschiede zwischen den Median- und Mittelwerten in der Altersgruppe der Kinder und Jugendlichen. Sie weisen auf eine deutliche Polarisierung des Kariesbefalls in diesen Altersgruppen hin. In der Erwachsenenpopulation erfolgt hingegen offensichtlich sehr viel stärker eine Annäherung an das Muster einer Normalverteilung der DMF-T und DMF-S-Werte.

Der Zuwachs im DMF-Index zwischen der Jugendlichen- und der Erwachsenenaltersgruppe ist primär auf den dramatischen Anstieg der M-Komponente sowie die Verdoppelung der F-Zähne/-Flächen zurückzuführen. Der Anteil der unversorgten kariösen Läsionen bleibt hingegen von den 13/14jährigen bis zu den 54jährigen nahezu konstant. Vermutlich handelt es sich bei diesen Fällen um kariöse Läsionen, die aufgrund ihrer geringen Ausdehnung von den Zahnärzten als „noch" nicht versorgungsbedürftig angesehen werden bzw. um Patienten, bei denen eine Versorgung der Läsionen – aus welchen Gründen auch immer – nicht möglich ist.

6.2.3 Verteilung der Ergebnisse innerhalb der Altersgruppen

Wie bereits anhand der Differenzen zwischen Mittelwert und Median zu vermuten, liegt in allen Altersgruppen eine starke Streuung der Einzelwerte vor (siehe hierzu auch Tabellenanhang A1 – A4). Eine besonders starke Polarisierung des Kariesbefalles kann in der Altersgruppe der Kinder und Jugendlichen registriert werden. Sie ist bezüglich der „D"-Komponente" auch bei den Erwachsenen vorhanden, was auf das Vorhandensein von „Risikogruppen" in allen Altersschichten hinweist (vgl. Tabelle 6).

Tabelle 6: Anteile an kariösen, gefüllten und DMF-Zähnen in den verschiedenen Altersgruppen		
8/9 Jahre	13/14 Jahre	35–54 Jahre
31 % haben 83 % der DMF-Zähne	22 % haben 50 % der DMF-Zähne	22 % haben 34 % der DMF-Zähne
16 % haben 100 % der D-Zähne	17 % haben 80 % der D-Zähne	22 % haben 76 % der D-Zähne
26 % haben 80 % der F-Zähne	28 % haben 61 % der F-Zähne	27 % haben 49 % der F-Zähne

Die Tatsache, daß bei Kindern und Jugendlichen 16 % bzw. 17 % der Kinder 100 % bzw. 80 % aller unversorgten kariösen Läsionen auf sich vereinen, weist darauf hin, daß ein offensichtlich funktionierendes Versorgungssystem für Kinder und Jugendliche bestand. Trotzdem ist festzustellen, daß es mit 16 % bzw. 17 % Risikopersonen nicht gelungen ist, diese spezifische Risikogruppe in das Versorgungssystem einzubinden.

6.2.4 Sanierungsgrad und Behandlungsbedarf

Ausgehend von der Formel $[F/(D+F)] \times 100$ wurde der Sanierungsgrad für die einzelnen Altersgruppen in Prozent berechnet (vgl. Tab. 7a). Da sich ein Sanierungsgrad nach der angegebenen Formel nur für den Fall berechnen läßt, daß F von dem Zahlenwert 0 verschieden ist, sind direkte Rückschlüsse auf den tatsächlichen Behandlungsbedarf innerhalb der Altersgruppe nur bedingt möglich. Dies betrifft in der Kindergruppe bezogen auf die Milchzähne 33 %, bezogen auf die bleibenden Zähne sogar 58 % der Stichprobe; bei den Jugendlichen fallen 22 % aus der Berechnung. Ebensowenig läßt sich bei Erwachsenen für zahnlose Personen oder solche, die nur fehlende, aber keine gefüllten Zähne aufweisen, ein Sanierungsgrad angeben.

Rückschlüsse auf den tatsächlichen Behandlungsbedarf lassen sich jedoch nur dann ziehen, wenn auch die nicht sanierungsbedürftige Gruppe in die Berechnung mit einbezogen wird. Der tatsächliche Behandlungsbedarf stellt sich dann wie folgt dar (vgl. Tab. 7b).

Tabelle 7a: Sanierungsgrad* in Prozent von Karies in den verschiedenen Altersgruppen		
Altersgruppe	n	Sanierungsgrad %
8/9 Jahre (Milchzähne)	388	62,4
8/9 Jahre (bleibende Zähne)	388	78,3
13/14 Jahre	400	82,6
35–44 Jahre	364	87,0
45–54 Jahre	367	84,1
35–54 Jahre	731	85,6

* ($[F/(D + F)] \times 100$)

Tabelle 7b: Behandlungsbedarf in Prozent von Karies in den verschiedenen Altersgruppen		
Altersgruppe	n	Behandlungsbedarf %
8/9 Jahre (Milchzähne)	388	25,2
8/9 Jahre (bleibende Zähne)	388	9,0
13/14 Jahre	400	13,5
35–44 Jahre	364	12,9
45–54 Jahre	367	15,9
35–54 Jahre	731	14,6

Es zeigt sich somit ein – mit Ausnahme der Milchzähne – durchgehend niedriger Behandlungsbedarf auf einem Niveau von ca. 10–15 % in allen Altersgruppen. Der erhöhte Behandlungsbedarf bei den Milchzähnen ist möglicherweise auf die Tatsache zurückzuführen, daß bei der Sanierung der kariösen Läsionen innerhalb dieser Altersgruppe mehr Wert auf die Erhaltung der bleibenden Zähne gelegt wurde. Dort liegt der Behandlungsbedarf mit lediglich 9 % an der Spitze. Zur Einordnung dieser Befunde zum Behandlungsbedarf ist allerdings zu berücksichtigen, daß ein zusätzlicher Schub von Inanspruchnahmefrequenz in der ostdeutschen Bevölkerung durch die Etablierung des neuen Versorgungssystems durch niedergelassene Zahnarztpraxen bewirkt wurde; fast alle Personen haben in den letzten 2 Jahren mindestens 1 mal den Zahnarzt aufgesucht (siehe hierzu vor allem Kapitel 9).

Von hohem versorgungspolitischem Interesse ist eine mögliche Verknüpfung des DMF-Wertes mit dem Sanierungsgrad. Eilt der D-Wert dem DMF-T-Wert in größerem Umfang voraus, könnte man beispielsweise eher von einer Unterversorgung sprechen, da entstehende Läsionen offensichtlich nicht schnell genug diagnostiziert und versorgt werden. Um eine entsprechende Beurteilung im Rahmen dieser Studie abzugeben, wurden die verschiedenen Altersgruppen zunächst in je 3 DMF-Klassen eingeteilt. Die Einteilung und die Probandenzahlen zeigt Tabelle 8 (vgl. Tabelle 8); die Verteilung der Mittelwerte der kariösen und gefüllten Zähne bezogen auf den Sanierungsgrad ist aus Tabelle 9 (vgl. Tabelle 9) ersichtlich. Bei der Analyse der Zahlen zeigt sich ein durchgehend hoher Sanierungsgrad in allen Altersgruppen. Lediglich die Gruppe der Erwachsenen mit hohem Kariesbefall weist einen vergleichsweise geringen Sanierungsgrad auf, was möglicherweise als In-

Tabelle 8: Einteilung der altersmäßigen Probandengruppen nach DMF-T-Schweregradklassen

Altersgruppe	DMF-T-Klasse		
	1 (niedrig)	2 (mittel)	3 (hoch)
8/9 Jahre	0 n = 198	1– 3 n = 162	≥4 n = 28
13/14 Jahre	0– 3 n = 185	4– 8 n = 165	≥9 n = 50
35–54 Jahre ..	0–10 n = 171	11–21 n = 487	22–28 n = 73

Tabelle 9: Mittelwerte der kariösen und gefüllten Zähne und Sanierungsgrad nach Schweregradklassen und Altersgruppen

	DMF-T-Klasse		
	1 (niedrig)	2 (mittel)	3 (hoch)
8/9 Jahre	D-T = 0 F-T = 0	D-T = 0,4 F-T = 1,4	D-T = 0,7 F-T = 3,3
Sanierungsgrad	–	77,5 %	83,0 %
13/14 Jahre	D-T = 0,3 F-T = 1,1	D-T = 0,8 F-T = 4,4	D-T = 2,5 F-T = 9,1
Sanierungsgrad	81,5 %	84,7 %	78,1 %
35–54 Jahre	D-T = 0,7 F-T = 4,5	D-T = 1,0 F-T = 8,8	D-T = 0,9 F-T = 3,3
Sanierungsgrad	84,5 %	88,1 %	64,3 %

diz für das Fehlen bzw. zumindest ein langes Warten auf die Versorgung – noch im Rahmen des vorhergehenden DDR-Systems – mit umfangreichem und umfassendem Zahnersatz interpretiert werden könnte.

6.2.5 Der Einfluß von Geschlecht und Sozialschicht auf DMF-T und Sanierungsgrad

Die Angehörigen der verschiedenen Altersgruppen wurden anhand der Daten aus den sozialwissenschaftlichen Fragebögen (siehe hierzu Kapitel 9) weiteren Analysen zugeführt. Für die Bewertung der Kariesverbreitung und des Sanierungsgrades erwiesen sich hierbei vor allem die Geschlechtszugehörigkeit, die soziale Schichtung und die unterschiedliche Häufigkeit der Inanspruchnahme zahnärztlicher Leistungen als wichtige Parameter. Auf die Bedeutung des Inanspruchnahmeverhaltens sowie auf die Verknüpfungen sozialer Strukturen mit den erhobenen zahnärztlichen Befunden wird in Kapitel 9 (siehe hierzu Kapitel 9) ausführlich eingegangen. An dieser Stelle sollen daher lediglich die Auswirkungen der Geschlechtszugehörigkeit und des sozialen Qualifikationsstatus auf Karies und Sanierungsgrad dargestellt werden.

6.2.5.1 Geschlecht

In Tabelle 10 (vgl. Tabelle 10) sind die Mittelwerte des dmf-t/DMF-T für die verschiedenen Altersgruppen geschlechtsbezogen aufgeführt. Es ist unschwer zu erkennen, daß mit Ausnahme der Milchzahnbefunde in sämtlichen Altersgruppen ein höherer DMF-T-Wert beim weiblichen Geschlecht registriert werden kann. Als Begründung für diese Unterschiede wird in der Literatur in der Regel ein früherer Durchbruch der

Tabelle 10: dmf-t/DMF-T nach Geschlecht in den verschiedenen Altersgruppen			
	Gesamt	männlich	weiblich
dmf-t			
8/9 Jahre	3,8	4,0	3,6
DMF-T			
8/9 Jahre	1,1	1,0	1,2
13/14 Jahre	4,3	3,7	4,9
35–44 Jahre	13,4	–	–
45–54 Jahre	15,7	–	–
35–54 Jahre	14,5	13,4	15,6

Tabelle 11: Geschlechtsspezifischer Sanierungsgrad in den verschiedenen Altersgruppen			
	Gesamt	männlich	weiblich
	Sanierungsgrad		
	%	%	%
8/9 Jahre (Milchzähne)	62,4	61,3	63,6
8/9 Jahre (bleibende Zähne) .	78,3	78,2	78,4
13/14 Jahre	82,6	78,8	85,9
35–44 Jahre	87,0	–	–
45–54 Jahre	84,1	–	–
35–54 Jahre	85,6	83,1	87,9

bleibenden Zähne bei Mädchen angeführt. Auch aus dem vorliegenden Datenmaterial sind keine anderen Gründe hierfür abzuleiten. Der unterschiedliche DMF-T geht zwar vor allem auf die größere Zahl gefüllter Zähne zurück (35–54 Jahre: F-T männlich = 6,6; F-T weiblich = 7,9). Das Argument, daß eine höhere Inanspruchnahme zahnärztlicher Leistung durch Frauen oder ein höherer Sanierungsgrad beim weiblichen Geschlecht, wie er auch im Rahmen dieser Studie beobachtet werden konnte (vgl. Tabelle 11), mitverantwortlich für diesen Effekt sei, gilt jedoch allenfalls bei einem Vergleich der DMF-S Werte (z. B. 1 D-Fläche approximal wird zu 2 F-Flächen okklusal-approximal), nicht aber bei der Gegenüberstellung der DMF-T-Werte.

6.2.5.2 Sozialschicht

Tabelle 12 (vgl. Tabelle 12) gibt einen Überblick über den Kariesbefall und den Sanierungsgrad in den verschiedenen Altersgruppen nach dem sozialen Qualifikationsstatus. Ein deutlicher Einfluß dieses Parameters auf den Kariesbefall zeigt sich auch in der vorliegenden Population und zwar in sämtlichen Altersgruppen. Die Angehörigen der unteren Statusgruppe weisen stets den höchsten DMF-T-Wert auf.

Das gleiche Bild zur Bedeutung des sozialen Gradienten zeigt sich auch bezüglich der Sanierungsgrade. Sie befinden sich zwar insgesamt auf einem hohen Niveau, dennoch sind die oberen sozialen Statusgruppen offensichtlich bevorzugt (zur Gesamtproblematik von klinischen Befunden und Sozialfaktoren: siehe Kapitel 9 dieser Arbeit).

Tabelle 12: Kariesbefall und Sanierungsgrad nach Alter und sozialem Qualifikationsstatus

	Gesamt	hoch	mittel	niedrig
	dmf-t			
8/9 Jahre (Milchzähne)	3,8	3,2	3,9	4,3
	DMF-T			
8/9 Jahre	1,1	1,1	1,0	1,1
13/14 Jahre	4,3	3,6	4,3	4,9
35–44 Jahre	13,4	–	–	–
45–54 Jahre	15,7	–	–	–
35–54 Jahre	14,5	13,9	13,8	15,9
	Sanierungsgrad			
	%	%	%	%
8/9 Jahre (Milchzähne)	62,4	71,5	56,5	63,2
8/9 Jahre (bleibende Zähne) .	78,3	81,8	78,9	73,8
13/14 Jahre	82,6	86,3	85,2	75,8
35–44 Jahre	87,0	–	–	–
45–54 Jahre	84,1	–	–	–
35–54 Jahre	85,6	92,4	87,6	78,8

6.2.6 Der Einfluß der Trinkwasserfluoridierung auf DMF-T und DMF-S

Der positive Einfluß der Fluoridprophylaxe, insbesondere auch der Fluoridierung des Trinkwassers (TWF), auf die Entwicklung der Zahnkaries ist in der Literatur unumstritten. In den neuen Bundesländern waren entsprechende Einrichtungen – zwar keineswegs flächendeckend – aber zumindest regional (siehe hierzu Kapitel 3 dieser Arbeit) vorhanden. Für Kinder und Jugendliche aus diesen Gebieten konnte also ein besserer Mundgesundheitszustand erwartet werden (zu lokalen Sondereffekten in der Kariesverbreitung auf dem Gebiet der ehemaligen DDR, die inkonsistent zum TWF-Einfluß stehen, vgl. auch Busse und Geiger, 1990). Wie aus den Tabellen 13a und 13b (vgl. Tabellen 13a und 13b) hervorgeht, sind die Unterschiede jedoch eher enttäuschend bzw. gar nicht signifikant, eine Tatsache, die möglicherweise auf einen nur geringen „technischen Funktionsgrad" der einzelnen Einrichtungen hinweist und/oder möglicherweise auf die nur geringe Zahl von Stichprobenpersonen aus Gebieten mit Trinkwasserfluoridierung zurückzuführen ist.

Tabelle 13a: Mittlere dmf-t/DMF-T-Werte in Gebieten mit und ohne Trinkwasserfluoridierung

	ohne TWF	mit TWF
Kinder (8/9 Jahre)		
– Milchzähne	3,9	3,6
– bleibende Zähne	1,1	1,0
Jugendliche (13/14 Jahre)	4,3	4,2

Tabelle 13b: Mittlere DMF-S-Werte in Gebieten mit und ohne Trinkwasserfluoridierung

	ohne TWF	mit TWF
Kinder (8/9 Jahre)		
– bleibende Zähne	1,2	1,0
Jugendliche (13/14 Jahre)	5,0	4,4

6.2.7 Vergleich mit den Ergebnissen der IDZ-Studie „West" aus dem Jahr 1989

Die einzige wirklich vergleichbare Studie aus dem nationalen Bereich ist die vom Institut der Deutschen Zahnärzte (IDZ) im Jahre 1989 durchgeführte repräsentative Studie für die „alten" Bundesländer (vgl. Micheelis und Bauch, 1991). Die wesentlichen Unterschiede zwischen diesen beiden Untersuchungen werden im folgenden präsentiert. Auf eine ausführliche Würdigung weiterer nationaler Studien soll an dieser Stelle verzichtet werden. Sie sind u.a. bei Dünninger und Pieper (1991) oder Einwag (1992) nachzulesen.

6.2.7.1 Mittlere dmf-t(s)/DMF-T(S)-Werte in den verschiedenen Altersgruppen

Auf den ersten Blick sind deutliche Unterschiede (siehe hierzu auch Kapitel 11) zu erkennen. Mit Ausnahme der Milchzähne können für die Bevölkerung der neuen Bundesländer bessere DMF-T-Werte (zwischen 19 % und 36 %) in allen Altersgruppen registriert werden (vgl. Tabelle 14a). Noch deutlicher sind die Unterschiede bezüglich der DMF-S-Werte. So liegen die Durchschnittswerte für die neuen Bundesländer bei den Erwachsenen um 27 %, bei den Jugendlichen bis zu 69 % besser als in

Tabelle 14a: Mittlere dmf-t/DMF-T-Werte in den verschiedenen Altersgruppen im West-Ost-Vergleich		
	West	Ost
Kinder (8/9 Jahre)		
– Milchzähne	3,8	3,8
– bleibende Zähne	1,5	1,1
Jugendliche (13/14 Jahre)	5,1	4,3
Erwachsene		
(35–44 Jahre)	16,7	13,4
(45–54 Jahre)	18,4	15,7
(35–54 Jahre)	17,5	14,5

Tabelle 14b: Mittlere dmf-s/DMF-S-Werte in den verschiedenen Altersgruppen im West-Ost-Vergleich		
	West	Ost
Kinder (8/9 Jahre)		
– Milchzähne	9,7	7,6
– bleibende Zähne	2,2	1,1
Jugendliche (13/14 Jahre)	8,3	4,9
Erwachsene		
(35–44 Jahre)	55,1	43,3
(45–54 Jahre)	69,4	59,3
(35–54 Jahre)	62,0	51,3

den vergleichbaren Altersgruppen der alten Bundesländer (vgl. Tabelle 14b). Weitere Differenzen werden sichtbar bei der Aufschlüsselung des DMF-Wertes in seine Einzelkomponenten: Die D-Werte, d.h. die Anzahl der kariösen, nicht versorgten Läsionen ist bei der Bevölkerung der neuen Bundesländer in allen Altersgruppen geringer. Auch sind weniger gefüllte Zähne/Zahnflächen vorhanden.

Ein interessantes Resultat bietet weiterhin der Blick auf die M-Komponente: Bei Kindern und Jugendlichen ist die M-Komponente vergleichbar; bei Erwachsenen hingegen werden trotz insgesamt deutlich geringerer DMF-Werte für die neuen Bundesländer ca. 20 % höhere absolute M-Raten registriert (vgl. Tab 15a und b). Das heißt: Die Erwachsenen

Tabelle 15a: Mittlere dmf-t/DMF-T-Werte, aufgeschlüsselt nach d-t/D-T, m-t/M-T und f-t/F-T im West-Ost-Vergleich

	d-t/D-T		m-t/M-T		f-t/F-T	
	West	Ost	West	Ost	West	Ost
Kinder (8/9 Jahre)						
– Milchzähne	1,7	1,2	0,8	0,7	1,3	1,9
– bleibende Zähne	0,8	0,2	0,0	0,0	0,7	0,8
Jugendliche (13/14 Jahre)	2,1	0,7	0,1	0,1	3,0	3,5
Erwachsene						
(35–44 Jahre)	2,0	1,0	3,6	4,4	11,1	8,0
(45–54 Jahre)	1,7	0,8	7,3	8,4	9,4	6,5
(35–54 Jahre)	1,9	0,9	5,4	6,4	10,3	7,2

Tabelle 15b: Mittlere dmf-s/DMF-S-Werte, aufgeschlüsselt nach d-s/D-S, m-s/M-S und f-s/F-S im West-Ost-Vergleich

	d-s/D-S		m-s/M-S		f-s/F-S	
	West	Ost	West	Ost	West	Ost
Kinder (8/9 Jahre)						
– Milchzähne	3,4	2,0	3,6	3,6	2,7	1,9
– bleibende Zähne	1,1	0,3	0,1	0,0	1,1	0,8
Jugendliche (13/14 Jahre)	2,5	0,9	0,3	0,5	5,5	3,5
Erwachsene						
(35–44 Jahre)	2,7	1,6	17,6	21,1	34,8	20,5
(45–54 Jahre)	2,4	1,3	34,8	40,0	32,2	18,0
(35–54 Jahre)	2,5	1,4	25,9	30,6	33,5	19,3

der neuen Bundesländer haben zwar weniger Karies und weniger Füllungen aber auch weniger Zähne als ihre Altersgenossen in den alten Bundesländern (siehe hierzu vor allem auch Kapitel 8).

Als Erklärung für die vorliegenden Unterschiede müssen im wesentlichen Faktoren in Betracht gezogen werden, die auf die unterschiedliche Ausrichtung der zahnärztlichen Betreuungssysteme in der ehemaligen DDR und in der Bundesrepublik Deutschland zurückgeführt werden können. In den Altersgruppen der Kinder und Jugendlichen kommen die Unterschiede insofern nicht völlig unerwartet. In den neuen Bundesländern existierte ein flächendeckend ausgebautes System der sogenannten „kinderstomatologischen" Betreuung. Nahezu jeder fünfte Zahnarzt war Kinderstomatologe. Die Kinder und Jugendlichen konnten sich nur in einem geringen Umfang (auf 16–17 % der Kinder/Jugendlichen entfallen 80–100 % der Läsionen!) den Wirkungen dieses Systems (vgl. „Richtlinie für die regelmäßige zahnärztliche Betreuung der Kinder und Jugendlichen", 1979), das darüber hinaus auch noch deutlich autoritär bzw. verhaltenssanktionierend strukturiert war, entziehen (vgl. Tab. 6). In den alten Bundesländern sind flächendeckende Prophylaxesysteme auf Gruppenebene demgegenüber noch nicht vollständig ausgebaut.

Vergleichsweise überraschend sind hingegen die Ergebnisse bei den Erwachsenen. Aus der Vielzahl der möglichen Erklärungen seien zwei objektiv nachprüfbare, maßgebliche Faktoren genannt: Zum einen die unterschiedlichen Versorgungssysteme bzw. genauer gesagt, die Unzulänglichkeiten des DMF-Indexes (als epidemiologischer Index) bei einem Vergleich des Mundgesundheitszustandes von Stichproben aus unterschiedlichen Versorgungssystemen. Als Beispiel sei folgende Situation genannt:

Der Zahn 36 wird extrahiert und geht mit einem M-S-Wert von 5 in den DMF-Wert ein. 35 ist mit einer 2-flächigen Füllung, 37 mit einer 3-flächigen Füllung, d. h. beide Zähne zusammen mit 5 F-Flächen am Index beteiligt. Bleibt die Zahnlücke unversorgt, geht das Zahnsegment 35, 36, 37 mit einem Gesamt DMF-S von 10 in die Berechnung ein. Wird hingegen mit einer Brücke 35 bis 37 versorgt, müssen – rein epidemiologisch betrachtet – die Zähne 35 und 37 mit einem F-S-Wert von je 5, d.h. insgesamt 10 (weil jede Fläche des Zahnes bedeckt ist) gezählt werden. Das heißt: Bei einer unversorgten (oder nur mit einer Teilprothese versorgten) Lücke werden 10, bei einer versorgten Lücke 15 Flächen registriert, ein Unterschied von 50 %!

Konsequenz: Ein höherer DMF-Index bedeutet nicht automatisch eine schlechtere Mundgesundheit. Die DMF-Zahlen von Populationen mit unterschiedlichen Versorgungssystemen sind nur bei Einbeziehung von Korrekturfaktoren vergleichbar. Der Korrekturfaktor berücksichtigt, daß vor der Überkronung von Zähnen nicht alle, sondern nur ein Teil der überkronten Flächen kariös oder gefüllt waren (gleiches gilt im übrigen für extrahierte Zähne). In Analogie zu Wagg (1974) führten wir entsprechende „Korrekturberechnungen" sowohl für die neuen wie auch die alten Bundesländer durch. Jede Krone wurde dabei nicht mit einem F-S von 5 sondern von 2,25 gezählt. Die Ergebnisse zeigt Tabelle 16 (vgl. Tabelle 16). Unschwer ist festzustellen, daß der durchschnittliche DMF-S-Wert der Erwachsenen „West" durch diese Neuberechnung deutlich, derjenige der Erwachsenen „Ost" hingegen nur wenig nach unten korrigiert wurde. *Die Hypothese, ein Großteil des Unterschiedes bei den Erwachsenenpopulationen sei auf unterschiedlich ausgeprägte Versorgung mit festsitzendem Zahnersatz zurückzuführen, kann somit als bestätigt gelten.*

Tabelle 16: Mittelwerte DMF-S bei den Erwachsenen-Altersgruppen in der korrigierten* (K) und unkorrigierten (U) Form				
	DMF-S (West)		DMF-S (Ost)	
	U	K	U	K
35–44 Jahre	55,1	46,4	43,3	41,0
45–54 Jahre	69,4	59,6	59,3	56,6

* Gewichtung für jede Einzelkrone mit 2,25 bei der F-S-Auszählung (in Analogie zu Wagg, 1974)

Als zweiter maßgeblicher Faktor bei der Interpretation der obigen Ergebnisse sollte ebenfalls der höhere Anteil fehlender Zähne bei der Bevölkerung der neuen Bundesländer berücksichtigt werden. Fehlende Zähne und nicht versorgte Zahnlücken sind im Hinblick auf die Kariesgenese (!) der natürlichen Selbstreinigung oder auch Mundhygienemaßnahmen leicht zugänglich. Karies an Zahnlücken zugewandten Zahnflächen ist kaum anzutreffen. Werden mehr oder weniger stark zerstörte Zähne hingegen durch großflächige Füllungen oder Kronen versorgt, ist ein perfekter Randschluß nur in den seltensten Fällen zu erzielen, und eine Retentionsnische für Beläge vorhanden; vom speziellen Standpunkt der Kariesprophylaxe eine schlechtere Ausgangssituation.

6.2.7.2 Sanierungsgrad und Behandlungsbedarf

Sowohl für den Sanierungsgrad als auch den Behandlungsbedarf wurden in den neuen Bundesländern bessere Ergebnisse als in den vergleichbaren Altersgruppen der alten Bundesländer registriert. Besonders deutlich sind die Unterschiede bei den Kindern und Jugendlichen (vgl. Tabellen 17a und 17b). Sie sind auf die bereits genannten Unterschiede (siehe oben) im zahnärztlichen Versorgungssystem sowie auf die erhöhte Nachfragewelle nach zahnärztlichen Leistungen im Zuge des Wiedervereinigungsprozesses zurückzuführen. Speziell ist in diesem Zusammenhang daran zu erinnern, daß in den letzten 2 Jahren – also nach der politischen Wende von 1989 in der ehemaligen DDR – eine beträchtliche zahnärztliche Sanierungsarbeit vollzogen wurde (siehe hierzu Kapitel 9).

Die Zahlen für die Erwachsenen liegen in ähnlichen Größenordnungen. Dabei ist aber erneut darauf hinzuweisen, daß aus den Zahlen für den Sanierungsgrad nicht direkt auf die Qualität des Mundgesundheitszustandes geschlossen werden kann, da der Sanierungsgrad nur aus dem Vergleich der D- und der F-Komponente berechnet wird. Die Anzahl der M-Zähne oder M-Flächen wird dabei nicht berücksichtigt.

Tabelle 17a: Sanierungsgrad im West-Ost-Vergleich		
	West %	Ost %
Kinder (8/9 Jahre)		
– Milchzähne	44,2	62,4
– bleibende Zähne	46,5	78,3
Jugendliche (13/14 Jahre)	59,8	82,6
Erwachsene		
(35–44 Jahre)	82,8	87,0
(45–54 Jahre)	81,8	84,1
(35–54 Jahre)	82,3	85,6

Tabelle 17b: Behandlungsbedarf von Karies im West-Ost-Vergleich		
	West %	Ost %
Kinder (8/9 Jahre)		
– Milchzähne	40,5	25,2
– bleibende Zähne	30,3	9,0
Jugendliche (13/14 Jahre)	34,6	13,5
Erwachsene		
(35–44 Jahre)	17,0	12,9
(45–54 Jahre)	17,6	15,9
(35–54 Jahre)	17,3	14,6

6.2.7.3 Vergleich mit weiteren nationalen Studien

Die Probleme eines Vergleiches der vorliegenden repräsentativen Studien aus den neuen und alten Bundesländern mit weiteren nationalen Studien wurden von Dünnninger und Pieper (1991) ausführlich diskutiert. Der besseren Übersicht halber seien die relevanten Daten in Form der Tabellen 18 und 19 (vgl. Tabellen 18 und 19) an dieser Stelle nochmals aufgeführt. Die – allerdings nur in den Altersgruppen der Kinder und Jugendlichen erhobenen – aktuellen Daten aus den Bundesländern Baden-Württemberg und Niedersachsen zeigen jedoch, daß gerade in den letzten Jahren auch in den alten Bundesländern – jedenfalls bezogen auf einzelne definierte Regionalräume – eine weitere deutliche Verbesserung im Mundgesundheitszustand zu verzeichnen ist.

Tabelle 18: Kariesbefall der verschiedenen Altersgruppen in unterschiedlichen Studien und zu unterschiedlichen Zeitpunkten

	Kinder	Jugendliche	Erwachsene		
	8/9 Jahre	13/14 Jahre	35–44 Jahre	45–54 Jahre	35–54 Jahre
	DMF-T				
	%	%	%	%	%
1973 WHO-Studie ICS I...	3,3	8,8	18,7	–	–
1978 Studie A 0	–	–	17,0	20,0	–
1983 Studie A 5	2,3	8,8	17,7	18,5	–
1990 Studie A 10.........	2,0	6,4	17,3	18,5	–
1989 IDZ-Studie (ABL) ...	1,5	5,1 (4,1)*	16,7	18,4	17,5
1986 Erfurt/Suhl	2,7	6,4	17,3	18,5	17,5
1990 Bayern	1,4	–	–	–	–
1991 Niedersachsen	–	3,1**	–	–	–
1992 Baden-Württemberg	–	2,4**	–	–	–
1992 IDZ-Studie (NBL) ...	1,1	4,3 (3,3)*	13,4	15,7	14,5

*   in Klammern: linear interpoliert: 12jährige
** 12jährige
ABL: Alte Bundesländer, NBL : Neue Bundesländer

Tabelle 19: Prozentsatz naturgesunder bleibender Gebisse der verschiedenen Altersgruppen in unterschiedlichen Studien und zu unterschiedlichen Zeitpunkten

	Kinder	Jugendliche	Erwachsene	
	8/9 Jahre	13/14 Jahre	35–44 Jahre	45–54 Jahre
	Naturgesunde Gebisse			
	%	%	%	%
1978 Studie A 0	–	–	0,2	0,04
1983 Studie A 5	3,5	1,6	0,2	0,0
1990 Studie A 10	14,5	10,2	0,2	0,4
1989 IDZ-Studie (ABL)	42,4	12,4	0,9	0,2
1986 Erfurt/Suhl	14,5	10,2	0,2	0,4
1990 LAGZ Bayern	42,2	–	–	–
1992 IDZ-Studie (NBL)	51,0	16,0	0,0	0,0

6.3 Ergebnisse zur Prävalenz der Dentalfluorose

Der in den letzten Jahren weltweit zu beobachtende Rückgang der Zahnkaries wird von der überwiegenden Mehrheit der Fachleute stark mit der zunehmenden Verwendung fluoridhaltiger Zahnpasten in Zusammenhang gebracht. In diesem Zusammenhang wird allerdings immer häufiger die Frage gestellt, ob dieser erhöhte Verbrauch an Fluorid neben den positiven Wirkungen auf die Zahngesundheit auch Nebenwirkungen hervorrufen könne. Die einzig nachgewiesene Nebenwirkung im Bereich der Mundhöhle ist die Dentalfluorose, die als Folge einer Überdosierung mit Fluorid in der Zeit der Ameloblastentätigkeit auftritt. Ob und ggf. inwieweit die Dentalfluorose überhaupt eine epidemiologische Größe darstellt, wurde für den Bereich der alten Bundesländer erstmals 1989 festgestellt (vgl. Dünninger und Pieper, 1991). Bei der damaligen Fragestellung waren folgende Antworten möglich: 1. Nein, 2. Fraglich, 3. Ja, leicht, 4. Ja, mäßig, 5. Ja, schwer.

Lediglich bei 0,2 % der Untersuchten konnte seinerzeit Skalierungspunkt 5 („Ja, schwer"), bei 1,1 % Antwort 4 („Ja, mäßig") registriert werden. Selbst unter Einbeziehung der Antwort 3 erreicht die Morbidität maximal 6 %. Die Dentalfluorose erwies sich somit als seltenes Phänomen. Die Ergebnisse der damaligen Studie legten nahe, das Raster der Antworten wie folgt zu komprimieren:

1. Dentalfluorose nein/fraglich (Grad 1–2)
2. Dentalfluorose ja (Grad 3, 4 und 5).

Die Ergebnisse stellen sich (vgl. Tabelle 20) dann wie folgt dar (in Klammern die Daten aus den alten Bundesländern): Unterschiede bei den Erwachsenen sind nicht zu registrieren; bei den Kindern und Jugendlichen aus den neuen Bundesländern konnte die Dentalfluorose im Rahmen dieser epidemiologischen Querschnittserhebung fast überhaupt nicht ermittelt werden.

Tabelle 20: Dentalfluorose nach Altersgruppen						
Altersgruppe	Nein		Ja		keine Angabe	
	NBL %	ABL %	NBL %	ABL %	NBL %	ABL %
8/9 Jahre	95,1	(89,9)	1,5	(10,1)	3,4	(0,0)
13/14 Jahre	98,0	(90,4)	0,0	(9,6)	2,0	(0,0)
35–44 Jahre	99,2	(98,7)	0,0	(1,3)	0,8	(0,0)
45–54 Jahre	97,8	(97,8)	0,0	(2,2)	2,2	(0,0)

ABL: Alte Bundesländer
NBL: Neue Bundesländer

6.4 Zusammenfassung

Im Rahmen einer bevölkerungsrepräsentativen Querschnittsstudie in den neuen Bundesländern wurden folgende wesentliche zahnmedizinische Befunde registriert:

1. dmf-t(s)/DMF-T(S)-Werte:

	DMF-T	DMF-S	dmf-t	dmf-s
Kinder	1,1	1,1	3,8	7,6
Jugendliche	4,3	4,9		
Erwachsene (35–44)	13,4	43,3		
Erwachsene (45–54)	15,7	59,3		
Erwachsene (35–54)	14,5	51,3		

Bei einer Aufschlüsselung der Daten nach Geschlecht und Sozialstatus können signifikante Unterschiede festgestellt werden. Keine signifikanten Unterschiede ergaben sich beim Vergleich der Daten mit und ohne Trinkwasserfluoridierung.

2. Die Verteilung der Karies ist nicht homogen. In den Altersgruppen der Kinder und Jugendlichen konnte – bezogen auf den DMF-Wert – eine deutliche Polarisierung des Kariesbefalles registriert werden. Die überwiegende Anzahl der unversorgten Läsionen/Füllungen in allen Altersgruppen entfällt auf einen Anteil von 15–20 % der Personen, d.h. nicht nur bei Kindern und Jugendlichen, sondern in allen Altersgruppen sind Personen mit erhöhtem Kariesrisiko vorhanden.

3. Der Behandlungsbedarf ist mit 10–15 % bei den bleibenden Zähnen für alle Altersgruppen äußerst niedrig. Etwas weniger gut versorgt (ca. 25 % Behandlungsbedarf) sind die Milchzähne. Die Ursachen hierfür dürften sowohl im Versorgungssystem der ehemaligen DDR als auch in der verstärkten Nachfragewelle nach zahnärztlichen Leistungen im Zuge des Wiedervereinigungsprozesses zu sehen sein: Der Kariessanierungsgrad liegt bei denjenigen Bevölkerungsteilen, die beispielsweise in den letzten 12 Monaten mindestens 1 mal den Zahnarzt aufgesucht haben, um rund 30 Prozentpunkte höher als bei denjenigen, die in diesem Zeitraum keine Zahnarztkontakte hatten.

4. Im Vergleich zu der IDZ-Studie „West" aus dem Jahre 1989 sind in der aktuellen IDZ–Studie „Ost" aus dem Jahre 1992 geringere dmf/DMF-Werte zu verzeichnen. Die möglichen Ursachen werden diskutiert.

6.5 Tabellenanhang

Anhang A1 Häufigkeitsverteilung zum Kariesbefall bei Kindern (8/9 Jahre) nach dmf-t (Milchzähne)				
Zähne	dmf-t %	d %	m %	f %
0	16,75	46,91	61,60	32,73
1	9,02	23,97	18,56	17,53
2	11,08	12,37	10,82	14,18
3	9,79	8,51	5,41	13,92
4	12,11	2,58	2,32	11,34
5	9,79	2,58	0,77	4,90
6	11,08	1,55	0,52	4,38
7	10,31	1,03	0,00	0,52
8	6,44	0,52	0,00	0,52
9	2,58	0,00	0,00	0,00
10	0,52	0,00	0,00	0,00
11	0,52	0,00	0,00	0,00
12	0,00	0,00	0,00	0,00
13	0,00	0,00	0,00	0,00
14	0,00	0,00	0,00	0,00
15	0,00	0,00	0,00	0,00
16	0,00	0,00	0,00	0,00
17	0,00	0,00	0,00	0,00
18	0,00	0,00	0,00	0,00
19	0,00	0,00	0,00	0,00
20	0,00	0,00	0,00	0,00
Mittelwert	3,8	1,2	0,7	1,9
Median	3,6			

Anhang A2 Häufigkeitsverteilung zum Kariesbefall bei Kindern (8/9 Jahre) nach DMF-T				
Zähne	DMF-T %	D %	M %	F %
0	51,03	83,76	99,74	57,99
1	17,53	12,63	0,26	16,49
2	13,40	2,06	0,00	13,66
3	10,82	1,03	0,00	7,73
4	7,22	0,52	0,00	4,12
5	0,00	0,00	0,00	0,00
6	0,00	0,00	0,00	0,00
7	0,00	0,00	0,00	0,00
8	0,00	0,00	0,00	0,00
9	0,00	0,00	0,00	0,00
10	0,00	0,00	0,00	0,00
11	0,00	0,00	0,00	0,00
12	0,00	0,00	0,00	0,00
13	0,00	0,00	0,00	0,00
14	0,00	0,00	0,00	0,00
15	0,00	0,00	0,00	0,00
16	0,00	0,00	0,00	0,00
17	0,00	0,00	0,00	0,00
18	0,00	0,00	0,00	0,00
19	0,00	0,00	0,00	0,00
20	0,00	0,00	0,00	0,00
Mittelwert	1,1	0,2	0,0	0,8
Median	0,5			

Anhang A3 Häufigkeitsverteilung zum Kariesbefall bei Jugendlichen (13/14 Jahre) nach DMF-T

Zähne	DMF-T %	D %	M %	F %
0	16,00	68,25	92,50	21,75
1	7,00	14,75	5,50	9,00
2	11,75	6,50	1,25	13,00
3	11,50	4,25	0,50	12,50
4	17,75	2,50	0,25	15,75
5	7,75	1,75	0,00	7,50
6	6,50	0,75	0,00	6,00
7	5,50	0,75	0,00	4,00
8	3,75	0,25	0,00	2,50
9	2,75	0,00	0,00	2,25
10	1,75	0,25	0,00	1,00
11	1,25	0,00	0,00	1,25
12	2,25	0,00	0,00	1,50
13	1,75	0,00	0,00	1,25
14	1,75	0,00	0,00	0,50
15	0,00	0,00	0,00	0,00
16	0,25	0,00	0,00	0,00
17	0,25	0,00	0,00	0,25
18	0,25	0,00	0,00	0,00
19	0,00	0,00	0,00	0,00
20	0,00	0,00	0,00	0,00
21	0,25	0,00	0,00	0,00
22	0,00	0,00	0,00	0,00
23	0,00	0,00	0,00	0,00
24	0,00	0,00	0,00	0,00
25	0,00	0,00	0,00	0,00
26	0,00	0,00	0,00	0,00
27	0,00	0,00	0,00	0,00
28	0,00	0,00	0,00	0,00
Mittelwert	4,3	0,7	0,1	3,5
Median	3,7			

Anhang A4 Häufigkeitsverteilung zum Kariesbefall bei Erwachsenen (35–54 Jahre) nach DMF-T

Zähne	DMF-T %	D %	M %	F %
0	0,00	55,54	10,12	8,34
1	0,14	22,16	10,67	4,38
2	0,82	12,18	11,63	5,61
3	0,55	5,20	10,53	6,57
4	1,09	1,64	10,26	5,88
5	2,46	1,37	7,80	7,39
6	1,78	0,68	6,29	7,52
7	2,87	0,27	5,61	7,93
8	3,01	0,41	4,10	7,52
9	4,38	0,00	2,74	6,16
10	6,29	0,14	1,64	6,02
11	5,06	0,27	2,19	7,80
12	8,62	0,00	1,50	5,06
13	6,57	0,00	0,82	3,69
14	8,07	0,14	1,37	3,69
15	6,98	0,00	0,68	2,05
16	6,70	0,00	1,64	2,05
17	6,98	0,00	0,82	1,37
18	5,47	0,00	0,96	0,27
19	4,92	0,00	0,96	0,14
20	4,92	0,00	0,96	0,41
21	2,33	0,00	0,55	0,00
22	1,92	0,00	1,09	0,14
23	1,37	0,00	0,96	0,00
24	0,96	0,00	0,41	0,00
25	1,64	0,00	0,82	0,00
26	0,96	0,00	1,23	0,00
27	0,82	0,00	0,14	0,00
28	2,33	0,00	1,50	0,00
Mittelwert	14,5	0,9	6,4	7,2
Median	14,3			

6.6 Literaturverzeichnis

Busse, H., Geiger, L.: Kariesprävalenz bei Kindern und Jugendlichen in der ehemaligen DDR. Bundesgesundheitsblatt 12/1990, S. 538

Dünninger, P., Pieper, K.: Ergebnisse zur Prävalenz von Karies und Dentalfluorose. In: Micheelis, W., Bauch, J. (Gesamtbearbeitung): Mundgesundheitszustand und -verhalten in der Bundesrepublik Deutschland. Ergebnisse des nationalen IDZ-Survey 1989. IDZ-Materialienreihe Band 11.1, Köln 1991, S. 205–260.

Einwag, J.: Einordnung der Ergebnisse in den internationalen Forschungsstand – Zahnmedizinischer Teil: Zur Kariesprävalenz. In: Micheelis, W., Bauch, J. (Gesamtbearbeitung): Mundgesundheitszustand und -verhalten in der Bundesrepublik Deutschland. Ergebnisse des nationalen IDZ-Survey 1989. IDZ-Materialienreihe Band 11.1, Köln 1991, S. 391–397

Einwag, J., Naujoks, R.: Epidemiologie der Zahnkaries. In: Ketterl, W. (Hrsg.): Praxis der Zahnheilkunde 2. München 1992, S. 25–48

Einwag, J., Keß, K., Reich, E.: Oral Health in Germany: Diagnostic Criteria and Data Recording Manual. IDZ-Materialienreihe Band 11.2, Köln 1992

Micheelis, W., Bauch, J. (Gesamtbearbeitung): Mundgesundheitszustand und -verhalten in der Bundesrepublik Deutschland. Ergebnisse des nationalen IDZ-Survey 1989. IDZ-Materialienreihe Band 11.1, Köln 1991

Pieper, K., Stock, K.-H., Hüttmann, G.: Caries Prevalence in 12-year-old children in Northern Germany. Caries Res 26, 1992, S. 229

Richtlinie für die regelmäßige zahnärztliche Betreuung der Kinder und Jugendlichen vom 20. Juli 1979. In: Verfügungen und Mitteilungen des Gesundheitswesens. Berlin 1979, S. 105–106

Steenkiste, van M., Peschek, B., Vöckler, B.: Kariesbefall, Kariesmorbidität, Sanierungsgrad und Vorkommen von Versiegelungen bei 12jährigen Schülern in Baden-Württemberg. Oralprophylaxe 15, 1993, S. 24–28

Wagg, B. J.: ESCI – a new index for evaluating caries progression. Comm Dent Oral Epidemiol 2, 1974, S. 219–224

7 Ergebnisse zur Prävalenz von Parodontopathien

Elmar Reich

7.1 Vorbemerkungen

Parodontalerkrankungen mit den für die Patienten erkennbaren Symptomen wie Reizblutungen der Gingiva, Rezessionen oder Zunahme der Mobilität von Zähnen sind nur selten Anlaß, sich in zahnärztliche Behandlung zu begeben. Dies ist ein Grund dafür, daß in den westlichen Bundesländern die Zahl der wegen Parodontalerkrankungen extrahierten Zähne nach dem 35. Lebensjahr stark ansteigt (Reich, 1993). Parodontalerkrankungen sind durch ihre Folgen, wie Zunahme der Mobilität von Zähnen und damit Funktionseinschränkung sowie letztendlich Zahnextraktion mit in der Folge notwendigem Zahnersatz ein wesentlicher Kostenfaktor im Gesundheitswesen. Ziel der vorliegenden Studie war es, eine bevölkerungsrepräsentative Studie, die im Jahr 1989 (Micheelis und Bauch, 1991) in den alten Bundesländern durchgeführt wurde, auf die neuen Bundesländer auszudehnen. Zur Feststellung der Prävalenz von Parodontalerkrankungen und dem daraus abzuleitenden Behandlungsbedarf gab es in den neuen Bundesländern auch vor 1989 viele regionale Studien. Diese konnten aber nicht den Anspruch erheben, bevölkerungsrepräsentativ für die neuen Bundesländer zu sein. Um eine bundesweite Einschätzung zahnärztlicher Befunde zu ermöglichen, wurde die Untersuchungsmethodik, wie sie in den alten Bundesländern durchgeführt wurde, mit geringen Modifikationen auf die neuen Bundesländer übertragen (siehe hierzu auch Kapitel 3).

Der vorliegenden Arbeit (siehe hierzu auch Kapitel 4) ist zu entnehmen, daß die im folgenden dargestellten Ergebnisse für das Gebiet der neuen Bundesländer und deren Bevölkerung im Jahre 1992 repräsentativ sind. Bedingt durch den Untersuchungszeitraum von Februar bis Mai 1992 handelt es sich hier aber nicht um einem Zustandsbericht zum Zeitpunkt der Wende in der DDR. Zwischen 1989 und 1992 haben eine Vielzahl von sozialen und wirtschaftlichen Veränderungen in den neuen Bundesländern stattgefunden, die auch Auswirkungen auf die Einstellung der Bevölkerung ihren Zähnen gegenüber haben (siehe hierzu auch Kapitel 9). Einflüsse sind hinsichtlich der Mundhygiene, insbesondere was die Verwendung von fluoridhaltigen Zahnpasten oder präventiven Mundspüllösungen anbelangt und dem Ernährungsverhalten, insbesondere dem Verzehr von kohlenhydrathaltigen Zwischenmahlzeiten, denkbar. Diesbezügliche Auswirkungen dürften deshalb vor allem bei der Kariesverbreitung zu erkennen sein. Für die Ätiologie und Pathogenese der Parodontopathien sind sicher auch das Mundhygieneverhalten und die Häufigkeit und Intensität der angewendeten Präventivmaßnahmen von Bedeutung.

7.2 Methodik

Da sich das methodische Vorgehen im Prinzip nicht von dem der IDZ-Studie 1989 in den alten Bundesländern unterscheidet, wird hier auf eine nochmalige Darstellung verzichtet. Eine grundlegende Änderung gegenüber der Studie 1989 liegt darin, daß in den neuen Bundesländern nur zwei Untersuchungsteams mit mobilen Einheiten die Probanden an den Untersuchungspunkten befundet haben. Die Kalibrierung und Messung der Reliabilität war deshalb einfacher als in der früheren Studie (siehe hierzu auch Kapitel 5).

7.3 Ergebnisse

Die parodontologisch relevanten Daten werden nachfolgend entsprechend der einzelnen Untersuchungskriterien, getrennt nach Altersklassen, dargestellt.

7.3.1 Plaque

Deutlich sichtbare Plaque war bei den Kindern von 8 und 9 Jahren im Durchschnitt bei 38,9 % vorhanden. Wesentlich häufiger war dies bei Jungen (43,8 %) als bei Mädchen (34,0 %) der Fall (vgl. Tabelle A1). Im Mittelwert wurde nur bei unwesentlich weniger (35,5 %) Jugendlichen (Alter 13/14 Jahre) Plaque festgestellt. Jedoch war auch hier der Anteil der männlichen Jugendlichen mit 42,9 % gegenüber 28,2 % bei den weiblichen Jugendlichen deutlich höher. Auf dem gleichen Niveau lag der Mittelwert für Erwachsene von 35–54 Jahren mit Plaque (33,9 %). Die geschlechtsspezifischen Unterschiede bei Erwachsenen waren geringer als bei Jugendlichen (vgl. Tabelle A1). In der älteren Erwachsenengruppe von 45–54 Jahren stieg der Anteil der Probanden mit Plaque an (vgl. Tabelle A1).

Ausgeprägter als bei Kindern und Jugendlichen war das Vorhandensein von Plaque bei den Erwachsenen vom sozialen Status abhängig. Mit steigendem sozialen Status verringerte sich die sichtbare Plaque.

7.3.2 Zahnstein

Mit zunehmendem Alter nahm die Anzahl untersuchter Probanden mit supragingivalem Zahnstein deutlich zu (vgl. Tabelle A1). Bei Kindern war Zahnstein im Mittelwert bei 1,5 %, bei Jugendlichen schon bei 9,7 % der untersuchten Personen vorhanden. In beiden Altersgruppen war Zahnstein häufiger bei männlichen als bei weiblichen Probanden erkennbar. Die geschlechtsspezifischen Unterschiede waren bei den Erwachsenen gering, allerdings hatten im Mittel schon 76,3 % aller untersuchten Personen Zahnstein. Keine Unterschiede hingegen waren in bezug auf das Zahnsteinvorkommen bei der jüngeren Kohorte im Vergleich zur älteren Erwachsenengruppe nachweisbar. Auch der soziale Status hatte keinen Einfluß auf das Zahnsteinvorkommen bei den Erwachsenen.

7.3.3 Papillen-Blutungs-Index (PBI)

Nach der Halbseitenuntersuchung nach dem Papillen-Blutungs-Index hatten die Kinder mit 25,3 % den höchsten Anteil an Probanden mit entzündungsfreier Gingiva. Bei den Jugendlichen lag dieser Anteil bei 7,5 %, während er für die Erwachsenen im Mittel bei 14,2 % lag. In der älteren Erwachsenengruppe von 45–54 Jahren lag er mit 16,3 % um etwa ein Viertel über dem Wert der 35–44jährigen (12,1 %). Geringe geschlechtsspezifische Unterschiede waren bei einzelnen PBI-Werten für Jugendliche und Erwachsene feststellbar (vgl. Tabelle A2). Der soziale Status der untersuchten Probanden zeigte bei allen Altersklassen einen Einfluß auf den Ausprägungsgrad des PBI.

Bei den Kindern wurde der maximale PBI-Grad von 4 nicht festgestellt. Grad 3 kam auch nur bei 1,5 % der männlichen bzw. bei 3,1 % der weiblichen Probanden vor. Zu über 40 % (41,8 %) tauchte als Maximalwert Grad 1 auf. Ausgeprägte Unterschiede in bezug auf den sozialen Status der Eltern waren sowohl bei einem Maximalwert von 0 als auch bei den höheren Werten von Grad 2 und Grad 3 feststellbar. Geschlechtsspezifische Unterschiede waren bei Kindern beim PBI nicht sehr ausgeprägt (vgl. Tabelle A2).

Die Hälfte der Jugendlichen wies schon einen PBI-Grad von 2 auf. Deutlich seltener gegenüber der Kindergruppe war der Grad 0 (7,5 %) zu verzeichnen, während die hohen Grade 3 und 4 in weniger als 10 % auftraten. Die oben erwähnte Abhängigkeit vom sozialen Status für den PBI bei Jugendlichen war augenfällig für die Grade 1–3. Während bei den Kindern die Einschätzung der Mundhygiene nach Häufigkeit und Zeitdauer keinen deutlichen Einfluß auf den PBI hatte, war dies für die Jugendlichen deutlich der Fall.

Der Anteil gesunder Gingiva (PBI 0) war bei den Erwachsenen im Durchschnitt etwa doppelt so hoch (14,2 %) wie bei den Jugendlichen (vgl. Tabelle A2). Es wurden nur geringe geschlechtsspezifische Unterschiede festgestellt, während das Alter einen etwas größeren Einfluß auf den PBI hatte. Noch ausgeprägter war jedoch die Abhängigkeit des PBI vom sozialen Status. Geringere Entzündungsgrade der Gingiva wurden vor allem bei Probanden aus höheren sozialen Schichten gefunden. Der Einfluß der Mundhygiene auf den PBI war bei den Erwachsenen wesentlich geringer als bei den Jugendlichen.

Der Mittelwert des PBI lag bei den Kindern bei 0,4, während er für Jugendliche und Erwachsene bei 0,6 lag.

7.3.4 CPITN-Index-System

Mit dem CPITN (Community Periodontal Index of Treatment Needs) werden gingivale und parodontale Erkrankungen erfaßt. Für die folgenden Ergebnisse wurden die maximalen CPITN-Werte pro Person zugrunde gelegt. Die Bewertung für Kinder umfaßt definitionsgemäß nur die Grade 0–2, also von gesunden Verhältnissen über gingivale Entzündung bis zu Zahnstein oder Füllungsüberhängen. Bei den 8/9jährigen wurden bei 3,1 % der untersuchten Probanden entzündungsfreie und damit gesunde Gingivazustände diagnostiziert (vgl. Tabelle A3 und Abbildung 1). Bei fast allen Kindern waren Zahnfleischentzündungen vorhanden. Die geschlechtsspezifischen Unterschiede waren nur gering. Der Mittelwert und Median des CPITN lag bei 0,6 (vgl. Tabelle A1).

Prinzipiell das gleiche Bild ergab sich bei den 13/14jährigen Jugendlichen. Der Mittelwert lag mit 0,7 und der Median mit 0,8 nur unwesentlich über dem der Kinder. Auch bei den Jugendlichen wiesen fast alle Untersuchten gingivale Entzündungszeichen auf (vgl. Tabelle A3 und Abbildung 1). Zahnstein oder Füllungsüberhänge machten 6,5 % aus, jedoch zeigten 9,6 % der männlichen gegenüber nur 3,5 % der weiblichen Jugendlichen diesen Wert (Grad 2). Taschen von 4–5 mm (Grad 3) konnten bei nur 1,2 % der Probanden gemessen werden. Der Einfluß des sozialen Status auf die Ausprägungsgrade des CPITN war bei Kindern und Jugendlichen gering.

Der durchschnittliche CPITN lag bei den Erwachsenen bei 2,2. Hier war für die Gruppe der 35–44jährigen mit 2,1 ein etwas geringerer Wert als der von 2,3 für die Gruppe der 45–54jährigen vorhanden. Auf vergleichbarem Niveau lagen die Medianwerte für die Erwachsenen. Der Median über alle betrug 2,3, für die jüngeren Erwachsenen bis 44 Jahre lag dieser Wert bei 2,1, für die andere Gruppe bis 54 Jahre bei 2,3. Geringfügig höhere Werte wiesen die untersuchten männlichen Probanden mit durchschnittlich 2,3 und Median 2,5 gegenüber den weiblichen mit dem

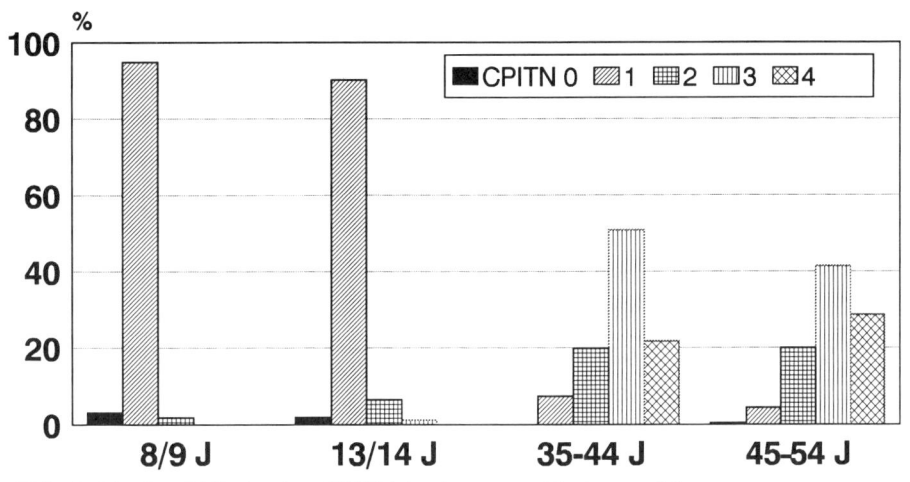

Abb. 1: Maximal-Werte des CPITN in den verschiedenen Altersgruppen

Durchschnitt 2,1 und Median 2,2 auf. Völlig gesunde gingivale und parodontale Zustände zeigten nur noch 0,3 % der Erwachsenen (vgl. Tabelle A3 und Abbildung 1). Gegenüber den Kindern und Jugendlichen hatte sich auch der Anteil derjenigen sehr stark verringert, die als Maximalwert Grad 1, also eine Blutung, aufwiesen. Der Durchschnittswert für Grad 1 betrug 5,9 %, jedoch hatten etwas mehr weibliche Untersuchte (6,9 %) als männliche (4,8 %) diesen Wert. Der CPITN-Grad 1 trat mit 7,4 % (vgl. Abbildung 1) bei den jüngeren Erwachsenen häufiger als bei den älteren (4,4 %) auf. Bei einem Fünftel wurden Zahnstein oder Füllungsüberhänge als schwerster Befundgrad festgestellt (Grad 2). Fast die Hälfte aller Erwachsenen hatte an einem oder mehreren Zähnen Taschen von 4–5 mm. Der entsprechende Grad 3 war bei den jüngeren Erwachsenen mit 50,8 % häufiger als bei den älteren mit 41,4 %. Ein Viertel der Erwachsenen wies sogar Taschen über 6 mm auf. Dieser CPITN-Grad 4 war bei den 45–54jährigen Erwachsenen mit 28,6 % wesentlich häufiger als bei den jüngeren Erwachsenen mit 21,7 %. Deutlich weniger Frauen (21,0 %) als Männer (29,7 %) wiesen so schwere parodontale Destruktionen auf.

Im Ost-West-Vergleich der CPITN-Daten (siehe hierzu auch Kapitel 11) fällt auf, daß insbesondere schwere Formen der parodontalen Destruktion (maximaler CPITN-Grad 4) in den neuen Bundesländern ein signifikant höheres Prävalenzniveau aufweisen als in den entsprechenden Referenzgruppen der alten Bundesländer: Bei der Altersgruppe der 35–44jährigen in den neuen Bundesländern liegt der Anteil von Personen mit Taschentiefen von mehr als 6 mm um 6,4 Prozentpunkte und bei der Altersgruppe der 45–54jährigen in den neuen Bundesländern um immerhin 8,1 Prozentpunkte höher als bei den entsprechenden Alterskohorten in Westdeutschland. Insgesamt kann für die Erwachsenengruppe der 35–54jährigen in den neuen Bundesländern ein – relativ gesehen – um rund 32 % höherer CPITN-Grad 4 ermittelt werden als in der gleichen Erwachsenengruppe der alten Bundesländer (vgl. Reich, 1991). Über die Ursachen dieser Prävalenzunterschiede der Parodontalerkrankungen zwischen Deutschland-Ost und Deutschland-West können im methodischen Rahmen der hier zugrundeliegenden Querschnittsstudien keine exakten Angaben gemacht werden. Das Mundhygieneniveau, ein wichtiger Risikofaktor in der Ätiopathogenese der marginalen Parodontitis, liegt in der ostdeutschen Erwachsenenbevölkerung insgesamt deutlich niedriger als bei der entsprechenden Altersgruppe in den alten Bundesländern (vgl. hierzu Kapitel 9).

Bei den Erwachsenen zeigte der Sozialstatus doch deutliche Auswirkungen auf den maximalen CPITN-Wert. So waren geringe CPITN-Grade 0 und 1 häufiger bei Erwachsenen mit mittlerem und hohem sozialen Status zu verzeichnen, während der CPITN-Grad 4 zu 34 % bei Erwachsenen mit niedrigem sozialen Status jedoch nur 19,2 bzw. 21,0 % bei solchen mit hohem oder mittlerem sozialen Status vorhanden war. Die Auswirkungen der Mundhygiene zeigten sich bei den Kreuzzählungen mit dem CPITN. Der CPITN-Grad 1 war mehr als doppelt so häufig (12,1 % gegenüber 5,0) mit guter Mundhygiene korreliert, während der CPITN-Grad 4 bei 26,2 % der Erwachsenen mit schlechter Mundhygiene gegenüber nur 17,6 % mit guter Mundhygiene korreliert war (siehe hierzu auch Kapitel 9).

Die Schwere der mit dem CPITN diagnostizierten parodontalen Erkrankungen steigt mit dem Alter deutlich an.

7.3.5 Behandlungsbedarf

Aus dem Maximalwert des CPITN kann der Behandlungsbedarf (Treatment Need, TN) abgeleitet werden. Keinen parodontalen Behandlungsbedarf (TN 0) haben all diejenigen Personen, die weder eine Gingivitis noch Zahnstein oder Füllungsüberhänge und keine vertieften Taschen aufweisen. Der Anteil an den untersuchten Probanden mit TN 0 nimmt von 3,1 % bei den Kindern über 2,0 % bei Jugendlichen bis durchschnittlich 0,3 % bei den Erwachsenen ab (vgl. Tabelle A4). Folglich sind bei fast der gesamten Bevölkerung in allen Altersklassen Mundhygieneunterweisungen zur Reduktion der gingivalen Entzündung notwendig. Eine zahnärztliche Therapie mit Zahnsteinentfernung und Elimination von Füllungsüberschüssen sowie Mundhygieneinstruktionen sind nur bei 1,8 % der Kinder und 7,7 % der Jugendlichen, jedoch bei über 90 % der Erwachsenen indiziert (vgl. Tabelle A4). Fortgeschrittene Parodontalbehandlung mit Scaling und eventuelle parodontal-chirurgische Eingriffe sowie Mundhygieneinstruktionen sind nur bei Erwachsenen indiziert. Diese Behandlungen benötigen ein Viertel mehr Erwachsene in der Gruppe der 45–54jährigen (28,6 %) als in der Gruppe der 35–44jährigen (21,7 %) (vgl. Tabelle A4).

Die durchschnittliche Anzahl von Sextanten nach dem CPITN-Grad zeigt ebenfalls eine deutliche Altersabhängigkeit. Während bei den Kindern und Jugendlichen ca. ein Drittel der Sextanten völlig gesunde gingivale Verhältnisse zeigte (vgl. Tabelle A4 und Abbildung 2), lag die entsprechende Zahl bei den Erwachsenen bei 0,4 bzw. 0,3 Sextanten. In ca. zwei Drittel der Sextanten bei Kindern und Jugendlichen wurden nach dem Sondieren gingivale Blutungen festgestellt. Bei den Erwachsenen lag der Mittelwert für den CPITN-Grad 1 bei 1,6 bzw. 1,2 Sextanten. Die höchsten Werte wurden bei den Erwachsenen beider Altersgruppen für den CPITN-Grad 3 ermittelt. Der Mittelwert von ca. 0,5 Sextanten für den Grad 4 bedeutet, daß wegen der geringeren maximalen Häufigkeit dieses Wertes von unter 30 % meistens in mehreren Sextanten tiefe Taschen von über 6 mm vorhanden sind. Die Angabe „X" entsprechend nicht auswertbar nach dem CPITN bedeutet, daß in diesen Sextanten entweder keine Zähne oder nur noch ein Zahn vorhanden war. Bei den Erwachsenen stieg dieser Wert von X = 0,5 bei den jüngeren Erwachsenen sehr deutlich auf 1,3 bei den älteren Erwachsenen an.

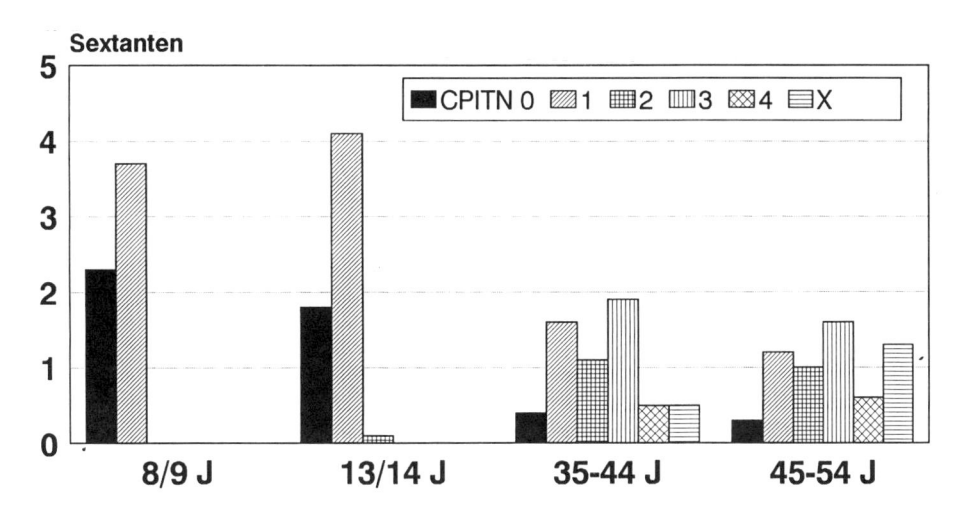

Abb. 2: Mittelwerte des CPITN, bezogen auf Sextanten in den verschiedenen Altersgruppen

7.3.6 Attachmentverlust

Bei den Jugendlichen lag der durchschnittliche Attachmentverlust und Median bei 1,4 mm (vgl. Tabelle A1). Da Zahnfleischtaschen bei Jugendlichen selten auftraten, sind diese Attachmentverluste auch auf gingivale Rezessionen zurückzuführen. Bei den Erwachsenen lag der mittlere Attachmentverlust bei 2,6 mm, der Median bei 2,3 mm. Im Gegensatz zu den Jugendlichen traten bei den Erwachsenen Attachmentverluste bei Männern etwas häufiger auf als bei Frauen (vgl. Tabelle A1). Bei den Erwachsenen war auch eine Zunahme des mittleren Attachmentverlustes von 2,4 mm bei der jüngeren Gruppe auf 2,8 mm bei der älteren Gruppe zu verzeichnen.

Während die soziale Schicht und die Mundhygiene bei den Jugendlichen keine Auswirkungen auf den durchschnittlichen Attachmentverlust zeigten, waren die mittleren Attachmentverluste mit 3,0 mm bei den Erwachsenen mit niedrigem sozialen Status höher als mit 2,4 mm bei den Gruppen mit hohem oder mittlerem sozialen Status. Auch war eine schlechte Mundhygiene häufig mit einem größeren Attachmentverlust vergesellschaftet (vgl. Tabelle A6).

Die Maximalwerte des Attachmentverlustes bei den Jugendlichen schwankten zwischen 1 und 4 mm (vgl. Tabelle A5). Etwa die Hälfte der untersuchten Jugendlichen wies keinen Attachmentverlust auf. Bei 32 % war ein maximaler Attachmentverlust von 2 mm, bei 18,7 % von 3 mm vorhanden. Wie oben schon ausgeführt, handelt es sich dabei aufgrund der selten vorhandenen Parodontaltaschen meist um gingivale Rezessionen. Bei den Erwachsenen schwankte der maximale Attachmentverlust zwischen 2 und 14 mm (vgl. Tabelle A5). Wie schon beim CPITN, konnten auch über den Attachmentverlust schwerere Parodontalerkrankungen bei den älteren Erwachsenen festgestellt werden (vgl. Abbildung 3). 50 % aller Erwachsenen zeigten einen Attachmentverlust bis zu 4 mm (vgl. Tabelle A5). Bei den 35–44jährigen lag der Anteil mit Attachmentverlusten bis zu 4 mm bei fast 60 %, hingegen nur bei gut 40 % bei der Gruppe der 45–54jährigen. 14,4 % der 35–44jährigen gegenüber 22,1 % der 45–54jährigen zeigten Attachmentverluste größer als 6 mm.

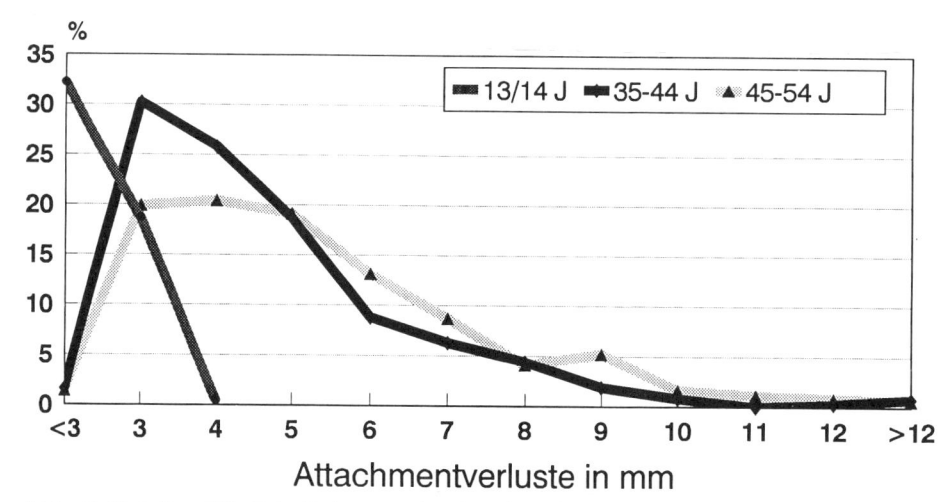

Abb. 3: Relative Häufigkeit der maximalen Attachment-Verluste in den verschiedenen Altersgruppen

7.3.7 Soziale Faktoren und Verhaltensmerkmale

Über die Zusammenhänge zwischen den klinisch-zahnmedizinischen Variablen auf dem Gebiet der Parodontalerkrankungen und den Verhaltens- bzw. Sozialfaktoren gibt im einzelnen das Kapitel 9 (siehe hierzu Kap. 9) Auskunft. Im folgenden soll deswegen an dieser Stelle nur auf einige ausgewählte sozialepidemiologische Befunde hingewiesen werden:

Die Anzahl fehlender Zähne erhöhte sich in der Gruppe der 35–44jährigen von 4,7 auf 8,5 bei den 45–54jährigen. Während den erwachsenen Frauen im Durchschnitt 7,3 Zähne fehlten, waren es bei den Männern nur 5,9. Sehr deutlich war auch die Anzahl der fehlenden Zähne abhängig vom Sozialstatus. Erwachsenen mit mittlerem oder hohem Sozialstatus fehlten im Durchschnitt 5,3 Zähne, bei den Probanden mit niedrigem Sozialstatus waren es hingegen schon 9,3. Sicher sind die fehlenden Zähne nicht allein auf Parodontalerkrankungen zurückzuführen, jedoch ist eine Zunahme der Extraktionen aus parodontalen Gründen mit dem Alter in den westlichen Bundesländern durch eine aktuelle bundesweite Studie in Zahnarztpraxen bestätigt worden (Reich, 1993).

Völlig zahnlose Erwachsene machten in der Gruppe der 35–44jährigen 1,1 % aus, bei den älteren Erwachsenen mit 45–54 Jahren vervierfachte sich dieser Wert auf 4,4 %. Auch hier war der Anteil der weiblichen Erwachsenen mit 3,2 % etwas höher als der männlichen mit 2,3 %. Sehr deutlich wirkte sich der Sozialstatus auch hier aus. Während Erwachsene mit hohem und mittlerem sozialen Status zu 1,5 % bzw. 1,1 % zahnlos waren, erhöhte sich dieser Wert auf 5,5 % bei den Personen mit niedrigem Sozialstatus (siehe hierzu auch Kapitel 8).

Zahnfleischbehandlungen, den Patienten bekannt als „Parodontosebehandlung", waren in beiden Erwachsenengruppen bei fast 20 % durchgeführt worden. Der Anteil der Frauen lag mit 21,0 % etwas höher als der der Männer mit 17,5 %. Die Sozialschicht hatte wiederum einen Einfluß auf die Durchführung der Parodontalbehandlungen, da in der hohen und mittleren Gruppe 20,8 % bzw. 22,4 % der Probanden eine Parodontalbehandlung hatten durchführen lassen, hingegen nur 14,2 % in der Gruppe mit niedrigem sozialen Status.

Die Gemeindegröße hatte einen geringeren Einfluß auf die Durchführung von Parodontalbehandlungen. In kleineren Städten und Dörfern bis 20.000 Einwohner erhielten 16,6 % Erwachsene eine Parodontalbehandlung, hingegen etwas über 20 % in den Gemeinden bis 100.000 oder über 100.000.

Die Häufigkeit und Zeitdauer der Mundhygiene, welche zur Einschätzung in Mundhygiene „gut" bzw. „schlecht" führte, spiegelte sich auch beim Anteil Probanden mit durchgeführter Parodontalbehandlung wider. Eine Parodontalbehandlung wurde bei 30,8 % der Erwachsenen mit guter Mundhygiene, jedoch nur bei 17,7 % mit schlechter Mundhygiene durchgeführt. Die Häufigkeit der Mundhygiene war mit dem Schweregrad der Parodontitis korreliert. 8,7 % der Erwachsenen mit schwerer Parodontitis (CPITN-Grad 4) putzen sich nach eigenen Angaben seltener als einmal täglich die Zähne. In der Gruppe mit mittleren Parodontalerkrankungen (CPITN-Grad 3) war dieser Wert mit 3,9 % wesentlich geringer und trat bei den Personen mit geringer Parodontitis (CPITN-Grad maximal 2) nur in 2,1 % auf (siehe hierzu auch Kapitel 9). Hilfsmittel zur Interdentalraumhygiene, wie Zahnseide oder Zahnhölzer, wurden bei den am schwersten Betroffenen (CPITN-Grad 4) nur von 9,2 % angewendet, bei denen mit mittlerer Parodontitis (CPITN-Grad 3) von 13,4 % und bei solchen mit geringer Parodontitis (CPITN-Grad maximal 2) von 15,7 %. Wenn man die häufigste Lokalisation schwerer Parodontalerkrankungen, nämlich den Interdentalraum berücksichtigt, so erscheint die mangelnde Durchführung diesbezüglicher Reinigungsbemühungen krankheitsförderlich zu sein.

Parodontalbehandlungen waren nach Angaben der Erwachsenen bei Probanden mit dem höchsten CPITN-Grad 4 bei 28,3 % durchgeführt worden, bei solchen mit CPITN–Grad 3 bei 18,1 % und bei Patienten, die parodontal gesund waren, maximal eine Gingivitis oder Zahnstein hatten, in 12,1 % der Fälle.

Während 92,1 % der Erwachsenen mit CPITN-Graden 0–2 im letzten Jahr beim Zahnarzt waren, reduzierte sich dieser Wert bei den Erwachsenen mit mittlerer Parodontitis (CPITN-Grad 3) auf 85,2 % und noch stärker auf 78,3 % bei denjenigen mit schwerer Parodontitis (CPITN-Grad 4). Diese Gruppe mit CPITN-Grad 4 stellte die größte Zahl an Erwachsenen, die nur zur Schmerzbehandlung zum Zahnarzt gingen, mit 28,8 %. Schon wesentlich geringer war dieser Wert für die Gruppe mit CPITN-Grad 3, nämlich 16,9 % und halbierte sich für die Personen mit geringem CPITN-Grad (0–2) auf 7,9 %. Eine gegenläufige Tendenz war bei der Häufigkeit der Kontrollbesuche beim Zahnarzt vorhanden. Wer 2–4 mal im Jahr zum Zahnarzt ging, gehörte zu 74,2 % der Gruppe mit CPITN 0–2 an, nur zu 57 % der Gruppe mit CPITN 3 und zu 48,9 % der Gruppe mit CPITN-Grad 4 (siehe hierzu auch Kapitel 9).

Der Anteil der Erwachsenen, die bei vorhandener Parodontitis eine Parodontalbehandlung bekommen hatten, ist relativ gering. Ebenso ist die Bereitschaft zu häufigen Kontrollbesuchen beim Zahnarzt bei den schwerer parodontalerkrankten Probanden geringer als bei denen, die weniger schwer parodontal erkrankt sind. Die Vergleichszahl für Patienten mit wenig Karies (DMF-T ≤10) lag bei nur 46,8 %. Der Anteil der Erwachsenen mit niedrigem Sozialstatus an der Gruppe mit schwerster Parodontitis (CPITN-Grad 4) lag mit 46,7 % fast doppelt so hoch wie die Vergleichszahl bei geringem CPITN (0–2) mit 24,2 %. Die Abweichungen in den Gruppen mit hohem oder mittlerem Sozialstatus waren hingegen wesentlich geringer. Die Anzahl der wegen Karies extrahierten Zähne steigt mit dem DMF-T-Wert an. Nur eine geringfügige Zunahme der wegen Karies extrahierten Zähne auf 7,3 bei CPITN-Grad 4, war gegenüber den anderen CPITN-Werten (<5,4 Zähne) zu verzeichnen.

Wenn man das Ausmaß der gingivalen Blutung mit dem PBI bestimmt, so sind starke Blutungen mit PBI-Werten von 3 und 4 bei 35,9 % der Erwachsenen mit CPITN-Grad 4 nachweisbar, hingegen nur bei 18,1 % von Erwachsenen mit CPITN-Grad 3 und nur bei 8,9 % mit CPITN-Werten zwischen 0–2. Ein Anteil von 9,2 % der Erwachsenen mit CPITN-Grad 4 hatte völlig gesunde gingivale Verhältnisse (PBI 0) auf der untersuchten rechten Seite.

Die vorhandenen Abweichungen zwischen den mittels CPITN festgestellten Taschen und den Attachmentverlusten können einerseits mit der Lokalisation der Taschen an Nicht-Indexzähnen oder auf der linken Seite wie auch mit sondierbaren Resttaschen nach einer Parodontaltherapie erklärt werden. So lag der Anteil der Patienten mit Attachmentverlusten ≥6 mm und geringen CPITN-Werten (0–2) bei 9 %. Der entsprechende Wert für die Erwachsenen mit CPITN-Grad 3 lag bei 16,1 %, hingegen bei solchen mit CPITN-Grad 4 bei 64,9 %.

Deutlich sichtbare Plaque wurde im Rahmen der epidemiologischen Befundungen bei über der Hälfte (55,4 %) der Erwachsenen mit CPITN-Grad 4 festgestellt, hingegen bei weniger als 30 % der Personen mit den anderen CPITN-Werten. Plaque als wichtiger ätiologischer Faktor für eine Parodontitis war also überwiegend bei den Erwachsenen mit ausgeprägter Parodontitis vorhanden.

7.4 Diskussion

Parodontalerkrankungen treten auch in den neuen Bundesländern bei einem hohen Prozentsatz der Bevölkerung auf. Wie in vergleichbaren Studien hatten nur wenige der untersuchten Personen völlig gesunde gingivale und parodontale Zustände (Pilot und Miyazaki, 1991). Fast alle Erwachsenen zeigten zumindest gingivale Entzündungszeichen. Während bei Kindern und Jugendlichen parodontale Zerstörungen mit Abbau der Desmodontalphasen und des Alveolarknochens sehr seltene Erkrankungen sind, waren diese doch bei einem hohen Prozentsatz der Erwachsenen feststellbar. Obwohl aber fast alle Erwachsenen eine Gingivitis aufwiesen, welche sicher auch schon lange Zeit bestanden hatte, schritt diese nur bei wenigen Personen zu einer Parodontitis fort. Während die bakterielle Plaque zwar für diese Formen der Parodontalerkrankungen eine Voraussetzung darstellt, ist aber auch eine hohe Zahl von Probanden vorhanden, die trotz schlechter Mundhygiene und gingivaler Blutung keine parodontalen Destruktionen zeigten. Dies belegt die große individuelle Variationsbreite in bezug auf die Ausprägung der entzündlichen Parodontalerkrankungen. Während bei parodontalgesunden Erwachsenen häufig eine gute Mundhygiene und geringe gingivale Entzündungen vorhanden sind, ist dies bei parodontalerkrankten Patienten umgekehrt. Dennoch kann auch heute nicht von einer direkten Ursache-Wirkung-Beziehung zwischen supragingivaler Plaque (vgl. Corbet und Davies, 1993) oder bestimmten Bakterien in bezug auf die Entstehung der Parodontopathien gesprochen werden.

Die Diskussion der angewandten Untersuchungsmethode ist in der Publikation der Ergebnisse aus den westlichen Bundesländern (vgl. Reich, 1991) vorgestellt worden. Aus diesem Grunde kann an dieser Stelle darauf verzichtet werden.

Der Behandlungsbedarf, so wie er sich aus dem CPITN-Index ableiten läßt, ergibt hohe Zahlen für durchzuführende Parodontalbehandlungen. Diese Berechnung gilt unter der Voraussetzung, daß als Behandlungsziel völlig gesunde parodontale und gingivale Verhältnisse angestrebt werden. Dieses Ziel dürfte in der Praxis aber nicht erreichbar sein, insbesondere wenn man die nachlässige Einstellung zur Mundhygiene berücksichtigt, die viele Patienten aufweisen (Pilot und Schaub, 1985; siehe hierzu auch Kapitel 9). Außerdem wird heute eine Reduktion der Taschen auf unter 4 mm nicht mehr als notwendiges Behandlungsziel für eine langfristige Gesunderhaltung des Parodonts angesehen (vgl. Ramfjord et al., 1987; Lindhe et al., 1984).

Da der Befund Plaque nur als Ja/Nein-Entscheidung und nicht weiter differenziert erhoben wurde, ist ein Vergleich mit anderen Untersuchungen nur eingeschränkt möglich. Der Befund wurde auch für das ganze Gebiß erhoben und wäre von der Definition her am ehesten mit dem Plaque-Index Grad 2 (vgl. Silness und Löe, 1964) vergleichbar. Das Niveau der Plaqueentfernungen war abhängig vom Alter, der sozialen Schicht und zeigte Abhängigkeiten vom Schweregrad der Parodontitis, wie sie aus anderen Untersuchungen bekannt sind (vgl. Hoover und Tynan, 1986; Schürch et al., 1988).

Der supragingivale Zahnstein wurde ebenso wie Plaque nur als Ja/Nein-Entscheidung für das gesamte Gebiß aufgenommen. Bei drei Viertel der Erwachsenen war Zahnstein deutlich erkennbar.

Mit dem PBI kann der Entzündungsgrad der Gingiva sehr differenziert festgehalten werden (Saxer und Mühlemann, 1975). Drei Viertel aller Kinder wiesen gingivale Entzündungen unterschiedlicher Intensität auf. Der Vergleichswert bei Jugendlichen lag bei über 90 %. Hingegen war bei doppelt so vielen Erwachsenen wie Jugendlichen die Gingiva völlig gesund. Schwere Entzündungszeichen konnten jedoch in deutlich höherem Umfang bei Erwachsenen als bei Kindern diagnostiziert werden. Plaquebedingte gingivale Entzündungen sind bei effektiverer Mundhygiene durch den Patienten und professioneller Zahnreinigung durch den Zahnarzt reversibel.

Irreversible Zerstörungen des Parodonts waren nach dem CPITN nur bei etwa 1 % der Jugendlichen vorhanden. Hierbei könnte es sich um schwere Formen einer juvenilen Parodontitis handeln. Während bei 20 – 30 % der Erwachsenen eine Gingivitis oder vorhandener Zahnstein bzw. Füllungsüberhänge der schwerste Befundgrad war, konnten bei etwa 70 % der Erwachsenen in beiden Altersklassen mittelschwere (40 – 50 %) bis schwerste (20 – 30 %) parodontale Destruktionen an einem oder mehreren Zähnen festgestellt werden. Diese Werte sind im Einklang mit Daten aus anderen europäischen Ländern (vgl. Pilot und Miyazaki, 1991).

Der aus den CPITN-Werten pro Person abgeleitete Behandlungsbedarf hat als Zieldefinition den CPITN-Grad 0, also völlig gesunde Verhältnisse. Dieses Ziel ist bei dem überwiegenden Anteil von Patienten nicht zu erreichen. Es ist auch fraglich, ob dieser Wert wirklich als erstrebenswertes Ziel postuliert werden sollte, da – wie oben aufgeführt – gingivale Entzündungen zwar meist die Vorstufe einer destruktiven Parodontitis sind, aber nicht jede gingivale Entzündung zu einer Parodontitis fortschreiten muß. Ein anderes Ziel des Behandlungsbedarfs kann auch in der Erhaltung von ausreichend parodontalen Strukturen gesehen werden, um bis ins hohe Alter die Zähne funktionsfähig erhalten zu können. Dabei kann abhängig vom Zahntyp und vom Alter des Patienten ein bestimmtes Maß an parodontalen Destruktionen toleriert werden (vgl. Wennström, Papapanou und Groendahl, 1990).

Zum Attachmentverlust zählt neben der vorhandenen Tasche auch die Rezession der Gingiva. Attachmentverluste waren bei mehr Erwachsenen in der älteren Gruppe, dies auch in höherem Ausmaß, als bei den jüngeren Erwachsenen vorhanden. Bei Jugendlichen waren, ähnlich wie bei den CPITN-Werten, nur bei einem sehr geringen Prozentsatz ausgeprägte Attachmentverluste meßbar. Ein Teil der Attachmentverluste der Jugendlichen wie der Erwachsenen war auf gingivale Rezessionen zurückzuführen. Bei 23,7 % der 35 – 44jährigen und bei 39,2 % der 45 – 54jährigen traten Attachmentverluste > 5 mm auf. Die Reliabilität der parodontalen Ergebnisse der vorliegenden Studie ist groß (siehe hierzu auch Kapitel 5). Aufgrund der geringeren Anzahl von überkronten Zähnen bei dieser Untersuchung gegenüber der Vergleichsuntersuchung in den alten Bundesländern (siehe hierzu auch Kapitel 6) mußte seltener auf eine arbiträre Festlegung der Schmelzzementgrenze zurückgegriffen werden. Dies erhöht ebenfalls die Sicherheit der festgestellten Attachmentverluste.

7.5 Zusammenfassung

Parodontalerkrankungen sind bei Erwachsenen neben der Karies die häufigste Ursache für Beeinträchtigungen der Kaufunktion oder für Zahnverlust. Bei der vorliegenden epidemiologischen Untersuchung in den neuen Bundesländern zeigte sich die weite Verbreitung von gingivalen Erkrankungen bei Kindern, Jugendlichen und Erwachsenen. Fortgeschrittene Erkrankungen sind bei 1 % der Jugendlichen vorhanden. Eine drastische Zunahme schwererer Formen von Parodontalerkrankungen zeigte sich bei beiden Erwachsenengruppen.

Bakterielle Plaque als Voraussetzung für das Entstehen von entzündlichen Parodontalerkrankungen war bei mehr als einem Drittel der untersuchten Personen in allen Altersgruppen deutlich sichtbar vorhanden. Zahnsteinbildung wurde bei Kindern und Jugendlichen nur zu einem geringen Prozentsatz erkannt, jedoch bei über drei Viertel der Erwachsenen. Eine völlig entzündungsfreie Gingiva konnte bei Kindern noch bei einem Viertel diagnostiziert werden, der entsprechende Wert fiel bei den Jugendlichen auf 7,5 % und bei den Erwachsenen auf 14,2 %.

Taschen von 4 und 5 mm wurden nur bei 1,2 % der Jugendlichen gemessen. Die Werte bei den Erwachsenen für Taschen über 3 mm lagen bei ca. 70 %. Dies zeigt den dramatischen Anstieg von Zerstörungen des Zahnhalteapparates bei den Erwachsenen. Sehr tiefe Taschen von 6 mm und mehr waren bei den 35–44jährigen mit 21,7 % noch deutlich geringer als bei den 45–54jährigen mit 28,6 %. Der klinisch meßbare Abbau des bindegewebigen Attachments war bei den Jugendlichen noch gering. Weniger als 20 % hatten Attachmentverluste von 3 mm. Diese sind aber nicht nur auf die Taschenbildung, sondern auch auf gingivale Rezessionen zurückzuführen. Bei den Erwachsenen hingegen sind die meßbaren Attachmentverluste durch die Taschenbildung verursacht. Sehr ausgeprägte Attachmentverluste mit 6 mm und mehr waren bei 14,4 % der 35–44jährigen und bei 22,4 % der 45–54jährigen vorhanden.

Sehr deutlich waren die Korrelationen von niedrigem Sozialstatus und schweren Parodontalerkrankungen (siehe hierzu auch Kapitel 9).

Der nach dem CPITN ermittelte Behandlungsbedarf sieht zur Reduktion der gingivalen Entzündung in allen Altersgruppen bei fast allen Personen Mundhygieneunterweisungen vor. Einfache Methoden der Parodontaltherapie sind bei ca. 90 % der Erwachsenen indiziert, aufwendigere Verfahren zum Teil mit chirurgischen Eingriffen abhängig von der Altersgruppe bei ca. 20–30 %.

7.6 Tabellenanhang

Tabelle A1: Prävalenz von Plaque, Zahnstein, PBI, CPITN und Attachmentverlust in den verschiedenen Altersklassen

Altersgruppe	Plaque (%)			Zahnstein (%)			PBI (Mittelwert)			CPITN (Mittelwert)			Attachmentverlust (Mittelwert in mm)		
	Ge-samt	männ-lich	weib-lich	Ge-samt	männ-lich	weib-lich	Ge-samt	männ-lich	weib-lich	Ge-samt	männ-lich	weib-lich	Ge-samt	männ-lich	weib-lich
8/9 Jahre	38,9	43,8	34,0	1,5	2,1	1,0	0,4	0,4	0,4	0,6	0,6	0,6			
13/14 Jahre	35,5	42,9	28,2	9,7	12,1	7,4	0,6	0,7	0,5	0,7	0,8	0,7			
35–44 Jahre	31,6			76,4			0,6			2,1			1,4	1,4	1,4
45–54 Jahre	36,2			76,3			0,7			2,3			2,4		
35–54 Jahre	33,9	36,7	31,3	76,3	78,5	74,3	0,6	0,6	0,7	2,2	2,3	2,1	2,8		
													2,6	2,7	2,4

Tabelle A2: Prävalenz der gingivalen Entzündung
(Maximalwert des PBI in Prozent der untersuchten Personen pro Altersklasse)

Altersgruppe	PBI Grad 0			PBI Grad 1			PBI Grad 2			PBI Grad 3			PBI Grad 4		
	Ge-samt	männ-lich	weib-lich	Ge-samt	männ-lich	weib-lich	Ge-samt	männ-lich	weib-lich	Ge-samt	männ-lich	weib-lich	Ge-samt	männ-lich	weib-lich
8/9 Jahre	25,3	26,3	24,2	41,8	41,8	41,8	30,4	30,4	30,4	2,3	1,5	3,1	0,0	0,0	0,0
13/14 Jahre	7,5	7,1	7,9	32,0	26,8	37,1	50,0	52,5	47,5	10,0	13,1	6,9	0,5	0,5	0,5
35–44 Jahre	12,1			26,6			41,8			16,5			2,7		
45–54 Jahre	16,3			23,2			34,9			18,5			2,2		
35–54 Jahre	14,2	15,8	12,7	24,9	26,3	23,6	38,3	38,7	37,9	17,5	15,3	19,6	2,5	2,3	2,7

Tabelle A3: Prävalenz parodontaler Erkrankungen
(Maximalwert des CPITN in Prozent der untersuchten Personen pro Altersklasse)

Altersgruppe	CPITN Grad 0			CPITN Grad 1			CPITN Grad 2			CPITN Grad 3			CPITN Grad 4		
	Ge-samt	männ-lich	weib-lich	Ge-samt	männ-lich	weib-lich	Ge-samt	männ-lich	weib-lich	Ge-samt	männ-lich	weib-lich	Ge-samt	männ-lich	weib-lich
8/9 Jahre	3,1	3,6	2,6	94,8	94,3	95,4	1,8	2,1	1,5	1,2	2,0	0,5	0,0	0,0	0,0
13/14 Jahre	2,2	1,0	3,0	90,2	87,4	93,1	6,5	9,6	3,5	50,8	48,9	52,7	21,7	26,4	17,0
35–44 Jahre	0,0			7,4			19,8			41,4	40,7	42,1	28,6	33,1	24,6
45–54 Jahre	0,5			4,4			19,9			46,1	44,9	47,2	25,2	29,7	21,0
35–54 Jahre	0,3	0,3	0,3	5,9	4,8	6,9	19,8	18,1	21,5						

Tabelle A4: Durchschnittliche Anzahl von Sextanten nach dem CPITN-Grad und Behandlungsbedürftigkeit

Altersgruppe	CPITN-Grad					nicht auswert-bar	Behandlungs-bedürftigkeit			
	0	1	2	3	4	X	% TN0	% TN1	% TN2	% TN3
8/9 Jahre	2,3	3,7	0,0		0,0	0,0	3,1	96,6	1,8	0,0
13/14 Jahre	1,8	4,1	0,1	0,0	0,0	0,0	2,0	97,9	7,7	0,0
35–44 Jahre	0,4	1,6	1,1	1,9	0,5	0,5	0,0	99,7	92,3	21,7
45–54 Jahre	0,3	1,2	1,0	1,6	0,6	1,3	0,5	94,3	89,9	28,6

Tabelle A5: Relative Häufigkeitsverteilung des Maximalwertes des Attachmentverlustes in mm nach Alter und Geschlecht

Maximalwert Attachmentverlust mm	13/14 Jahre			35–54 Jahre			35–44 Jahre Gesamt	45–54 Jahre Gesamt
	Gesamt	männlich	weiblich	Gesamt	männlich	weiblich		
1	0,2	–	0,5	–	–	–	–	–
2	32,0	33,8	30,2	1,5	0,8	2,1	1,6	1,4
3	18,7	19,2	18,3	25,0	22,3	27,6	30,2	19,9
4	0,5	0,5	0,5	23,1	22,6	23,6	25,8	20,4
5	–	–	–	18,9	18,6	19,1	18,7	19,1
6	–	–	–	10,9	12,1	9,8	8,8	13,1
7	–	–	–	7,5	10,5	4,8	6,3	8,7
8	–	–	–	4,2	5,4	3,2	4,4	4,1
9	–	–	–	3,6	3,4	3,7	1,9	5,2
10	–	–	–	1,2	1,4	1,1	0,8	1,6
11	–	–	–	0,5	0,3	0,8	–	1,1
12	–	–	–	0,5	0,6	0,5	0,3	0,8
13	–	–	–	0,4	0,6	0,3	0,5	0,3
14	–	–	–	0,3	–	0,5	0,3	0,3

Tabelle A6: Maximalwert des Attachmentverlustes bei Jugendlichen (13/14 Jahre) und Erwachsenen (35–54 Jahre) nach Sozialstatus und Mundhygiene in Prozent

Attachment-verlust mm	13/14 Jahre					Mundhygiene		35–54 Jahre				Mundhygiene	
	Gesamt	Sozialstatus						Gesamt	Sozialstatus				
		hoch	mittel	niedrig	gut	schlecht			hoch	mittel	niedrig	gut	schlecht
1	0,2	–	–	0,9	–	0,4		1,5	–	–	–	–	–
2	32,0	30,5	33,8	29,7	34,5	31,0		25,0	1,5	1,7	1,2	3,3	1,2
3	18,7	20,7	15,9	22,5	21,6	17,6		23,1	26,2	30,5	17,0	30,8	24,2
4	0,5	–	1,0	–	–	0,7		18,9	24,6	25,9	18,6	22,0	23,3
5	–	–	–	–	–	–		10,9	23,8	17,2	18,6	18,7	18,9
6	–	–	–	–	–	–		7,5	9,2	8,9	14,6	8,8	11,2
7	–	–	–	–	–	–		4,2	11,5	5,2	8,7	4,4	8,0
8	–	–	–	–	–	–		3,6	2,3	3,7	5,9	3,3	4,4
9	–	–	–	–	–	–		1,2	–	3,7	5,1	3,3	3,6
10	–	–	–	–	–	–		0,5	–	0,6	2,8	1,1	1,2
11	–	–	–	–	–	–		0,5	–	0,3	1,2	–	0,6
12	–	–	–	–	–	–		0,4	–	0,9	0,4	–	0,6
13	–	–	–	–	–	–		0,4	–	0,3	0,8	–	0,5
14	–	–	–	–	–	–		0,3	–	0,3	0,4	–	0,3
Mittelwert mm	1,4	1,4	1,4	1,4	1,4	1,4		2,6	2,4	2,4	3,0	2,3	2,6

7.7 Literaturverzeichnis

Corbet, E. F., Davies, W. I. R.: The role of supragingival plaque in the control of progressive periodontal disease. A Review. J Clin Periodontol 20, 1993, S. 307 – 313

Hoover, J. N., Tynan, J. J.: Periodontal status of a group of Canadian adults. J Canad Dent Assoc 52, 1986, S. 761 – 763

Lindhe, J., Westfelt, E., Nyman, S., Socransky, S. S., Haffajee, A. D.: Long-term effect of surgical/non-surgical treatment of periodontal disease. J Clin Periodontol 11, 1984, S. 448 – 458

Micheelis, W., Bauch, J. (Gesamtbearbeitung): Mundgesundheitszustand und -verhalten in der Bundesrepublik Deutschland. Ergebnisse des nationalen IDZ-Survey 1989. IDZ-Materialienreihe Band 11.1, Köln 1991

Pilot, T., Miyazaki, H.: Periodontal conditions in Europe. J Clin Periodontol 18, 1991, S. 353 – 357

Pilot, T., Schaub, R. M. H.: Reappraisal of periodontal treatment needs. J Dent Res Abstr No 770 64, 1985, S. 260

Ramfjord, S. P., Caffesse, R. G., Morrison, E. C., Hill, R. W., Kerry, G. J., Appleberry, E. A., Nissle, R. R., Stults, D. L.: 4 modalities of periodontal treatment compared over 5 years. J Clin Peridontol 14, 1987, S. 445 – 452

Reich, E.: Gründe für Zahnverlust in den westlichen Bundesländern. IDZ-Information Nr. 1/93

Reich, E.: Ergebnisse zur Prävalenz von Parodontopathien. In: Micheelis, W., Bauch, J. (Gesamtbearbeitung): Mundgesundheitszustand und -verhalten in der Bundesrepublik Deutschland. Ergebnisse des nationalen IDZ-Survey 1989. IDZ-Materialienreihe Band 11.1, Köln 1991, S. 261 – 295

Saxer, U. P., Mühlemann, H. R.: Motivation und Aufklärung. Schweiz Mschr Zahnheilkd 85, 1975, S. 905 – 919

Schürch, E., Minder, C. E., Lang, N. P., Geering, A. H.: Periodontal conditions in a randomly selected population in Switzerland. Community Dent Oral Epidemiol 16, 1988, S. 181 – 186

Silness, J., Löe, H.: Periodontal disease in pregnancy. II. Correlation between oral hygiene and periodontal conditions. Acta Odontol Scand 24, 1964, S. 747 – 759

Wennström, J. L., Papapanou, P. N., Groendahl, K.: A model for decision making regarding periodontal treatment needs. J Clin Periodontol 17, 1990, S. 217 – 222

8 Ergebnisse zum prothetischen Versorgungsstatus

Johannes Einwag

8.1 Vorbemerkung

Im Rahmen der zahnmedizinischen Untersuchungen wurden – ähnlich wie im Rahmen der IDZ-Studie für die alten Bundesländer – separate Auswertungen zum Thema Zahnersatz durchgeführt, um über die reinen epidemiologischen Parameter (z. B. Anzahl der M-Zähne/Flächen, vgl. Tabelle 1, Tabellenanhang, A1 – A3) hinaus Aufschlüsse über Umfang und Art der Versorgung mit Zahnersatz zu erhalten. Die prothetische Befunderhebung betraf dabei ausschließlich die Altersgruppe der 35 – 54jährigen.

Tabelle 1: Fehlende Zähne in den Erwachsenengruppen			
Altersgruppe	Basis	Anzahl fehlende Zähne	
	n	Mittelwert	Median
35 – 44	364	4,7	3,3
45 – 54	367	8,5	6,3
35 – 54	731	6,6	4,8

8.2 Versorgung mit Zahnersatz

8.2.1 Basisdaten

Wie aus Tabelle 2 (vgl. Tabelle 2) ersichtlich, ist bei knapp 42 % der Personen in der Altersgruppe der 35 – 54jährigen Zahnersatz vorhanden. Mit einem Anteil von 54,4 % bei den 45 – 54jährigen kann dabei im Vergleich zu den 35 – 44jährigen innerhalb eines Jahrzehntes nahezu eine Verdoppelung des Anteils der Personen mit Zahnersatz registriert werden.

Etwas mehr als die Hälfte der fehlenden Zähne sind ersetzt. Der Großteil der Versorgung erfolgt allerdings erst zwischen dem 45. und 54. Lebensjahr: Nahezu zwei Drittel der fehlenden Zähne sind ersetzt. Bei den

Tabelle 2: Anteil Personen mit Zahnersatz (ZE) in den verschiedenen Altersgruppen				
Altersgruppe	Basis	mit ZE	ohne ZE	keine Angabe
	n	%	%	%
35–44	364	29,1	69,5	1,4
45–54	367	54,5	44,7	0,8
35–54	731	41,9	57,0	1,1

jüngeren Erwachsenen hingegen sind die Relationen genau entgegegesetzt: Zwei Drittel sind nicht versorgt (vgl. Tabelle 3).

Tabelle 3: Anteil ersetzter und nicht ersetzter fehlender Zähne			
Altersgruppe	Basis	ersetzt	nicht ersetzt
	n	abs. (%)	abs. (%)
35–44	364	1,8 (38,3)	2,9 (61,7)
45–54	367	5,6 (67,1)	3,1 (22,9)
35–54	731	3,7 (56,1)	3,0 (43,9)

Dies liegt möglicherweise darin begründet, daß der Hauptanteil der prothetischen Versorgung aus herausnehmbarem Zahnersatz besteht (s. u.), der erst dann eingegliedert wird, wenn eine bestimmte Mindestzahl von Zähnen extrahiert wurde. Bei einem Verlust von einem oder zwei Zähnen erschien womöglich eine herausnehmbare Versorgung als „overtreatment".

8.2.2 Art der Versorgung

Der überwiegende Anteil der fehlenden Zähne wird durch abnehmbaren Zahnersatz ersetzt (vgl. Tabellen 4 und 5). Mit einem durchschnittlichen Prozentsatz von ca. 10 % ist festsitzender Zahnersatz eine Seltenheit in der prothetischen Versorgung der Bevölkerung in Ostdeutschland.

Tabelle 4: Anteil mit festsitzendem Ersatz versorgter fehlender Zähne in den verschiedenen Altersgruppen				
Altersgruppe	Basis	Anteil festsitzenden Ersatzes		
		absolut	von M	am ZE insgesamt
	n		%	%
35–44	364	0,3	6,8	16,6
45–54	367	0,4	4,7	7,0
35–54	731	0,4	6,2	10,8

Tabelle 5: Anteil mit herausnehmbarem Ersatz versorgter fehlender Zähne in den verschiedenen Altersgruppen				
Altersgruppe	Basis	Anteil herausnehmbaren Ersatzes		
		absolut	von M	am ZE insgesamt
	n		%	%
35–44	364	1,5	34,1	83,4
45–54	367	5,1	60,7	91,0
35–54	731	3,3	51,6	89,2

8.2.3 Zahnlosigkeit

Knapp 3 % der 35–54jährigen in den neuen Bundesländern haben weder im Ober- noch im Unterkiefer eigene Zähne („totale Zahnlosigkeit")[1].

Bei etwas mehr als 7 % der Altersgruppe ist entweder der Ober- und/oder der Unterkiefer unbezahnt. Der Anteil der teilweise oder vollständig unbezahnten Personen wächst zwischen der Altersgruppe der jüngeren und der älteren Erwachsenen um etwa das Vierfache (vgl. Tab. 6).

---

1) Die Diskrepanz zwischen den entsprechenden Angaben im Kariologieprotokoll (vgl. Tabelle A1) und den Angaben im Prothetikprotokoll (vgl. Tabellen 6 und 10b) ergibt sich daraus, daß bei n = 8 Probanden der DMF-T-Status im Kariologiebogen nicht vollständig dokumentiert worden ist.

Tabelle 6: Anteil Zahnlose in den Erwachsenenaltersgruppen					
Altersgruppe	Basis	Zahnlose			
		OK	UK	OK + UK	OK und/oder UK
	n	%	%	%	%
35–44	364	1,6	0,0	1,1	2,7
45–54	367	6,5	1,1	4,4	12,0
35–54	731	4,1	0,5	2,7	7,4

8.3 Einfluß von Geschlecht und Sozialstatus auf die Anzahl der fehlenden Zähne sowie Umfang und Art des Zahnersatzes

Ähnlich wie bei der Verbreitung der Karies können auch für die Prävalenz und Art des Zahnersatzes geschlechts- und sozialschichtspezifische Unterschiede festgestellt werden (siehe hierzu auch Kapitel 9):

8.3.1 Fehlende Zähne in Abhängigkeit von Geschlecht und Sozialstatus

Der durchschnittliche Anteil an fehlenden Zähnen ist bei den 35–54jährigen Frauen um ca. 20 % höher (M = 7,3) als bei ihren männlichen Altersgenossen (M = 5,9, vgl. Tabelle 7a). Noch deutlicher stellen sich die Unterschiede zwischen den sozialen Schichten dar (vgl. Tabelle 7b): Der Anteil der fehlenden Zähne ist bei Angehörigen der sozialen Unterschicht nahezu doppelt so hoch wie bei Erwachsenen, die der sozialen Oberschicht zugeordnet werden können. Von einer „klassenlosen Gesellschaft" zumindest auf diesem Gebiet der Gesundheitspolitik kann angesichts derartiger Zahlen beim besten Willen nicht gesprochen werden.

Tabelle 7a: Fehlende Zähne in Abhängigkeit vom Geschlecht (Mittelwerte und Mediane)			
Geschlecht	Basis	Fehlende Zähne (35–54jährige)	
	n	Mittelwert	Median
Männlich	354	5,9	4,3
Weiblich	377	7,3	5,4
Gesamt	731	6,6	4,8

Tabelle 7b: Fehlende Zähne in Abhängigkeit vom Sozialstatus			
Sozialstatus	Basis	Fehlende Zähne (35–54jährige)	
	n	Mittelwert	Median
hoch	130	5,0	3,4
mittel	348	5,3	3,8
niedrig	253	9,3	6,9
Gesamt	731	6,6	4,8

8.3.2 Nicht ersetzte Zähne in Abhängigkeit von Geschlecht und Sozialstatus

Der Anteil der nicht ersetzten Zähne stimmt bei beiden Geschlechtern nahezu überein (vgl. Tabelle 8a). Der Anteil der nicht ersetzten Zähne an der Gesamtzahl der fehlenden Zähne ist bei Frauen mit ca. 42 % jedoch niedriger als bei Männern (ca. 50 %).

Erhebliche Unterschiede bestehen ebenfalls beim Sozialstatus. Bei Angehörigen der sozialen Oberschicht sind durchschnittlich nur 2,2 von

Tabelle 8a: Nicht ersetzte Zähne in Abhängigkeit vom Geschlecht			
Geschlecht	Basis	Nicht ersetzte Zähne (35–54jährige)	
	n	Mittelwert	Median
Männlich	354	2,9	2,2
Weiblich	377	3,1	2,7
Gesamt	731	3,0	2,3

Tabelle 8b: Nicht ersetzte Zähne in Abhängigkeit vom Sozialstatus			
Sozialstatus	Basis	Nicht ersetzte Zähne (35–54jährige)	
	n	Mittelwert	Median
hoch	130	2,2	1,8
mittel	348	2,9	2,9
niedrig	253	3,6	3,0
Gesamt	731	3,0	2,3

5 fehlenden Zähnen nicht ersetzt. Bei den Angehörigen der niedrigen Statusgruppen fehlen mit 9,3 Zähnen nicht nur vergleichsweise deutlich mehr Zähne; mit durchschnittlich 3,6 nicht ersetzten Zähnen sind auch deutlich mehr unversorgte Gebißabschnitte vorhanden (vgl. Tabelle 8b).

8.3.3 Art des Zahnersatzes in Abhängigkeit von Geschlecht und Sozialstatus

Der Anteil des herausnehmbaren Zahnersatzes ist – absolut gesehen – bei den Frauen deutlich höher als bei den Männern (vgl. Tabelle 9a). Dies sollte jedoch nicht zu der Interpretation verleiten, Frauen bevorzugten den abnehmbaren Zahnersatz. Ganz im Gegenteil ist der prozentuale Anteil des festsitzenden Zahnersatzes am Gesamtersatz bei Frauen (13,2 %) sogar geringfügig höher als bei Männern (10,7 %).

Große Unterschiede bestehen zwischen den verschiedenen sozialen Statusgruppen (vgl. Tabelle 9b). Mit 17 % ist der Anteil des festsitzenden Ersatzes bei Angehörigen der sozialen Oberschicht mehr als doppelt so hoch wie bei den Angehörigen der niedrigen sozialen Schichten (7 %).

Tabelle 9a: Art des Zahnersatzes in Abhängigkeit vom Geschlecht (35–54jährige)

Geschlecht	Basis	festsitzend		herausnehmbar	
	n	Mittelwert	Median	Mittelwert	Median
Männlich	354	0,3	0,4	2,8	2,2
Weiblich	377	0,5	0,5	3,8	2,4
Gesamt	731	0,4	0,5	3,3	2,3

Tabelle 9b: Art des Zahnersatzes in Abhängigkeit vom Sozialstatus (35–54jährige)

Sozialstatus	Basis	Zahnersatz (Mittelwerte)		
	n	festsitzend absolut	herausnehmbar absolut	Gesamt absolut
hoch	130	0,5	2,4	2,9
mittel	348	0,4	2,1	2,5
niedrig	253	0,4	5,4	5,8
Gesamt	731	0,4	3,3	3,7

8.3.4 Totaler Zahnverlust in Abhängigkeit von Geschlecht und Sozialstatus

Im Vergleich zu den Männern kann bei Frauen etwa 50 % häufiger Zahnlosigkeit registriert werden (vgl. Tabelle 10a). Möglicherweise lassen letztere sich auch aus ästhetischen Gründen – eine Totalprothese ist ansprechender zu gestalten als eine Teilprothese – eher einen Restzahnbestand entfernen als Männer.

Unschwer zu erkennen sind auch die Unterschiede zwischen den sozialen Schichten (vgl. Tabelle 10b). In den niedrigeren sozialen Schichten ist eine 2–3mal höhere Prävalenz an totalem Zahnverlust vorhanden.

Tabelle 10a: Totaler Zahnverlust in Abhängigkeit vom Geschlecht (35–54jährige)					
Geschlecht	Basis	Zahnlose			OK und/ oder UK
		OK	UK	OK + UK	
	n	%	%	%	%
Männlich	354	3,4	0,3	2,3	5,9
Weiblich	377	4,8	0,8	3,2	8,8
Gesamt	731	4,1	0,5	2,7	7,4

Tabelle 10b: Totaler Zahnverlust in Abhängigkeit vom Sozialstatus (35–54jährige)					
Sozialstatus	Basis	OK	UK	OK + UK	OK und/ oder UK
	n	%	%	%	%
hoch	130	3,1	–	1,5	4,6
mittel	348	2,3	0,6	1,1	4,0
niedrig	253	7,1	0,8	5,5	13,4
Gesamt	731	4,1	0,5	2,7	7,4

8.4 Vergleich mit den Ergebnissen weiterer nationaler Studien

Für den Bereich der Bundesrepublik Deutschland liegen ohne methodische Abstriche vergleichbare Ergebnisse zum Prothetikstatus lediglich in Form der Daten aus der IDZ-Studie „West" vor (vgl. Naujoks et al., 1991). Von der WHO und der DGZMK zu verschiedenen Zeitpunkten durchgeführte Erhebungen an Patientenstichproben sind jedoch insofern von Bedeutung, als sie Aussagen über Trends in der Entwicklung des Mundgesundheitszustandes erlauben. So ist aus Tabelle 11 (vgl. Tabelle 11) ersichtlich, daß im Zeitraum zwischen 1973 und 1990 für den Bereich der alten Bundesländer ein konstanter Rückgang in der Anzahl der fehlenden Zähne pro Erwachsenem eintrat. Die im Jahre 1992 für die neuen Bundesländer registrierten Daten sind dem Niveau in den alten Bundesländern zu Beginn der 80er Jahre vergleichbar.

Weitere Unterschiede in den Versorgungsstrukturen werden bei einem Vergleich relevanter Parameter zwischen den beiden IDZ-Studien deutlich (vgl. Tabelle 12): In den alten Bundesländern fehlen nicht nur weniger Zähne, es sind auch mehr fehlende Zähne ersetzt. Der Anteil des festsitzenden Zahnersatzes am gesamten Zahnersatz beträgt etwa 30 %, in den neuen Bundesländern ca. 10 %.

Die Anzahl der zahnlosen Personen ist bei der Bevölkerung der neuen Bundesländer doppelt so hoch wie in der vergleichbaren Altersgruppe der alten Bundesländer (vgl. Tabelle 13). In Abhängigkeit vom Sozialstatus können dabei für beide Versorgungssysteme deutliche Unterschiede nachgewiesen werden (vgl. Tabelle 14).

Tabelle 11: Anzahl fehlender Zähne in verschiedenen nationalen Studien (Mittelwerte)		
Studie	Altersgruppe	
	35–44 Jahre	45–54 Jahre
WHO/ICS I (1973)	7,8	–
DGZMK/A0 (1978)	4,8	9,5
DGZMK/A5 (1983)	3,6	7,3
DGZMK/A10 (1990)	3,4	5,8
IDZ-West (1989)	3,8	7,5
IDZ-Ost (1992)	4,7	8,5

Tabelle 12: Mittelwerte zum Ersatz fehlender Zähne im Vergleich zwischen IDZ-Studie "Ost" und "West"

Studie	Altersgruppe	Festsitzender Zahnersatz	Herausnehmbarer Zahnersatz	Ersetzte Zähne (gesamt)	Nicht ersetzte Zähne
IDZ-West (1989)	35–54 Jahre	1,2	2,8	4,0	1,6
	(Männer)	1,0	2,6	3,6	1,6
	(Frauen)	1,4	2,9	4,3	1,6
	35–44 Jahre	1,2	1,2	2,3	1,5
	45–54 Jahre	1,3	4,5	5,8	1,7
IDZ-Ost (1992)	35–54 Jahre	0,4	3,3	3,7	3,0
	(Männer)	0,3	2,8	3,1	2,9
	(Frauen)	0,5	3,8	4,2	3,1
	35–44	0,3	1,5	1,8	2,9
	45–54	0,4	5,1	5,6	2,1

Tabelle 13: Prävalenz von Zahnlosigkeit im Vergleich zwischen IDZ-Studie "Ost" und "West"

Studie	OK	UK	OK + UK
	%	%	%
IDZ-West			
männlich	3,9	0,0	0,7
weiblich	3,1	0,2	1,5
Gesamt	3,5	0,1	1,2
IDZ-Ost			
männlich	3,4	0,3	2,3
weiblich	4,8	0,8	3,2
Gesamt	4,1	0,5	2,7

Tabelle 14: Totaler Zahnverlust in Abhängigkeit vom Sozialstatus (35–54jährige) im Ost-West-Vergleich (West in Klammern)

Sozialstatus	OK		UK		OK + UK		OK und/oder UK	
	%	(%)	%	(%)	%	(%)	%	(%)
hoch	3,1	(0,9)	0,0	(0,0)	1,5	(0,0)	4,6	(0,9)
mittel	2,3	(2,3)	0,6	(0,0)	1,1	(0,2)	4,0	(2,5)
niedrig	7,1	(6,2)	0,8	(0,3)	5,5	(3,0)	13,4	(9,5)
Gesamt	4,1	(3,5)	0,5	(0,1)	2,7	(1,2)	7,4	(4,7)

8.5 Zusammenfassung

Die wesentlichen Ergebnisse der epidemiologischen Erhebungen zum prothetischen Versorgungsstatus können wie folgt zusammengefaßt werden:

1. Bei den 35–54jährigen Erwachsenen aus den neuen Bundesländern sind durchschnittlich 6,6 fehlende Zähne zu registrieren

2. Etwa 40 % dieser fehlenden Zähne sind nicht versorgt

3. Falls eine Versorgung der fehlenden Zähne vorgenommen wird, erfolgt diese in ca. 90 % der Fälle mit herausnehmbarem Zahnersatz

4. Umfang und Art des Zahnersatzes variieren in Abhängigkeit von Geschlecht und sozialer Schichtzugehörigkeit:

   a) Frauen haben einen höheren Anteil fehlender Zähne. Die entsprechenden Gebißbschnitte sind jedoch besser (geringerer Anteil nicht ersetzter Zähne) und qualitativ hochwertiger (höherer Anteil an festsitzendem Ersatz) versorgt
   b) Angehörige der höheren Statusgruppen haben weniger fehlende Zähne, weniger nicht ersetzte Gebißabschnitte. Zusätzlich ist der Anteil an qualitativ hochwertigem (= festsitzendem Zahnersatz) mehr als doppelt so hoch wie bei Angehörigen mit niedrigerem Sozialstatus

5. Verglichen mit den Ergebnissen der IDZ-Studie „West" kann für die Bevölkerung der neuen Bundesländer ein deutlich höherer Anteil fehlender Zähne sowie ein höherer Anteil nicht mit Zahnersatz versorgter Gebißabschnitte registriert werden. Der Anteil von Personen mit festsitzendem Zahnersatz ist in den alten Bundesländern etwa dreimal höher. In beiden Studien sind deutliche Zusammenhänge zwischen Umfang und Art des Zahnersatzes sowie sozialer Schichtzugehörigkeit festzustellen.

8.6 Tabellenanhang

Tabelle A1: Fehlende Zähne			
Anzahl fehlende Zähne pro Erwachsener	Anzahl Erwachsene absolut	Häufigkeit %	kumulative Häufigkeit %
0	60	8,21	8,21
1	76	10,40	18,60
2	79	10,81	29,41
3	78	10,67	40,08
4	73	9,99	50,07
5	65	8,89	58,96
6	50	6,84	65,80
7	46	6,29	72,09
8	28	3,83	75,92
9	24	3,28	79,21
10	15	2,05	81,26
11	15	2,05	83,31
12	11	1,50	84,82
13	5	0,68	85,50
14	13	1,78	87,28
15	4	0,55	87,82
16	11	1,50	89,33
17	8	1,09	90,42
18	7	0,96	91,38
19	7	0,96	92,34
20	7	0,96	93,30
21	3	0,41	93,71
22	9	1,23	94,94
23	7	0,96	95,90
24	2	0,27	96,17
25	6	0,82	96,99
26	9	1,23	98,22
27	1	0,14	98,36
28	12	1,64	100,00
Gesamt	731	100,00	100,00

Tabelle A2: Ersetzte Zähne, festsitzend

Anzahl fehlende Zähne pro Erwachsener	Anzahl Erwachsene absolut	Häufigkeit %	kumulative Häufigkeit %
0	603	82,49	82,49
1	42	5,75	88,24
2	43	5,88	94,12
3	19	2,60	96,72
4	17	2,33	99,04
5	5	0,68	99,73
6	2	0,27	100,00
Gesamt	731	100,00	100,00

Tabelle A3: Ersetzte Zähne, herausnehmbar

Anzahl fehlende Zähne pro Erwachsener	Anzahl Erwachsene absolut	Häufigkeit %	kumulative Häufigkeit %
0	542	74,15	74,15
1	1	0,14	74,28
2	8	1,09	75,38
3	8	1,09	76,47
4	16	2,19	78,66
5	15	2,05	80,71
6	19	2,60	83,31
7	5	0,68	83,99
8	11	1,50	85,50
9	4	0,55	86,05
10	8	1,09	87,14
11	7	0,96	88,10
12	7	0,96	89,06
13	1	0,14	89,19
14	17	2,33	91,52
15	1	0,14	91,66
16	5	0,68	92,34
17	3	0,41	92,75
18	1	0,14	92,89
19	1	0,14	93,02
20	3	0,41	93,43
21	5	0,68	94,12
22	5	0,68	94,80
23	5	0,68	95,49
24	0	0,00	0,00
25	4	0,55	96,03
26	9	1,23	97,26
27	0	0,00	0,00
28	20	2,74	100,00
Gesamt	731	100,00	100,00

8.7 Literaturverzeichnis

Einwag, J., Naujoks, R.: Epidemiologie der Zahnkaries. In: Ketterl, W.: Praxis der Zahnheilkunde 2, 1992, S. 25–48
Naujoks, R., Dünninger, P., Einwag, J., Pieper, K.: Ergebnisse zum prothetischen Versorgungsstatus. In: Micheelis, W., Bauch, J.: Mundgesundheitszustand und -verhalten in der Bundesrepublik Deutschland. Ergebnisse des nationalen IDZ-Survey 1989. IDZ-Materialienreihe Band 11.1, Köln 1991, S. 335–354
Naujoks, R., Hüllebrand, G.: Mundgesundheit in der Bundesrepublik Deutschland. Zahnärztliche Mitteilungen 75: 5/85, S. 417–419
Patz, J., Naujoks, R.: Morbidität und Versorgung der Zähne in der Bundesrepublik Deutschland. Dtsch Zahnärztl Z 35, 1980, S. 259–264
World Health Organization: Oral Health Care Systems. International Collaborative Study on Dental Manpower Systems, 1985

9 Ergebnisse zum sozialwissenschaftlichen Erhebungsteil

Wolfgang Micheelis
Jost Bauch

9.1 Vorbemerkung

Es wurde oben (vgl. Kapitel 3) schon hervorgehoben, daß der sozialwissenschaftliche Erhebungsteil der Mundgesundheitsstudie-Ost eine doppelte Funktion hatte: Zum einen sollte mittels einer detaillierten soziodemographischen Dokumentation der Probandenstichproben der drei Alterskohorten eine deskriptive Vertiefung der erhobenen klinischen Mundbefunde ermöglicht werden und zum anderen sollte mit dem Einbezug der relevanten Risikofaktoren aus dem Verhaltensbereich (exogene Risikofaktoren) eine analytische Durchdringung im Hinblick auf kausale Gesichtspunkte der erhobenen medizinischen Befundstaten gefördert werden. Der Ausdruck „gefördert" ist hier mit Bedacht gewählt, da selbstverständlich im Auge behalten werden muß, daß mit dem methodischen Rüstzeug einer Querschnittsstudie – wie sie hier verwirklicht worden war – allenfalls nur ursachenbezogene Hinweise oder Anhaltspunkte gefunden werden können und eine härtere sozialepidemiologische Ursachenforschung über die Genese von Zahn-, Mund- und Kieferkrankheiten vornehmlich dem Typus prospektiver Längsschnittstudien vorbehalten bleiben muß (vgl. Pflanz, 1973).

Der Wert der in diesem Kapitel vorgestellten statistischen Verknüpfungen zwischen sozialwissenschaftlichen und zahnmedizinisch-klinischen Variablen liegt also primär in einer Veranschaulichung sozialmedizinischer Zusammenhänge. Dabei soll es nun allerdings nicht um ein stereotypes „Ausquetschen der Daten" (data dredging) gehen, sondern um eine beispielhafte Nachzeichnung der aus der wissenschaftlichen Literatur immer wieder unterstrichenen Zusammenhänge von spezifischen Verhaltensweisen (z. B. Mundhygieneverhalten) und Auslösefaktoren oraler Erkrankungen.

Im Unterschied zur IDZ-Basisstudie (vgl. Micheelis und Bauch, 1991) wurde bei der vorliegenden Ergänzungsstudie-Ost der sozialwissenschaftliche Erhebungsteil nicht in Form mündlicher Interviews durch den Einsatz eines speziell geschulten Interviewerstabes durchgeführt, sondern sowohl aus prinzipiellen Gründen des Untersuchungsdesigns (vgl. hierzu Kapitel 3 und 4 dieser Publikation) als auch aus finanziellen Projektrestriktionen über das Instrument von Selbstausfüllbögen (vgl.

hierzu den Anhang dieses Kapitels) organisiert. Diesen Selbstausfüllbogen hatten die Probanden jeweils unmittelbar im zeitlichen Vorfeld der eigentlichen klinischen Befundungen zu bearbeiten. Die Güte der Bearbeitung der eingesetzten Selbstausfüllbögen wurde durch das zahnärztliche Befundungsteam jeweils auf Vollständigkeit überprüft, auch standen die Projekt-Teams für Rückfragen und Hilfestellungen den Probanden beim Ausfüllen des Fragebogens jeweils zur Verfügung.

Ebenfalls im Unterschied zur IDZ-Basisstudie (Micheelis, Eder-Debye und Bauch, 1991) wurde im Rahmen des sozialwissenschaftlichen Erhebungsteils auf die Ermittlung der Dentalangstprävalenz und auf die Erfassung der subjektiven Wahrnehmung von Zahnlücken bzw. Zahnverlust (sogenannte subjektive Morbidität) verzichtet. Diese Fragebogenkürzungen erfolgten aus dem Anliegen, durch eine zeitliche Straffung die Fragebogencompliance im Sinne einer ordnungsgemäßen Bearbeitung der Selbstausfüllbögen zu erhöhen. Auch wurde die Operationalisierung der Einzelfragen notwendigerweise neu gefaßt („Ich-Form"), um die Selbstbearbeitung der ausgeteilten Fragebögen psychologisch optimal umzusetzen.

9.2 Das Inanspruchnahmeverhalten

Das Inanspruchnahmeverhalten zahnärztlicher Dienste hat fraglos nicht nur eine grundlegende Bedeutung für den Versorgungsgrad einer Person und die tatsächliche Reichweite von Angeboten zur Früherkennung oraler Krankheitszeichen (Screening-Akzeptanz) in einem zahnärztlichen Versorgungssystem, sonden erhält im Rahmen dieser Studie einen *herausgehobenen Stellenwert durch die politische Wende in der ehemaligen DDR* mit dem Umbruch von einem staatlichen Versorgungssystem zu einem selbstverwalteten System durch niedergelassene und freiberuflich tätige Zahnärzte. Insofern kann mittels der Erhebung des Inanspruchnahmeverhaltens zahnärztlicher Dienste durch die befragten und untersuchten Probanden nicht nur ein Bild über die gewohnheitsmäßigen Verhaltensmuster auf dem Gebiet nachgezeichnet, sondern auch die *Dynamik des zahnärztlichen Versorgungsgeschehens der Bevölkerung in einem definierten Zeitraum erhellt werden*.

Über das gewohnte, also eingelebte Motivmuster für die Inanspruchnahme des zahnärztlichen Dienstleistungssystems ergibt sich für die verschiedenen Altersgruppen folgendes Verteilungsbild (vgl. Tabelle 1):

Es zeigt sich, daß ausschließlich schmerz- bzw. beschwerdenorientierte Anlässe mit Anteilswerten zwischen 11 % und 18 % nur eine recht geringe Bedeutung haben und „kontrollorientierte" Aspekte für den Zahnarztbesuch demgegenüber ein recht erhebliches Gewicht beanspruchen. Allerdings muß hier berücksichtigt werden, daß gleichsam der

Tabelle 1: Gewohnheitsmäßige Motive für die Inanspruchnahme zahnärztlicher Dienste nach Altersgruppen			
	8/9jährige	13/14jährige	35–54jährige
	%	%	%
nur bei Schmerzen/ nur bei Beschwerden	11,3	14,4	18,3
manchmal zur Kontrolle	87,1	32,0	26,3
regelmäßig zur Kontrolle	–*	52,4	54,0
noch nie beim Zahnarzt	–*	0,8	0,4
Keine Angabe	1,6	0,5	1,0

* bei Kindergruppe nicht erhoben

harte Kern regelmäßiger Kontrollgänger sowohl in der Jugendlichen- als auch in der Erwachsenengruppe nur bei rund 50 % liegt, so daß auf diesem Feld präventionspolitisch durchaus noch ein Aufklärungsdesiderat erkannt werden muß.

Auffallend ist in diesem Zusammenhang allerdings, daß der Anteil der Personen, der ausschließlich aus schmerzorientierten Gründen den Zahnarzt aufsucht, erheblich mit dem sozialen Qualifikationsstatus schwankt und in Entsprechung zu den Befunden aus der Basisstudie in den alten Bundesländern mit einer niedrigeren Sozialstellung des Betreffenden selbst bzw. seiner Familiengruppe deutlich an Gewicht gewinnt (vgl. Tabelle 2). Dieser Tatbestand macht deutlich, wie notwendig es für die Gestaltung präventivmedizinischer Maßnahmen ist, zielgruppenspezifisch vorzugehen und soziale Merkmale (wie Schulbildung, sozioökonomische Lebenssituation der verschiedenen Bevölkerungsgruppen) in das politische Handlungskalkül einzubeziehen.

Interessanterweise lassen sich keine Unterschiede in der Verbreitung des Schmerzmotivs für die Inanspruchnahme zahnärztlicher Dienste in Abhängigkeit von dem sozialen Qualifikationsstatus (der Eltern) für die Jugendlichen finden; es mag sein, daß gerade in dieser Altersgruppe mit ihren alterstypischen psychosozialen Verselbständigungstendenzen vom Elternhaus auch auf dem Gebiet des „Mundbewußtseins" und der allgemeinen Körperwahrnehmung Einstellungsverschiebungen ausgelöst werden, die gleichsam die Unterschiede in der sozialen Prägungswirkung des Elternverhaltens zurückdrängen. Hier besteht fraglos weiterer Forschungsbedarf; möglicherweise wären die Differenzen zwischen

Tabelle 2: Prävalenz des Schmerzmotivs für die zahnärztliche Inanspruchnahme nach Geschlecht und sozialem Qualifikationsstatus					
	Geschlecht		Sozialer Qualifikationsstatus		
	männlich	weiblich	hoch	mittel	niedrig
	%	%	%	%	%
Erwachsene „nur bei Schmerzen"	21,2	15,6	8,5	13,5	30,0
Jugendliche „nur bei Schmerzen"	19,5	9,5	16,0	13,1	15,5
Kinder „nur bei Schmerzen"	13,9	8,8	5,7	9,2	25,0

den einzelnen Statusgruppen auch noch stärker ausgefallen, wenn die Einkommensvariable bei der Gruppenaufteilung berücksichtigt worden wäre (siehe hierzu auch Kapitel 3).

Im Hinblick auf die Inanspruchnahme zahnärztlicher Dienste in der Zeitdimension zeigt sich, daß über 4/5 der befragten Erwachsenen und Jugendlichen in den letzten 12 Monaten – also von Februar 1991 bis Februar 1992 – den Zahnarzt *mindestens einmal* aufgesucht haben (vgl. Tabelle 3). Dieser Anteilswert entspricht ungefähr der Größenordnung, die auch in der IDZ-Basisstudie von 1989 für die Erwachsenen- und Jugendlichenbevölkerung in den alten Bundesländern für einen Ein-Jahres-Zeitraum gefunden worden war (vgl. Micheelis, 1992).

Tabelle 3: Zeitpunkt des letzten Zahnarztbesuches bei Erwachsenen und bei Jugendlichen		
	35–54jährige	13/14jährige
	%	%
in den letzten 12 Monaten	84,5	87,7
in den letzten 2 Jahren	8,5	9,0
in den letzten 5 Jahren	3,8	0,2
länger als 5 Jahre	3,0	0,7
keine Angabe	0,1	1,5

Für die Gruppe der Kinder wurde aus Gründen einer altersgemäßen Operationalisierungsnotwendigkeit die entsprechende Frage mit den dazugehörigen Antwortvorgaben etwas „konkretistischer" aufgebaut, das Antwortbild hierzu ist in der folgenden Tabelle 4 (vgl. Tabelle 4) zusammengefaßt.

Tabelle 4: Zeitpunkt des letzten Zahnarztbesuches bei Kindern in Deutschland-Ost und Deutschland-West		
	8/9jährige „Ost" %	8/9jährige „West" %
innerhalb der letzten 3 Monate	60,3	39,2
in diesem Schuljahr	18,7	44,8
im letzten Schuljahr	11,9	11,4
weiter zurück	3,9	2,5
weiß nicht	3,6	1,1
noch nie	1,3	0,9

Dieses zeitliche Inanspruchnahmemuster zeigt zwischen den ostdeutschen Erwachsenen und Jugendlichen und den westdeutschen Erwachsenen und Jugendlichen, wie gerade schon hervorgehoben, keine gravierenden Unterschiede, während die Differenz bei der Kindergruppe zwischen „Ost" und „West" hinsichtlich der Inanspruchnahme im letzten Vierteljahr (IDZ 1989, unveröffentlichtes Material) beachtlich erscheint.

Im folgenden sollen nun diese unterschiedlichen Muster der zeitlichen Inanspruchnahme zahnärztlicher Dienste im Hinblick auf die Zielkrankheiten Karies und Parodontopathien und ihres jeweiligen Versorgungsgrades näher betrachtet werden.

9.2.1 Inanspruchnahmeverhalten und Karies

Korreliert man das zeitliche Muster des Inanspruchnahmeverhaltens mit der Zahngesundheit (gemessen nach dem Indexsystem des DMF-T), dann ergibt sich der – zunächst – überraschende Befund, daß diejenigen, die den Zahnarzt in den letzten 12 Monaten (bei Kindern: letzten Monat) mindestens einmal aufgesucht haben, höhere DMF-T-Werte aufweisen, als diejenige Gruppe, die zahnärztliche Dienste im letzten Kalenderjahr (bei Kindern: länger zurück als letztes Quartal) nicht in An-

Tabelle 5: DMF-T-Komponenten (Mittelwerte) nach Inanspruchnahmeverhalten bei Erwachsenen				
	Total	Inanspruchnahmeverhalten		
		gar nicht	ein- bis zweimal	mehr als zweimal
	Mittelwert	Mittelwert	Mittelwert	Mittelwert
DMF-T	14,5	14,4	13,8	15,2
D-T	0,9	1,9	0,7	0,7
M-T	6,4	8,7	5,0	6,7
F-T	7,2	3,8	8,1	7,8

Tabelle 6: DMF-T-Komponenten (Mittelwerte) nach Inanspruchnahmeverhalten bei Jugendlichen				
	Total	Inanspruchnahmeverhalten		
		gar nicht	ein- bis zweimal	mehr als zweimal
	Mittelwert	Mittelwert	Mittelwert	Mittelwert
DMF-T	4,3	3,2	3,4	5,9
D-T	0,7	1,3	0,5	0,8
M-T	0,1	0,1	0,1	0,2
F-T	3,5	1,8	2,8	4,9

spruch genommen hatte (vgl. Tabellen 5–7). Dieser allgemeine Befund gilt im übrigen für alle Altersgruppen gleichermaßen.

Eine nähere Betrachtung der Einzelkomponenten des DMF-T-Index macht aber schnell deutlich, welche Gründe für diesen allgemeinen Befund tragend sind: In allen drei Altersgruppen ist es im entscheidenden Maße die F-Komponente, also der Anteil der (wegen Karies) gefüllten Zähne, die für diese Differenz verantwortlich zu machen ist; dies gilt gleichermaßen auch für die Milchzahnwerte in der Kindergruppe der 8/9jährigen. Umgekehrt ist der Anteil der D-Komponente, also der Anteil der (wegen Karies) zerstörten Zähne bei denjenigen Teilgruppen höher, deren Zahnarztbesuch länger zurückliegt.

Damit folgt aus dem Zahlenmaterial der Tabellen 5–7 zweierlei: Zum einen sind offensichtlich diejenigen Personen, *die einen Zahnarzt häufiger aufsuchen, auch diejenigen, die insgesamt über mehr Karieserfahrungen verfügen, also eine höhere Karieslast auf sich vereinigen.* Dies

Tabelle 7: DMF-T-Komponenten (Mittelwerte) und dmf-t-Komponenten (Mittelwerte) nach Inanspruchnahmeverhalten bei Kindern				
	Total	Inanspruchnahmeverhalten		
		länger zurück	letztes Quartal	letzten Monat
	Mittelwert	Mittelwert	Mittelwert	Mittelwert
DMF-T (bleib. Zähne)	1,1	0,8	1,1	1,3
dmf-t (Milchzähne)	3,8	3,5	4,1	4,0
D-T	0,2	0,3	0,2	0,2
d-t	1,2	1,3	1,1	1,0
M-T	0,0	0,0	0,0	0,0
m-t	0,7	0,7	0,8	0,7
F-T	0,8	0,5	0,9	1,1
f-t	1,9	1,5	2,1	2,2

deckt sich mit den Erkenntnissen aus der IDZ-Basisstudie von 1989, nach denen auch für die westdeutsche Bevölkerung eine stark beschwerdengesteuerte Inanspruchnahme zahnärztlicher Dienste zu konstatieren war (vgl. Bauch, Eder-Debye und Micheelis 1991). Zum anderen ist festzustellen, daß – wohl naturgemäß – diejenige Bevölkerungsgruppe eine wesentlich bessere Kariessanierung aufweist, die den Zahnarzt in den letzten 12 Monaten mindestens einmal aufgesucht hatte. Die Auswirkungen des zeitlichen Musters der Inanspruchnahme auf die Versorgung kariöser Läsionen wird noch deutlicher, wenn man für die einzelnen Altersgruppen der untersuchten ostdeutschen Bevölkerung den mittleren Kariessanierungsgrad [F/(D + F) x 100] in Prozent rechnet (vgl. Tabellen 8 und 9).

Tabelle 8: Mittlerer Kariessanierungsgrad nach Inanspruchnahme des Zahnarztes bei Erwachsenen und Jugendlichen				
	Total	Inanspruchnahmeverhalten		
		gar nicht	ein- bis zweimal	mehr als zweimal
	%	%	%	%
35–54jährige	85,6	62,7	90,8	89,4
13/14jährige	82,6	54,1	84,8	87,5

Tabelle 9: Mittlerer Kariessanierungsgrad nach Inanspruchnahme des Zahnarztes bei Kindern				
	Total	Inanspruchnahmeverhalten		
		länger zurück	letztes Quartal	letzten Monat
	%	%	%	%
Milchzähne	62,4	56,9	64,3	67,8
bleibende Zähne	78,3	63,5	81,1	88,1

So zeigt sich, daß diejenige Teilgruppe der Erwachsenen und Jugendlichen in den neuen Bundesländern, die einen Zahnarzt im letzten Jahr „mehr als zweimal" aufgesucht haben, einen um rund 26 % – 34 % höheren Kariessanierungsgrad aufweisen als diejenige Teilgruppe, die in diesem Zeitraum „gar nicht" zahnärztliche Dienste in Anspruch genommen hatte. Bei der Kinderstichprobe liegen die entsprechenden Differenzwerte zwischen rund 11 % (Milchzähne) und rund 25 % (bleibende Zähne), bezogen auf den Zeitraum „letzter Monat" versus „länger zurück". In diesen Zahlen drückt sich ganz fraglos auch die außerordentlich *große Dynamik des zahnärztlichen Versorgungsgeschehens in den neuen Bundesländern im Zeitraum Frühjahr 1991 bis Frühjahr 1992 aus.*

Über die Häufigkeitsstruktur des zeitlichen Inanspruchnahmemusters in der ostdeutschen Bevölkerung geben die folgenden Tabellen 10 und 11 (vgl. Tabellen 10 und 11) Auskunft:

Tabelle 10: Verteilungsmuster zur zeitlichen Inanspruchnahme des Zahnarztes bei Erwachsenen und Jugendlichen		
	35 – 54jährige	13/14jährige
	%	%
„gar nicht"	17,4	12,2
„ein- bis zweimal"	39,0	50,7
„mehr als zweimal"	43,6	37,0

Es zeigt sich, daß 33 % aller Kinder, 37 % aller Jugendlichen und 44 % aller Erwachsenen in Ostdeutschland einen besonders frequenzintensiven Kontakt zu dem zahnärztlichen Versorgungssystem im sozialwis-

Tabelle 11: Verteilungsmuster zur zeitlichen Inanspruchnahme des Zahnarztes bei Kindern	
	8/9jährige
	%
„länger zurück"	40,2
„letztes Quartal"	26,5
„letzten Monat"	33,2

senschaftlichen Erhebungsteil zu Protokoll gegeben haben. Die Häufigkeitsangaben zur Zahl der erfolgten Zahnarztbesuche in dem entsprechenden Zeitraum schwanken in der Erwachsenengruppe zwischen 3 und 25 Besuchen und in der Jugendlichengruppe zwischen 3 und 13 Besuchen (jeweils Min-Max-Werte).

9.2.2 Inanspruchnahmeverhalten und Parodontalgesundheit

Nicht nur für den Erkrankungsbereich der Karies, sondern auch für den Bereich der Zahnbetterkrankungen lassen sich statistische Beziehungen zwischen der Krankheitshäufigkeit und dem Motivmuster der Inanspruchnahme zahnärztlicher Dienste aufweisen. Dazu wird im folgenden ausschließlich auf die Ergebnisse der Erwachsenenstichprobe Bezug genommen, da die Fallzahlen bei der Kinder- und Jugendlichenstichprobe für einen Intragruppenvergleich statistisch zu klein erscheinen (vgl. hierzu auch Kapitel 7).

So ist in der Teilgruppe der nur geringfügig Parodontalerkrankten (maximaler CPITN-Grad 0–2) das „kontrollorientierte" Motivmuster für den Zahnarztbesuch mit einem Anteil von 60,5 % deutlich stärker ausgeprägt als in der Teilgruppe der Schwererkrankten (maximaler CPITN-Grad 4) mit einem Häufigkeitsanteil von 39,7 % (vgl. Tabelle 12).

Umgekehrt ist das allgemeine Inanspruchnahmemuster „nur bei Schmerzen/bei Beschwerden" in der Teilgruppe mit schwererer Parodontitis mehr als dreifach (!) so hoch ausgeprägt als in der entsprechenden Referenzgruppe mit geringgradiger Parodontitis.

Auch im Hinblick auf das zeitliche Inanspruchnahmemuster wird dieser allgemeine Zusammenhang bestätigt: Erwachsene, die in den letzten 12 Monaten mindestens einmal einen Zahnarzt aufgesucht haben, zeigen eine fast dreifach bessere Parodontalgesundheit (Gradationen 0–2) als diejenigen, die in diesem Zeitraum keine zahnärztlichen Dienste in Anspruch genommen hatten (vgl. Tabelle 13).

Tabelle 12: Schweregrad parodontaler Erkrankungen (maximaler CPITN-Wert) nach Motivmuster zahnärztlicher Inanspruchnahme in der Erwachsenengruppe (35–54 Jahre)			
	parodontales Erkrankungsniveau		
	gering (0–2) %	mittel (3) %	schwer (4) %
Kontrollbesuch 1/4jährlich	13,7	11,9	9,2
Kontrollbesuch 1/2jährlich	60,5	45,1	39,7
Kontrollbesuch 1/1jährlich	13,7	18,4	14,1
Kontrollbesuch seltener	1,6	3,3	3,2
Kontrollbesuch unregelmäßig	2,1	4,2	4,9
nur bei Schmerzen/ nur bei Beschwerden	7,9	16,9	28,8

Tabelle 13: Schweregrad parodontaler Erkrankungen (maximaler CPITN) nach Zeitmuster zahnärztlicher Inanspruchnahme in der Erwachsenengruppe			
	Inanspruchnahmeverhalten		
	gar nicht %	ein- bis zweimal %	mehr als zweimal %
CPITN-Gradation 0	–	–	0,6
CPITN-Gradation 1	3,9	6,0	6,6
CPITN-Gradation 2	9,4	21,8	22,3
CPITN-Gradation 3	46,5	50,9	41,7
CPITN-Gradation 4	33,9	19,3	27,0

Bedeutsam bzw. von versorgungspolitischer Relevanz erscheint in diesem Kontext ferner, daß 70 % der schwer Parodontalerkrankten in der Erwachsenenbevölkerung der 35–54jährigen in den neuen Bundesländern sich bisher keiner Zahnfleischbehandlung unterzogen haben (vgl. Tabelle 14) – ein Anteilswert, der in einem etwas höheren Rahmen (+ 10 Prozentpunkte) liegt als die ermittelten Häufigkeitsverteilungen zu der entsprechenden Problematik in der IDZ-Basisstudie von 1989 in den alten Bundesländern (vgl. Bauch, Eder-Debye und Micheelis, 1991).

Tabelle 14: Versorgungsprävalenz parodontaler Erkrankungen in „Ost" und „West" der Erwachsenenstichproben (35–54 Jahre)						
	„Ost"			„West"		
	Erkrankungsgrad			Erkrankungsgrad		
	gering	mittel	schwer	gering	mittel	schwer
	%	%	%	%	%	%
„ja" – jemals Behandlung des Zahnfleisches unterzogen	12,1	18,1	28,3	17,8	25,3	37,8
„nein" – niemals Behandlung des Zahnfleisches unterzogen	86,3	81,0	70,1	81,9	73,8	62,2

Dabei ist allerdings zu berücksichtigen, daß der Anteil der Personen mit schwerer Parodontitis im Ostteil Deutschlands mit 21,8 % für die Altersgruppe der 35–44jährigen (versus „West": 15,3 %) und mit 30,2 % für die Altergruppe der 45–54jährigen (versus „West": 20,5 %) signifikant ($p = 0,000$ bzw. $p = 0,0013$/chi-Quadrat-Test) höher liegt als in den entsprechenden Referenzgruppen für die alten Bundesländer (vgl. hierzu auch Kapitel 7).

9.3 Das Mundhygieneverhalten

Zur Ermittlung des Mundhygieneverhaltens wurde entsprechend der IDZ-Basisstudie von 1989 ein Index gebildet, der eine Klassifikation „schlechte" und „gute" Mundhygiene ermöglichen sollte. Als „gute Mundhygiene" wurde klassifiziert, wenn nach subjektiver Angabe mindestens „zweimal täglich die Zähne geputzt" wurden, wenn mindestens zweimal angegeben wurde, daß „nach einer Mahlzeit" bzw. „vor dem Ins-Bett-Gehen" geputzt wurde und wenn die Putzdauer „mindestens 1 1/2 Minuten" betrug. Alle, die diese drei Kriterien in der genannten Ausprägung nicht erfüllten, wurden unter „schlechte Mundhygiene" klassifiziert. Wie bei der Indexbildung für das Inanspruchnahmeverhalten wurde für die Kindergruppe auch der Mundhygieneindex etwas anders gebildet. Bei den Kindern konnte das Kriterium „Putzdauer" (Problem: Zeitgefühl bei Kindern!) nicht erhoben werden; der Index basiert hier auf den Angaben der Kinder zum Thema: allgemeine Gewohnheiten beim Zähneputzen.

Bezogen auf die verschiedenen Altersgruppen ergibt sich folgendes Bild zur Klassifikation des Mundhygieneniveaus (vgl. Tabelle 15):

Tabelle 15: Klassifikation der Mundhygiene in den drei Altersgruppen			
	Kinder	Jugendliche	Erwachsene
	%	%	%
Mundhygiene „gut"	36,6	29,0	12,4
Mundhygiene „schlecht"	63,4	71,0	87,6

Im Vergleich zu dem ermittelten Mundhygieneniveau in der westdeutschen Bevölkerung im Rahmen der IDZ-Basisstudie von 1989 (vgl. Bauch, Eder-Debye und Micheelis, 1991) fällt auf, daß sich in der Kinder- und Jugendlichengruppe nur recht wenig Unterschiede zwischen „Ost" und „West" feststellen lassen, lediglich bei den Erwachsenen überrascht der deutlich geringere Anteil „guter Mundhygieniker" in Ostdeutschland als in der entsprechenden Referenzgruppe in Westdeutschland (12,4 % versus 23,4 %). Hier dürfte auch ein wesentlicher ätiologischer Faktor für die deutlich höhere Parodontitisprävalenz (vgl. hierzu auch Kapitel 7) in der ostdeutschen Erwachsenenbevölkerung auszumachen sein. Zu berücksichtigen ist in diesem Zusammenhang allerdings auch, daß hier ebenfalls Faktoren aus dem Ernährungsbereich (z. B. Art und Umfang der täglichen Vitaminzufuhr) kausal auf die quantitative Krankheitsausformung durchschlagen könnten.

Wie bereits für das Inanspruchnahmeverhalten festgestellt, zeigt sich auch im Hinblick auf das Mundhygieneverhalten ein soziologischer Zusammenhang mit dem Bildungsgrad und der beruflichen Stellung (sprich: sozialer Qualifikationsstatus) der befragten Probanden. Dieser Zusammenhang ist allerdings nur für die Kindergruppe deutlich erkennbar, während er für die Jugendlichen- und Erwachsenenkohorte statistisch nicht gesichert werden kann (vgl. Tabelle 16).

Im Rahmen der Grundauswertung des vorliegenden Datensatzes kann dieser sozialisationstheoretisch sicherlich etwas überraschende Befund – also die Nichtsozialgruppenabhängigkeit des Mundhygieneverhaltens bei Jugendlichen und Erwachsenen – nicht analytisch aufgehellt werden; hier besteht weiterer Forschungsbedarf.

Tabelle 16: Klassifiziertes Mundhygieneniveau nach sozialem Qualifikationsstatus der Probanden bzw. der Elterngruppe			
	Sozialer Qualifikationsstatus		
	hoch	mittel	niedrig
	%	%	%
Kinder			
Mundhygiene „gut"	54,5	40,0	35,0
Mundhygiene „schlecht"	45,5	60,0	65,0
Jugendliche			
Mundhygiene „gut"	30,5	26,6	32,4
Mundhygiene „schlecht"	69,5	73,4	67,6
Erwachsene			
Mundhygiene „gut"	13,8	12,9	11,1
Mundhygiene „schecht"	86,2	87,1	88,9

Im Hinblick auf die Geschlechtsabhängigkeit des Mundhygieneniveaus in der ostdeutschen Bevölkerung bestätigen die Auswertungen erneut die mittlerweile geläufige Erkenntnis der oralen Präventivmedizin, nach der das weibliche Geschlecht eine insgesamt bessere Zahn- und Mundpflege betreibt (vgl. Tabelle 17).

Tabelle 17: Klassifiziertes Mundhygieneniveau nach Geschlechtszugehörigkeit der Probandenstichproben						
	Kinder		Jugendliche		Erwachsene	
	männl.	weibl.	männl.	weibl.	männl.	weibl
	%	%	%	%	%	%
Mundhygiene „gut"	35,3	37,8	21,2	36,6	7,3	17,2
Mundhygiene „schlecht"	64,7	62,2	78,8	63,4	92,7	82,8

Auch dieser Gesichtspunkt des geschlechtsspezifischen Mundhygieneniveaus erscheint für eine zielgruppengerechte Ansprache im Rahmen der Planung, Durchführung und Evaluierung gruppen- und individualprophylaktischer Maßnahmen und Kampagnen (vgl. Bartsch und Bauch, 1992) von erheblicher Bedeutung.

9.3.1 Mundhygieneverhalten und Karies

Zahn- und Zahnbetterkrankungen sind bekanntermaßen Erkrankungsformen, denen durch spezifische Verhaltensweisen wie Mundhygiene, Einschränkung des Zuckerkonsums, Fluoridanwendung und frühzeitige Kontrollbesuche beim Zahnarzt wirksam und ursachengerecht vorgebeugt werden kann (vgl. z. B. König, 1987; Hellwege, 1992; Hendriks und Schneller, 1992; Micheelis und Schneller, 1993). Vor diesem Hintergrund erscheint die Frage auf der sozialepidemiologischen Ebene aufschlußreich, in welchem Umfang sich der Faktor „gute" Mundhygiene in der gemessenen Kariesprävalenz einer Population korrelationsstatistisch niederschlägt.

Die Auswertungen des vorliegenden Datenmaterials lassen auf der aggregierten Zahlenebene nur äußerst schwache – allenfalls Tendenzen – bis gar keine Zusammenhänge zwischen dem Niveau der praktizierten Mundhygiene und der Kariesprävalenz (DMF-T) erkennen (vgl. Tabelle 18).

Auch wenn man das strengere Maß der Karies-Schwere (gemäß DMF-S/dmf-s) zugrunde legt, welches den Zustand der einzelnen Zahnflächen klinisch beurteilt, ändert sich an dieser schwachen Zusammenhangsstruktur aus statistischer Sicht nur wenig (vgl. Tabelle 19).

Diese gerade vorgestellten sozialepidemiologischen Korrelationen zur Kariesmorbidität schlagen einen Bogen zu der häufig in der Öffentlichkeit übersehenen klinischen Erkenntnis, daß eine kariostatische Wirksamkeit des Zähnebürstens nur mit Einschränkungen und nur unter bestimmten Bedingungen angenommen werden kann; insbesondere Faktoren wie der Fluoridgehalt der verwendeten Zahnpasta oder des Zeitpunktes bei der Entfernung der vergärbaren Speisereste müssen hier berücksichtigt werden (vgl. Ainamo und Parviainen, 1979; Marthaler, 1992).

Vor diesem Hintergrund ist klar, daß eine gruppenstatistische Auszählung der klinischen Kariesbefunde nach dem allgemeinen Mundhygieneniveau nur sehr grobe Anhaltspunkte für die Auswirkung auf das Kariesvorkommen liefern kann; hier wäre eigentlich der methodische Typus einer Längsschnittstudie vorzuziehen, der den Zeitfaktor als entscheidenden Vorteil in der Beobachtung in sich trägt und in Kombina-

Tabelle 18: Karieserfahrungen (DMF-T/dmf-t) nach Mundhygieneniveau bei Kindern, Jugendlichen und Erwachsenen

	Mundhygiene „gut"	Mundhygiene „schlecht"
	Mittelwert	Mittelwert
Kinder		
DMF-T	1,0	1,1
D-T	0,2	0,2
M-T	–	–
F-T	0,8	0,9
dmf-t	3,7	3,9
d-t	1,1	1,3
m-t	0,6	0,8
f-t	2,0	1,9
Jugendliche		
DMF-T	4,3	4,3
D-T	0,6	0,8
M-T	0,1	0,1
F-T	3,6	3,4
Erwachsene		
DMF-T	14,5	14,6
D-T	6,1	6,4
M-T	0,7	0,9
F-T	7,7	7,2

Tabelle 19: Kariesschweregraderfahrungen (DMF-S/dmf-s) nach Mundhygieneniveau bei Kindern, Jugendlichen und Erwachsenen

	Mundhygiene „gut"	Mundhygiene „schlecht"
	Mittelwert	Mittelwert
Kinder		
DMF-S	1,1	1,2
dmf-s	6,8	8,2
Jugendliche		
DMF-S	4,9	5,0
Erwachsene		
DMF-S	51,1	51,3

tion mit einer genauen Kontrolle der Einzelvariablen zur Mundhygiene eine wesentlich differenziertere Effektabschätzung erlauben würde.

9.3.2 Mundhygieneverhalten und Parodontalgesundheit

Der große Einfluß des praktizierten Mundhygieneverhaltens auf den Zustand der intraoralen Weichgewebe und damit auch auf den Zustand des Zahnhalteapparates ist klinisch insgesamt unumstritten (vgl. z. B. König, 1987; Hellwege, 1992; Marthaler, 1992). Die kombinierte Auswertung der entsprechenden befund- und verhaltensbezogenen Variablen im Rahmen der vorliegenden Querschnittsstudie ermöglicht eine Replikation dieser klinischen Grunderkenntnis im Sinne einer statistischen Tendenz, da offenkundig auch hier – wie bereits bei den entsprechenden Kariesauswertungen weiter oben methodisch hervorgehoben – eigentlich mehrere parodontitisätiologische Faktoren gleichzeitig und wohl noch dazu in unterschiedlicher Richtungskombination durchschlagen (vgl. Tabelle 20). So zeigt sich vor allem für die Erwachsenengruppe der 35–54jährigen ein recht klarer Unterschied für die Prävalenzausformung schwerer Formen der Parodontitis (CPITN-Grad 4) in Abhängigkeit von der praktizierten Mundhygiene, während er für die Jugendlichen- und Kinderstichprobe statistisch nicht aufgezeigt werden kann; dafür kann bei den letztgenannten Alterskohorten zumindest ein gewisser „Putzeffekt" für den Zustand des Zahnfleisches (gemessen über den PBI-Index) statistisch nachvollzogen werden (vgl. Tabelle 21).

Tabelle 20: Verteilung der CPITN-Gradationen (Maximalwerte) bei den drei Altersgruppen nach Mundhygieneniveau						
	Mundhygiene „gut"			Mundhygiene „schlecht"		
	8/9*	13/14	35–54	8/9*	13/14	35–54
	%	%	%	%	%	%
CPITN-Grad 0	3,6	2,6	–	2,7	1,8	0,3
CPITN-Grad 1	94,7	87,9	12,1	95,0	91,2	5,0
CPITN-Grad 2	1,8	8,6	20,9	1,8	5,6	19,7
CPITN-Grad 3	–	0,9	45,1	–	1,4	46,2
CPITN-Grad 4	–	–	17,6	–	–	26,2

* bei Kindergruppe nur bis Gradation 2 zu erheben

Tabelle 21: Verteilung der PBI-Gradationen (Maximalwerte) bei den drei Altersgruppen nach Mundhygieneniveau						
	Mundhygiene „gut"			Mundhygiene „schlecht"		
	8/9	13/14	35–54	8/9	13/14	35–54
	%	%	%	%	%	%
PBI-Grad 0	24,9	11,2	12,1	25,6	6,0	14,5
PBI-Grad 1	43,8	39,7	29,7	40,2	28,9	24,2
PBI-Grad 2	29,6	43,1	35,2	31,1	52,8	38,7
PBI-Grad 3	1,8	6,0	15,4	2,7	11,6	17,8
PBI-Grad 4	–	–	3,3	–	0,7	2,3

Sehr viel klarer zeigt sich allerdings der Effekt der Mundhygiene hinsichtlich der ätiologischen Voraussetzungen für die Krankheitsauslösung der (marginalen) Parodontitis und der Zahnkaries, wenn man das praktizierte Mundhygieneniveau mit der Prävalenz der Zahnplaque (beurteilt durch die zahnmedizinischen Befunder) korreliert (vgl. Tabelle 22).

Tabelle 22: Verteilung der Plaqueprävalenz bei den drei Altersgruppen nach Mundhygieneniveau						
	Mundhygiene „gut"			Mundhygiene „schlecht"		
	8/9	13/14	35–54	8/9	13/14	35–54
	%	%	%	%	%	%
Plaque vorhanden (sichtbar)	35,5	26,7	25,3	41,6	39,1	35,2
Plaque nicht vorhanden	60,4	71,6	72,5	55,7	60,6	63,4

Die Probanden mit guter Mundhygiene zeigen zwischen 6 % bis 12 % niedrigere Anteilswerte hinsichtlich der sichtbaren Zahnplaque gegenüber denjenigen, die eine schlechte Mundhygiene betreiben (vgl. zu dem Gesamtkomplex auch Kapitel 7).

9.4 Das Ernährungsverhalten

Als dritter wesentlicher Risikofaktorenbereich für die Entstehung von Karies und marginaler Parodontitis soll im folgenden das Ernährungsverhalten der ostdeutschen Bevölkerung eingehender betrachtet werden; dabei soll naturgemäß das Hauptaugenmerk auf dem Faktor „Zuckerkonsum" bzw. „Süßigkeitenkonsum" wegen seines besonderen Erkrankungspotentials liegen. Aus Gründen der inhaltlichen Straffung der zu bearbeitenden Selbstausfüllbögen (vgl. hierzu auch Kapitel 3) wurde die Abfrage zu den Ernährungsgewohnheiten auf das präventivmedizinisch besonders heikle Thema der „Zwischenmahlzeiten/Zwischendurchschleckereien" beschränkt.

Zunächst zeigt sich, daß jeweils über 4/5 der Jugendlichen und Erwachsenen angeben, außerhalb der Hauptmahlzeiten, also außerhalb Frühstück, Mittag- und Abendessen, irgendwelche Kleinigkeiten zu sich zu nehmen (vgl. Tabelle 23). Die durchschnittliche Verzehrsfrequenz liegt bei den Jugendlichen bei rund 2,7 Zwischenmahlzeiten und bei den Erwachsenen bei durchschnittlich 1,8 Zwischenmahlzeiten jeweils pro Tag.

Tabelle 23: Einnahme von Zwischenmahlzeiten * bei Jugendlichen und Erwachsenen		
	13/14jährige	35–54jährige
	%	%
ja	87,4	85,0
nein	0,8	12,7
keine Angabe	11,8	2,3

* Filterfrage wurde nicht bei den 8/9jährigen gestellt

Die inhaltliche Analyse über die Art der verzehrten Zwischenmahlzeiten läßt erkennen, daß in der ostdeutschen Bevölkerung im wesentlichen drei Gruppen von Nahrungsmitteln das Eßverhalten außerhalb der Hauptmahlzeiten prägen: Ganz oben in der Beliebtheitshierarchie steht – und zwar sowohl bei den Kindern als auch bei den Jugendlichen und den Erwachsenen – „frisches Obst/Gemüse", dicht gefolgt von „Süßigkeiten" (bei Kindern und Jugendlichen) bzw. „gesüßtem Joghurt/Quark/Müsli" (bei Erwachsenen) und als dritte Kategorie „Fruchtjoghurt/Quark mit Zucker" (bei Kindern) bzw. „Chips/Flips/Erdnüsse/Pommes Frites" (bei Jugendlichen) bzw. „Süßigkeiten" (bei Erwachsenen). Aus sowohl ernährungsphysiologischer als auch speziell zahngesundheitlicher Sicht scheint vor allem die hohe Präferenz von Süßigkeiten bei den Kindern

Tabelle 24: Art der Zwischenmahlzeiten nach Altersgruppen und nach Geschlecht						
	8/9jährige		13/14jährige		35–54jährige	
	männl.	weibl.	männl.	weibl.	männl.	weibl.
	%	%	%	%	%	%
Brot mit Wurst/Käse	20,6	26,8	20,2	11,9	28,8	14,1
Brötchen/Brezeln ohne Belag	30,9	19,6	15,2	14,4	4,8	2,7
Frisches Obst/Gemüse	88,7	86,1	66,2	84,2	56,2	75,9
Süßigkeiten	74,7	72,2	47,5	62,4	23,2	24,7
Kuchen/Kekse/Waffeln/Müsliriegel	45,4	40,7	33,8	22,8	16,7	19,4
Eis/Pudding/Griesbrei/Milchreis	57,2	53,6	39,9	47,5	11,6	10,9
gesüßter Joghurt/Quark mit Zucker	56,2	55,7	40,9	47,5	19,5	38,5
Chips/Erdnüsse/Pommes frites etc.	57,2	52,6	53,5	47,0	20,6	14,6
ungesüßter Joghurt/Diabetikergebäck etc.*	–	–	10,6	11,4	5,9	14,6
Sonstiges	7,2	11,9	21,2	15,4	9,0	11,9

* nicht bei 8/9jährigen erhoben

mit einem Nennungsanteil von knapp 74 % und bei den Jugendlichen mit einem Nennungsanteil von rund 55 % als problematisch (vgl. Tabelle 24).

Positiv ist sicherlich in diesem Zusammenhang zu vermerken, daß der Verzehr von Frischobst und Gemüse in Deutschland-Ost einen insgesamt sehr hohen Stellenwert bei den Zwischenmahlzeiten aufweist; hierzu dürfte das breite Warenangebot, das nach der politischen Wende in den neuen Bundesländern Einzug gehalten hat, entscheidend beigetragen haben. Andererseits und wohl ebenso mit den neuen Warenangeboten verknüpft, dürfte der breite Konsum der gesamten industriellen Süßwarenpalette durch eben diese ökonomischen Makroentwicklungen entscheidend gefördert worden sein. Ganz generell ist davon auszugehen, daß es mit der Wiedervereinigung der beiden deutschen Staaten auch auf dem Gebiet der sozialen Verzehrsgewohnheiten von Nahrungsmitteln zu einer recht schnellen und zunehmenden Annäherung zwischen Deutschland-Ost und Deutschland-West gekommen sein dürfte (vgl. Müller und Johnsen, 1992).

Im Hinblick auf schichtspezifische Aspekte in der Präferenzstruktur von Zwischenmahlzeiten lassen die Auswertungen für die Kinder- und Jugendlichenstichprobe erkennen, daß ein erhöhter Süßigkeiten- bzw. Zuckerkonsum der statistischen Tendenz nach mit einem niedrigeren Sozialstatus der Familiengruppe verknüpft ist; allerdings ist dieser zahlenmäßige Zusammenhang nicht sehr extrem ausgeprägt und darüber hinaus speziell für die Erwachsenenstichprobe nicht replizierbar (vgl. Tabelle 25).

Tabelle 25: Zuckerhaltige Zwischenmahlzeiten nach sozialem Qualifikationsstatus in den drei Altersgruppen				
	Total	Sozialer Qualifikationsstatus		
		hoch	mittel	niedrig
	%	%	%	%
Kinder				
Süßigkeiten	73,5	74,8	70,3	78,7
Kuchen/Kekse usw.	43,0	38,2	45,9	43,7
Jugendliche				
Süßigkeiten	55,0	48,8	58,0	54,1
Kuchen/Kekse usw.	28,2	20,7	31,4	27,9
Erwachsene				
Süßigkeiten	23,9	25,4	26,1	20,1
Kuchen/Kekse usw.	18,1	16,2	16,1	21,7

Ein allgemeines Zusammenhangsmuster zwischen Sozialstatus (bzw. Bildungstatus) und Intensität des Zuckerkonsums konnte bereits auch in der IDZ-Basisstudie von 1989 für die westdeutsche Bevölkerung nachgewiesen werden (vgl. Bauch, Eder-Debye und Micheelis, 1991).

9.4.1 Ernährungsverhalten und Karies

Es wurde bereits hervorgehoben, daß die häufige Anwesenheit von Zucker im Mund unmittelbar auf die Kariesentwicklung Einfluß nimmt. Gruppiert man das vorliegende Ergebnismaterial unter dem Gesichtspunkt, in welchem Ausmaß die untersuchten Personen unter Zahnkaries leiden, und korreliert diese Schweregradgruppen mit ihrer Präferenzneigung zu „süßen Zwischenmahlzeiten", so ergeben sich folgende altersspezifischen Verteilungsbilder (vgl. Tabellen 26–28).

Tabelle 26: Präferenz zu „süßen Zwischenmahlzeiten" in Abhängigkeit vom Schweregrad (nach DMF-T) des Kariesbefalls bei Kindern

	Schweregrad des Kariesbefalls		
	naturgesund	mittel	hoch
	(0)	(1–3)	(> 3)
	%	%	%
Süßigkeiten	69,2	77,8	78,6
Kuchen/Kekse usw.	43,4	42,6	42,9
Eis, Pudding usw. ...	53,5	57,4	57,1

Tabelle 27: Präferenz zu „süßen Zwischenmahlzeiten" in Abhängigkeit vom Schweregrad (nach DMF-T) des Kariesbefalls bei Jugendlichen

	Schweregrad des Kariesbefalls		
	niedrig	mittel	hoch
	(0–3)	(4–8)	(> 8)
	%	%	%
Süßigkeiten	55,1	53,9	58,0
Kuchen, Kekse usw.	31,4	24,2	30,0
Eis, Pudding usw. ...	36,8	45,5	64,0

Tabelle 28: Präferenz zu „süßen Zwischenmahlzeiten" in Abhängigkeit vom Schweregrad (nach DMF-T) des Kariesbefalls bei Erwachsenen

	Schweregrad des Kariesbefalls		
	niedrig	mittel	hoch
	(0–10)	(11–21)	(> 21)
	%	%	%
Süßigkeiten	19,3	27,3	12,3
Kuchen, Kekse usw.	14,6	17,9	27,4
Eis, Pudding usw. ...	8,8	11,3	16,4

Insgesamt zeigt sich also ein *Zusammenhang bei allen drei befragten und untersuchten Altersgruppen zwischen der Intensität des Kariesbefalls und dem mitgeteilten Präferenzausmaß für "süße Zwischenmahlzeiten"*. Daß diese statistische Zusammenhangsstruktur in ihrer zahlenmäßigen Ausformung nicht ganz so prägnant wie in der IDZ-Basisstudie von 1989 aufgezeigt werden kann, hat mutmaßlich methodische Gründe: In der IDZ-Basisstudie wurde für den "Zuckerkonsum" ein mehrdimensionaler Summenscore gerechnet, der sehr unterschiedliche Verzehrsaspekte von süßen Nahrungsmitteln, von süßen Getränken und spezifischen Zwischenmahlzeiten zusammengefaßt hatte, während in der vorliegenden Auswertung aufgrund der reduzierten Verzehrsabfrage (im Rahmen eines Selbstausfüllbogens) nur eine einfache Grunderhebung über das habituelle Präferenzmuster von Zwischenmahlzeiten überhaupt realisiert werden konnte.

Es mag aber auch sein, daß hier ein insgesamt wesentlich kürzerer Expositionszeitraum (im Hinblick auf die zeitlichen Aspekte bei den Verzehrsgewohnheiten süßer Zwischenmahlzeiten) für die etwas geringeren Häufigkeitsunterschiede verantwortlich gemacht werden muß; die Verfügbarkeit über "süße Zwischendurchprodukte" dürfte erst mit der Etablierung der neuen Absatzmärkte nach der politischen Wende in Ostdeutschland deutlich zugenommen haben.

9.4.2 Ernährungsverhalten und Parodontalgesundheit

Im Hinblick auf die Parodontalgesundheit zeigen die vorliegenden Kreuzzählungen erwartungsgemäß keine spezifischen Beziehungen zwischen den Verzehrsgewohnheiten von Zwischenmahlzeiten einerseits und dem Schweregrad der Zahnerkrankung andererseits. Die folgende tabellarische Darstellung (vgl. Tabelle 29) ist in diesem Zusammenhang ausschließlich auf die Erwachsenenstichprobe der 35 – 54jährigen bezogen, da bereits aus formalstatistischen Gründen eine Aufsplitterung des Ergebnismaterials wegen der teilweise geringen Fallzahlen (zwischen n = 5 und n = 12) bei der Kinder- und Jugendlichenstichprobe ausscheiden mußte. Aus sozialmedizinischer Sicht kann die Nichtkorrelation zwischen süßer Ernährungsweise und klinischem Zustand des Zahnbettes nicht verwundern, da sowohl Gingivitis als auch die marginale Parodontitis vor allem über die Mundhygiene beeinflußt werden (Marthaler, 1992; Rateitschak, 1992).

Aufschlußreich und konsistent zu den Ergebnissen der IDZ-Basisstudie von 1989 (Bauch, Eder-Debye und Micheelis, 1991) erscheint zu diesem Gesamtkomplex von Ernährung und Mundgesundheit auch, daß sich nur sehr geringe Zusammenhänge zwischen dem Niveau der praktizierten Mundhygiene und den gewohnheitsmäßigen Präferenzstrukturen "süßer Zwischenmahlzeiten" finden lassen (vgl. Tabelle 30). *Ganz offensichtlich*

Tabelle 29: Präferenz für „süße Zwischenmahlzeiten" in Abhängigkeit vom Schweregrad (nach CPITN) der Parodontalerkrankungen bei Erwachsenen			
	Schweregrad der Parodontalerkrankung		
	gering	mittel	schwer
	(0–2)	(3)	(4)
	%	%	%
Süßigkeiten	26,8	24,9	21,2
Kuchen/Kekse usw.	18,4	16,9	19,0
Eis/Pudding usw.	8,4	11,3	14,7

Tabelle 30: Präferenz für „süße Zwischenmahlzeiten" in Abhängigkeit vom praktizierten Mundhygieneniveau (ex-post-Index) in allen drei Altersgruppen						
	Kinder		Jugendliche		Erwachsene	
	Mundhygiene		Mundhygiene		Mundhygiene	
	gut	schlecht	gut	schlecht	gut	schlecht
	%	%	%	%	%	%
Süßigkeiten	75,1	72,1	51,7	56,3	23,1	24,1
Kuchen/Kekse usw.	42,0	43,8	25,9	29,2	17,6	18,1
Eis/Pudding usw.	52,1	58,0	38,8	45,8	6,6	11,9

führt eine gute Mundhygiene also zu keinen gravierenden Veränderungen in den Verzehrsgewohnheiten süßer Zwischenmahlzeiten, sondern hat primär einen kompensatorischen (!) Charakter für das praktizierte mundgesundheitsschädliche Ernährungsverhalten. Dies wirft aus präventivmedizinischer Sicht ein Schlaglicht auf die tiefe soziale und emotionale Verwurzelung des eingelebten Ernährungsverhaltens, das sich wohl in einem ganz besonderen Maße verstandesmäßigen Änderungsappellen bzw. Aufklärungskampagnen gegenüber unempfindlich zeigt (Pudel und Westenhöfer, 1991).

9.5 Subjektive Kontrollüberzeugungen zur Zahngesundheit und zur Zahngesundheitsvorsorge

Fraglos gehört gerade die Zahnmedizin zu einer Medizinsparte, bei der die Möglichkeiten der Verhaltensprävention einen herausragenden Stellenwert einnehmen. Sowohl Karies- wie auch Gingivitis- und Parodontitisprophylaxe folgen grundsätzlich – also der Sache nach – recht einfachen Verhaltensänderungen, durch die eine hohe Wahrscheinlichkeit der Krankheitsvermeidung erreicht werden kann (König, 1987; Hellwege, 1992; Micheelis und Schneller, 1993). Hierbei muß allerdings sofort einschränkend hinzugefügt werden, daß sich die „Einfachheit" der Krankheitsprophylaxe auf den sachlichen Komplexitätsgrad der klinischen Krankheitsursachen bezieht und sehr viel weniger auf die Psycho- und Soziologik der erforderlichen Handlungsumsetzung. Sozialwissenschaftliche Modelle des Risikoverhaltens, zu Aspekten der Gesundheitsmotivation und kognitiven Selbststeuerung, zu Aspekten der soziokulturellen Benachteiligung und zu Aspekten sozialer Vergleichsprozesse (von Ferber, 1975; Siegrist, 1988) müssen hier nutzbar gemacht werden. Denn selbstverständlich sind auch Fragen der Mundhygiene, der Ernährungsweise, der oralen Symptomtoleranz, der Fluoridanwendung oder der vorsorgebewußten Inanspruchnahme zahnärztlicher Dienste mit einer Vielzahl gesellschaftlicher Wertvorstellungen, soziokultureller Lebensstile und gesundheitsbezogener Kontrollüberzeugungen der Menschen verknüpft, die steuernd in das persönliche Mundgesundheitsverhalten eingreifen. Dementsprechend stehen die präventionspolitischen Einwirkungsmöglichkeiten auf dem Feld der Zahnmedizin immer unter einer Reihe von strukturellen und personalen Restriktionen, die nicht einfach übersprungen werden können. Vor allem die Erfahrungen, die Menschen nach Art, Dauer und Schweregrad von Oralerkrankungen gemacht haben, aber auch Wissensbestände (Informationen) über die Beeinflussungsmöglichkeiten von Mund- und Zahnerkrankungen und zahnärztliche Versorgungserfahrungen mit dem gesellschaftlichen Gesundheitssystem spielen hier eine außerordentlich wichtige Rolle.

Betrachtet man die gerade aufgezählten Einflußfaktoren auf das oralpräventive Handeln der Menschen sozusagen vom Ergebnis her, das sie bewirkt haben, so zeigt sich, daß Menschen subjektiv sehr unterschiedliche Vorstellungen darüber haben, inwieweit sie auf ihre eigene Gesundheit selbst Einfluß nehmen können. Nach einer in der Forschung recht bekannten Konzeption zum sogenannten „Health locus of control" (Wallston und Wallston, 1982; Lohaus, 1992) lassen sich Personen danach unterscheiden, ob sie Einflußmöglichkeiten auf die Gesundheit eher ihrer eigenen Person zuschreiben (internale Kontrollorientierung), oder ob sie eher anderen Personen oder dem äußeren Schicksal bzw. auch dem Zufall die primäre Verantwortung zuschreiben (externale Kontrollorientierung).

Vor diesem sozialwissenschaftlichen Hintergrund erschien es auch im Rahmen der vorliegenden Mundgesundheitsstudie-Ost interessant, zu erheben, in welcher Weise die Bevölkerung in der ehemaligen DDR ihr subjektives Mundgesundheitsverständnis wahrnimmt, bzw. in welchem Umfang persönliche Einflußmöglichkeiten auf die eigene Zahngesundheit gesehen werden. Im Ergebnis zeigt sich, daß rund 73 % der Erwachsenen und rund 89 % der Jugendlichen meinen, „sehr viel" bis „viel" tun zu können, um die Gesundheit ihrer eigenen Zähne zu erhalten oder zu verbessern; insgesamt wird also ein sehr deutlich internales Kontrollüberzeugungsmuster bei der ganz überwiegenden Mehrheit der ostdeutschen Bevölkerung deutlich (vgl. Tabelle 31). Der Anteil derer, die auf dem Feld der Oralprophylaxe eine vorherrschend fatalistisch-externale oder auch sozial-externale Kontrollorientierung zeigen, liegt demgegenüber zwischen knapp 1 % bei den Jugendlichen und knapp 3 % bei der Erwachsenengruppe.

Dieses Grundergebnis erscheint präventionspolitisch von beachtlichem Wert, da die gesundheitserzieherische Ansprache zum Thema Mund- und Zahngesundheit von einem überwiegend handlungsaktiven Verständnis in der Bevölkerung ausgehen kann. Vergleicht man diese Ergebnisse zu den psychosozialen Kontrollorientierungsmustern in Deutschland-Ost mit den entsprechenden Ergebnissen für die Bevölkerung in Deutschland-West aus der IDZ-Basisstudie (für die Erwachsenengruppe: Micheelis, 1992; für die Jugendlichengruppe: IDZ 1989, unveröffentlichtes Material), so wird deutlich, daß die zahlenmäßigen Ausprägungen insgesamt ein recht ähnliches Profil aufweisen, wenn auch der subjektive Glaube an die Wertigkeit des eigenen Vorsorgehandelns in der ostdeutschen Bevölkerung insgesamt noch etwas stärker ausgeprägt erscheint (vgl. Tabelle 31).

Tabelle 31: Subjektives Wirksamkeitsverständnis* über die Möglichkeit der eigenen Zahngesundheitserhaltung im Ost-West-Vergleich bei Jugendlichen und Erwachsenen

	Jugendliche		Erwachsene	
	Ost	West	Ost	West
	%	%	%	%
man kann **sehr viel** tun	45,2	28,4	32,8	22,0
man kann **viel** tun	43,7	45,7	40,2	47,8
man kann **einiges** tun	9,7	13,6	23,7	23,8
man kann **wenig** tun	0,7	0,9	2,3	1,4
man kann **nichts** tun	0,0	0,0	0,4	0,2
weiß nicht/keine Angabe	0,5	11,5	0,5	4,8

* in der Kindergruppe nicht erhoben

Es ist anzunehmen, daß die deutlich präventive Ausrichtung des gesamten zahnärztlichen Versorgungssystems in der ehemaligen DDR (Bardehle, 1994) hier entsprechende Lern- und Verhaltenseffekte im Laufe der Zeit bei der Bevölkerung bewirkt hat.

Auch das inhaltliche Präventionswissen über die „klassischen" Möglichkeiten zur Krankheitsvermeidung von Zahnkaries und Parodontitis ist in der ostdeutschen Bevölkerung in gleicher Weise bewertungsmäßig ausgerichtet wie in der westdeutschen Bevölkerung (Bauch, Eder-Debye und Micheelis, 1991) und stellt das „richtige Zähneputzen" subjektiv ganz oben an, während die „Fluoridanwendung" in diesem Fragekontext auf den letzten Rangplatz gesetzt wird (vgl. Tabelle 32).

Tabelle 32: Rangplätze (mittlerer Rang 1–4) zur Einschätzung der Wichtigkeit der 4 Säulen oralpräventiver Maßnahmen* bei Jugendlichen und Erwachsenen

	Jugendliche	Erwachsene
richtiges Zähneputzen	1,65	1,52
regelmäßiger Zahnarztbesuch	2,06	1,70
keine, wenig Süßigkeiten	2,26	1,96
Härtung der Zähne mit Fluorid	2,57	2,17

* in der Kindergruppe nicht erhoben

Interessant erscheint im Ost-West-Vergleich auch, daß die Bevölkerung in den neuen Bundesländern (Jugendliche und Erwachsene) die „klassischen Säulen" der Oralprävention aber insgesamt offenbar kontroverser in ihrer Wichtigkeit einordnen als die entsprechenden Altersreferenzgruppen in den alten Bundesländern. Zum Beispiel wird die Maßnahme „keine, wenig Süßigkeiten" von 44 % der Erwachsenengruppe und von 38 % der Jugendlichengruppe in Ostdeutschland auf den Rangplatz 1 gesetzt und andererseits aber auch von 18 % bzw. 20 % derselben Altersgruppen auf Rangplatz 4; für die Maßnahme „Härtung der Zähne mit Fluorid" zeigt sich folgendes Bild: 29 % bzw. 27 % der ostdeutschen Bevölkerung setzen diese Maßnahme auf Rangplatz 1, aber andererseits 22 % bzw. 25 % auf Rangplatz 4. Lediglich bei den Maßnahmen „richtiges Zähneputzen" und „regelmäßiger Zahnarztbesuch" ergibt sich ein weitgehend homogenes Prioritätenbild.

Ganz offensichtlich setzt also die Bevölkerung in den neuen Bundesländern bei der Oralprophylaxe primär auf Verhaltensweisen wie die Mundhygiene und die Inanspruchnahme (zahnärztlicher Dienste) und in deutlich geringerem Umfang auf Beschränkungen im Zuckerkonsum oder eine geeignete Fluoridapplikation (zumindest werden die beiden letztgenannten Maßnahmen hinsichtlich ihres präventiven Potentials sehr kontrovers beurteilt). Wie bereits schon an entsprechender Stelle für die westdeutsche Bevölkerung hervorgehoben (Bauch, Eder-Debye, Micheelis, 1991), sind auch für die ostdeutsche Bevölkerung unter präventivmedizinischen Gesichtspunkten wohl nur dann weitere Fortschritte zu erwarten, *wenn alle vier Säulen der Oralprävention sich sozusagen im Gleichschritt verbessern* und damit insbesondere den Faktoren der Zahnkariesentwicklung noch stärker der Boden entzogen wird.

Speziell im Hinblick auf das Fluoridwissen (zur Kariesprotektion) ist festzustellen, daß – ähnlich wie in der Jugendlichen- und Erwachsenenbevölkerung in den alten Bundesländern (IDZ, 1989, unveröffentlichtes Material) – die Kenntnis über den Fluoridgehalt der verwendeten Zahnpaste insgesamt recht lückenhaft ist (vgl. Tabelle 33).

Tabelle 33: Kognitionen* über den Fluoridgehalt der selbst verwendeten Zahnpasta im Ost-West-Vergleich				
	Jugendliche		Erwachsene	
	Ost	West	Ost	West
	%	%	%	%
ich benutze Zahnpasta **mit** Fluorid	56,2	45,2	51,2	58,8
ich benutze Zahnpasta **ohne** Fluorid	3,2	3,0	3,7	7,2
ich **weiß nicht**, ob ich Zahnpasta mit oder ohne Fluorid benutze	36,2	46,5	29,8	32,0

* nicht in der Kindergruppe erhoben

Rund 36 % der Jugendlichen bzw. rund 30 % der Erwachsenen in den neuen Bundesländern sehen sich nicht in der Lage anzugeben, ob die „eigene" Zahnpasta Fluoridstoffe enthält oder nicht. Hier zeigt sich fraglos ein nicht unerhebliches Informationsdefizit über die kariespräventive Bedeutung der Fluoridanwendung, was gleichsam einen psychologischen Bogen zu der allgemein geringen Wichtigkeitszumessung (vgl. hierzu Tabelle 32) dieses Prophylaxemittels überhaupt schlägt.

9.6 Erfahrungen mit dem Gesundheitssystem

Selbstverständlich konnte es nicht Forschungsziel dieser oralepidemiologischen Querschnittsstudie in Ostdeutschland sein, eine detaillierte und vor allem sozialwissenschaftlich fundierte Akzeptanzanalyse des mit der Wiedervereinigung neu eingeführten Gesundheitsversorgungssystems auf dem Gebiet der ehemaligen DDR vorzunehmen. Zum einen ist der Institutionalisierungsprozeß der neuen wirtschaftlichen und sozialen Strukturen im Gesundheitssystem Ostdeutschlands noch keineswegs abgeschlossen, befindet sich also zum gegenwärtigen Zeitpunkt fraglos noch immer in einer gewaltigen Umbruchphase, was sich im übrigen auch in den inneren Einstellungen der Bevölkerung zu den neuen Versorgungsformen äußert, die durchaus zwiespältig strukturiert sind und sowohl „Hoffnungen" als auch „Befürchtungen" psychologisch in sich tragen (Micheelis, 1991). Vor dem Hintergrund dieser nach wie vor andauernden Änderungs- und Umbruchdynamik wäre naturgemäß im übrigen auch jeder ermittelbare Akzeptanzstatus im Hinblick auf das neue Gesundheitssystem in den neuen Bundesländern nur als vorläufig und unabgeschlossen zu interpretieren, ganz abgesehen davon, daß im Rahmen des epidemiologischen Erhebungsdesigns dieser Studie für eine umfassende Befragung der Bevölkerung zu dieser Gesamtthematik kein größerer Raum zur Verfügung gestellt werden konnte.

Dennoch sollten im sozialwissenschaftlichen Befragungsteil zumindest einige „punktuelle Erhellungen" über ausgewählte Versorgungserfahrungen in der Bevölkerung Ostdeutschlands erreicht werden.

9.6.1 Mundgesundheitsaufklärung

Das Thema „Mundgesundheitsaufklärung" hat für jedes zahnmedizinische Versorgungssystem einen hohen präventiven Stellenwert. Insbesondere in der Kinder- und Jugendzahnpflege ist die präventive Betreuung auf Individual- und Gruppenebene Dreh- und Angelpunkt für die Frage einer effektiven Ausgestaltung eines zahnmedizinischen Versorgungssystems (Bartsch und Bauch, 1992).

Vor diesem Hintergrund erscheint es aufschlußreich, daß auf die entsprechende Frage im Selbstausfüllbogen knapp 4/5 der 8/9jährigen Kinder in Ostdeutschland berichteten, „im Kindergarten" Informationen bzw. Aufklärungsgespräche über Zahngesundheitsfragen erhalten zu haben (78,6 %); ein Stadt-Land-Gefälle läßt sich in diesem Zusammenhang übrigens nicht erkennen, die Prozentanteile derjenigen Kinder, die entsprechende Prophylaxegespräche aus ihrer Kindergartenzeit erinnern, schwanken in Abhängigkeit von der Gemeindegrößenklasse des eigenen Wohnortes nur äußerst gering zwischen 80 % und 81 %. Dieser Anteil von kindergarteninformierten Kindern in Ostdeutschland über

Fragen der Zahngesundheit liegt deutlich höher als der entsprechende Prozentsatz von entsprechend informierten Kindern in den alten Bundesländern mit 58,6 % (IDZ, 1989, unveröffentlichtes Material).

In der Altersgruppe der Jugendlichen berichten gut 2/3 der 13/14jährigen, „in der Schule" Informationen bzw. Aufklärungsgespräche über Fragen der Zahngesundheit und der Zahnpflege erhalten zu haben (70,0 %). Hier bewegt sich der Anteil schulinformierter Jugendlicher in Deutschland-Ost in einer fast identischen Größenordnung wie der entsprechende Prozentanteil der Jugendlichen zu dieser Prophylaxefrage (67,5 %) in Westdeutschland (IDZ, 1989, unveröffentlichtes Material). Auch hier zeigen die Auswertungen nur ein geringes Stadt-Land-Gefälle nach dem Wohnort (bzw. Schulort) der Jugendlichen, die Spannbreite der Angaben liegt hier zwischen 75,0 % und 69,0 % in Abhängigkeit von dem Verstädterungsgrad der ostdeutschen Wohngebiete.

Im Hinblick auf den Komplex der direkten oralprophylaktischen Aufklärungsaktivitäten zahnärztlicher Behandlungsteams (Zahnarzt und Helferin) berichten die Kinder und Jugendlichen in den neuen Bundesländern von folgenden Erfahrungen: 73 % der 8/9jährigen und 56 % der 13/14jährigen geben an, irgendwann einmal von einem Zahnarzt bzw. einer Zahnarzthelferin eine Zahnputzdemonstration erhalten zu haben (vgl. Tabelle 34). Insbesondere in der Kindergruppe liegt dieser Anteilswert mehr als doppelt so hoch wie der entsprechende Prozentsatz bei der Kindergruppe in den alten Bundesländern (IDZ, 1989, unveröffentlichtes Material), was fraglos mit dem in der damaligen DDR sehr ausgebauten kinderstomatologischen Betreuungssystem (Bardehle, 1994) zusammenhängen dürfte; zu beachten ist allerdings bei den Vergleichszahlen aus der alten Bundesrepublik, daß die Erhebung 1989 realisiert worden war, also vor Einführung der Individualprophylaxe in das System der kassenzahnärztlichen Versorgung zum Januar 1991.

Tabelle 34: Mundgesundheitsaufklärung durch das zahnärztliche Team (Zahnarzt/Helferin) bei Kindern und Jugendlichen im Ost-West-Vergleich

	Kinder		Jugendliche	
	Ost	West	Ost	West
	%	%	%	%
Aufklärung erhalten	73,2	30,3	55,7	40,9
keine Aufklärung erhalten	24,2	61,9	44,2	59,1
weiß nicht mehr/ keine Angabe	2,6	7,8	0,1	0,0

9.6.2 Soziale Zahnarztbindung

Während der gerade referierte Aspekt zur erhaltenen Mundgesundheitsaufklärung bei Kindern und Jugendlichen in Ostdeutschland gleichsam retrospektiv angelegt war und ein wesentliches Moment zur „Prophylaxegeschichte" in das Blickfeld rückte, wirft das Thema der sozialen Zahnarztbindung in den neuen Bundesländern gleichsam prospektiv ein Schlaglicht auf den Prozeß der Gesundheitssystemakzeptanz nach der Umwandlung von einem staatlich-zentralistischen Versorgungssystem auf ein freiheitlich-selbstverwaltetes Gefüge durch niedergelassene Zahnärzte. Gerade aufgrund der Tatsache, daß sich die stomatologischen Polikliniken und Ambulatorien in der Ex-DDR zwischenzeitlich weitgehend aufgelöst haben (Sachverständigengutachten, 1992) und fast vollständig durch eine Infrastruktur von niedergelassenen Zahnärzten in eigener Praxis ersetzt worden sind, erhält die Frage der aktuellen Zahnarztbindung in der ostdeutschen Bevölkerung ein besonderes Gewicht. Wenn auch – wohl insbesondere im ländlichen Raum – nicht selten der „alte Zahnarzt" (aus der Poliklinik oder aus dem Ambulatorium) personenidentisch mit dem „neuen" Zahnarzt (in der eigengegründeten Praxis) sein mag und insofern nicht immer von einer wirklich neuen sozialen Bindungsqualität gesprochen werden kann, so ist doch auf der anderen Seite gerade in Regionen, wo eine Auswahl von Zahnarztpraxen für die patientenbezogene Versorgungsnachfrage besteht – vor allem also in städtischen Räumen – diese soziale Beziehungsfrage zum Patient-Zahnarzt-Kontakt von indikativem Wert.

Auf die Frage, ob man selbst über einen „eigenen" Zahnarzt verfüge, *berichten fast 4/5 der Jugendlichen und über 4/5 der Erwachsenen, daß sie „immer bei demselben Zahnarzt" eine Behandlung nachfragen würden;* dabei liegt erwartungsgemäß der Anteil der Personen mit fester Zahnarztbindung in den ländlichen Räumen noch etwas höher als in den Regionen mit hohem Verstädterungsgrad (vgl. Tabelle 35).

Im Ost-West-Vergleich der sozialen Zahnarztbindung zeigt sich der recht überraschende (und keineswegs selbstverständliche!) Befund, daß das Ausmaß „fester" Zahnarztkontakte zwischen der Bevölkerung in den alten Bundesländern (IDZ, 1989, unveröffentlichtes Material) und der Bevölkerung in den neuen Bundesländern rund 2 Jahre nach der Einführung eines neuen zahnärztlichen Versorgungssystems bereits fast das gleiche soziale Bindungsniveau erreicht hat (vgl. Tabelle 36). Es erscheint keineswegs übertrieben, diese Entwicklung auf der Ebene der Systemakzeptanz als ein sehr positives Signal für den Umgang mit den neuen zahnärztlichen Versorgungsangeboten der Bevölkerung in der ehemaligen DDR zu deuten.

Tabelle 35: Soziale Zahnarztbindung in der ostdeutschen Bevölkerung* nach Stadt-Land-Gefälle			
	Gemeindegrößen		
	Einwohner		
	< 20 000	20 000 – 100 000	> 100 000
	%	%	%
Jugendliche „immer bei demselben Zahnarzt"	77,2	79,6	70,9
„keinen festen Zahnarzt"	8,9	8,3	15,4
„im Moment keinen Zahnarzt"	12,2	12,1	12,0
Erwachsene „immer bei demselben Zahnarzt"	86,2	83,9	81,4
„keinen festen Zahnarzt"	6,5	6,2	9,0
„im Moment keinen Zahnarzt"	6,9	9,1	8,6

* in der Kindergruppe nicht erhoben

Tabelle 36: Soziale Zahnarztbindung in der Bevölkerung* im Ost-West-Vergleich				
	Jugendliche		Erwachsene	
	Ost	West	Ost	West
	%	%	%	%
„immer bei **demselben** Zahnarzt"	76,3	90,5	85,0	86,5
„keinen **festen** Zahnarzt"	10,6	4,4	7,1	7,3
„im Moment **keinen** Zahnarzt"	12,1	3,1	8,2	5,7

* in der Kindergruppe nicht erhoben

9.7 Exkurs: Kieferorthopädischer Versorgungsstatus

Es wurde bereits oben hervorgehoben (vgl. hierzu Kapitel 3), daß es aus mehreren Gründen nicht möglich war, im Rahmen der Mundgesundheitsstudie-Ost eine klinische Befundung kieferorthopädischer Fehlbildungssyndrome vorzunehmen. Lediglich konnten im Rahmen des sozialwissenschaftlichen Erhebungsteils der vorliegenden Studie einige Daten zum kieferorthopädischen Versorgungsstatus und zur Art der eingesetzten Behandlungsmodalitäten im Selbstausfüllbogen erfragt werden. Die Antworten der Jugendlichen und Erwachsenen in den neuen Bundesländern lassen hierzu folgendes erkennen: Bei rund 38 % der 13/14jährigen wurde oder wird zur Zeit eine kieferorthopädische Behandlung durchgeführt oder ist zumindest fest eingeplant (vgl. Tabelle 37) und bei 17,6 % (der 35–44jährigen) bzw. 13,9 % (der 45–54jährigen) der Erwachsenen ist „jemals" – also wohl ganz überwiegend in der eigenen Jugendzeit – eine Behandlung durch einen Kieferorthopäden verwirklicht worden.

Tabelle 37: Kieferorthopädischer Versorgungsstatus bei den Jugendlichen in Ostdeutschland	
	%
Kfo-Behandlung geplant	4,2
Kfo-Behandlung im Gange	15,7
Kfo-Behandlung beendet	18,2
Kfo-Behandlung nicht vorgesehen	62,2

Diese ermittelten Prävalenzen zur kieferorthopädischen Versorgung liegen bei den Jugendlichen der Ex-DDR erheblich unter (– 21 Prozentpunkte) und bei den Erwachsenen der ehemaligen DDR leicht über (+ 6 Prozentpunkte) den entsprechenden Referenzwerten der Bevölkerung (in 1989) in den alten Bundesländern (Keß, Koch und Witt, 1991).

Die Art der Versorgung ist nach den Selbstangaben der befragten Jugendlichen und Erwachsenen ganz überwiegend auf herausnehmbare Behandlungsapparaturen ausgerichtet bzw. ausgerichtet gewesen (vgl. Tabelle 38).

Dabei läßt das Verteilungsbild insgesamt nur recht geringe Unterschiede zu den entsprechenden Angaben der westdeutschen Bevölkerung aus der IDZ-Basisstudie erkennen (Keß, Koch und Witt, 1991).

Tabelle 38: Art der eingesetzten kieferorthopädischen Maßnahmen bei den behandelten Jugendlichen und Erwachsenen in Ostdeutschland			
	Jugendliche	Erwachsene	
	13/14	35–44	45–54
	%	%	%
Behandlung mit herausnehmbarer Apparatur	78,1	71,9	66,7
Behandlung mit festsitzender Apparatur	7,3	14,1	15,7
Behandlung mit kombinierter Technik	1,3	7,8	5,9
weiß nicht/keine Angabe	15,2	9,4	13,7

9.8 Exkurs: Orale Parafunktionen

Wenn auch sowohl die klinische als auch epidemiologische Forschung über die funktionellen Störungen im Kausystem nach wie vor sehr im Fluß ist (Graber, 1989), gibt es doch einige Anzeichen dafür, daß dieses orale Syndrombild nach Prävalenz und Inzidenz in den modernen Industriegesellschaften ganz generell im Ansteigen begriffen ist (vgl. Weber et al, 1990). Vor diesem sozialmedizinischen Hintergrund erschien es auch für die vorliegende Untersuchung aufschlußreich, wie bereits im IDZ-Basissurvey von 1989 (für die Bevölkerung in der alten Bundesrepublik) auch in Deutschland-Ost eine Liste mit möglichen oralen Fehlgewohnheiten („habits") zur Bearbeitung im sozialwissenschaftlichen Erhebungsteil vorzulegen. In Übernahme der entsprechenden Vorarbeiten aus der IDZ-Basisstudie von 1989 wurde auch bei der Mundgesundheitsstudie-Ost wiederum eine leicht modifizierte Fassung (mit 3er Skala zur Frequenzabstufung) der oralen Gewohnheitenliste von Jenni, Schürch jr. und Geering (1987) als Grundlage der Abfrage gewählt. Aus dem grundsätzlichen Erfordernis heraus, auch diesen Fragekomplex selbständig in einem Selbstausfüllbogen bearbeiten zu lassen, wurde die Liste über die oralen Parafunktionen ausschließlich der Jugendlichen- und Erwachsenenstichprobe (also unter Auslassung der Kinderstichprobe) vorgelegt.

Das Ergebnis zur Prävalenz oraler Parafunktionen ist in der Tabelle 39 zusammengestellt (vgl. Tabelle 39):

Tabelle 39: Prävalenzen von oralen Fehlfunktionen bei Jugendlichen und Erwachsenen nach Geschlecht in Ostdeutschland				
	Jugendliche		Erwachsene	
	männlich	weiblich	männlich	weiblich
	%	%	%	%
Zungenpressen				
häufig	1,0	1,0	3,7	4,2
manchmal	12,1	13,4	21,5	13,8
nie	84,3	83,2	71,2	79,0
Wangen- oder Lippenbeißen				
häufig	4,0	7,4	1,7	3,4
manchmal	39,4	50,5	34,2	35,8
nie	54,5	40,6	61,0	58,6
Fingernägelkauen				
häufig	11,1	12,9	1,7	1,3
manchmal	31,3	23,8	8,8	6,1
nie	57,1	61,4	86,2	89,9
Bleistiftkauen				
häufig	8,1	4,5	0,8	0,0
manchmal	20,2	33,2	7,3	5,6
nie	69,7	59,9	87,0	91,5
Zähnepressen oder Knirschen				
häufig	1,5	2,5	4,2	2,1
manchmal	30,3	24,3	31,1	20,7
nie	66,7	71,8	61,3	75,1

Insgesamt zeigt sich bei der Altersgruppe der 13/14jährigen eine Spannbreite zur Vorkommenshäufigkeit oraler Parafunktionen, die mit häufiger (!) Frequenz ausgeübt werden, zwischen 1 % („Zungenpressen") und 13 % („Fingernägelkauen"), wobei das weibliche Geschlecht leicht dominiert. In der Erwachsenengruppe präsentiert sich ein Spannbreite der entsprechenden Prävalenzen zwischen 0 % („Bleistiftkauen") und 4 % („Zungenpressen" bzw. „Zähnepressen oder Knirschen") , wobei kein eindeutiger geschlechtsspezifischer Prävalenzunterschied zu erkennen ist.

Diese – anscheinend – recht niedrigen Prävalenzausprägungen zu den oralen Parafunktionen in der Jugendlichen- und Erwachsenenstichprobe werden interpretatorisch wohl erst besser greifbar, wenn man die Prävalenzdaten von „häufig" und „manchmal" jeweils kumuliert und vergleichend den entsprechenden Daten aus der IDZ-Basisstudie von 1989 für die westdeutsche Bevölkerung detailliert gegenübergestellt (Keß, Koch und Witt, 1991; IDZ, 1989, unveröffentlichtes Material). Es wird nunmehr nicht nur erkennbar (vgl. Tabelle 40), *daß orale Parafunktionen zumindest in ihrer gelegentlichen Ausführung (= „häufig + manchmal") einen recht hohen Verbreitungsgrad in der Bevölkerung überhaupt haben*, sondern auch, daß es teilweise ganz erhebliche Prävalenzunterschiede auf diesem Gebiet zwischen der ostdeutschen und westdeutschen Bevölkerung gibt. So ist beispielsweise das „Zähnepressen oder Knirschen" unter den Jugendlichen und Erwachsenen in den neuen Bundesländern doppelt so häufig (!) verbreitet wie in den entsprechenden Alterskohorten in den alten Bundesländern, und auch im Hinblick auf die Fehlfunktionen des „Wangen- oder Lippenbeißens" zeigen sich erhebliche Vorkommensdifferenzen zwischen Ost und West.

Tabelle 40: Kumulierte Prävalenzen* von oralen Fehlfunktionen bei Jugendlichen und Erwachsenen im Ost-West-Vergleich

	Jugendliche		Erwachsene	
	Ost	West	Ost	West
	%	%	%	%
Zungenpressen	13,7	18,7	21,5	10,3
Wangen- oder Lippenbeißen	50,7	37,7	37,6	13,3
Fingernägelkauen ..	39,5	39,0	8,9	5,9
Bleistiftkauen	32,9	37,2	6,8	5,6
Zähnepressen oder Knirschen	29,2	16,0	28,8	16,7

* kumuliert: Skalenpunkt „häufig" plus Skalenpunkt „manchmal"

Wenn auch an dieser Stelle offen bleiben muß, inwieweit diese frequenzkumulierten Prävalenzraten oraler Parafunktionen schon ein klinisches Gewicht für die Ausbildung funktioneller Erkrankungen im Kausystem beanspruchen können, so ist auf der anderen Seite aber auch unstrittig, daß es sich hierbei zumindest um einen erheblichen Risikofaktor in der Ätiopathogenese dieser Erkrankungsgruppe handelt; Fehlbelastungen dieser Art begünstigen über Zeit muskuläre Hypertonizitäten mit den entsprechenden pathologischen Einwirkungen auf die Gewebe des stomatognathen Systems (Graber, 1989).

Die Frage nach den Ursachen für die ermittelten Verteilungsunterschiede zwischen Ost und West kann im Rahmen dieser Studie nicht angemessen vertieft werden. Es erscheint aber angesichts der generellen Bedeutung psychosomatischer Faktoren für die Ausbildung derartiger Fehlfunktionssyndrome (vgl. Weber et al, 1990) aus *medizinsoziologischer Sicht* durchaus naheliegend, hier eine Verbindung mit dem vormals etablierten sozialen Lebensverhältnissen in der ehemaligen DDR (Stichwort: restriktive Handlungsbedingungen im Lebens- und Berufsalltag) und natürlich auch mit den gewaltigen gesellschaftlichen Umbrüchen in der „Wendezeit" jetzt zu erkennen. Aus der interdisziplinären Krankheitsforschung ist bekannt, daß soziale Krisen wie Arbeitslosigkeit oder auch berufliche Enttäuschungen in erheblicher Weise – über entsprechende zentralnervöse Erregungsmuster im Organismus – die Krankheitsanfälligkeit steigern können (vgl. Siegrist, 1991) bzw. prekäre Statusübergänge beispielsweise bei Jugendlichen im Prozeß des Überganges von der Schulausbildung in den Beruf bzw. in die Berufsplanung erhebliche psychosomatische Begleiterscheinungen auszulösen vermögen (vgl. Mansel und Hurrelmann, 1992). Und wenn man sich vor Augen führt, in welcher Weise gerade im gesellschaftlichen Erwerbssystem auf dem Gebiet der ehemaligen DDR Umbrüche, Arbeitsplatzverluste und Verschiebungen in der Arbeitsorganisation ganzer Industriezweige die augenblickliche Lage kennzeichnen, dann spricht durchaus einiges dafür, daß diese für die Menschen subjektiv sehr streßhaltigen Prozesse des Alltagslebens die körperliche und psychosoziale Balance belasten können, beispielsweise auch im Streßstatus des Kausystems.

Zu dieser gerade geäußerten Vermutung paßt, daß der Summenscore über alle in der Befragung vorgelegten Parafunktionen deutliche Unterschiede nach dem sozialen Qualifikationsstatus der befragten Erwachsenen bzw. der Eltern der betragten Jugendlichen zeigt, und zwar dergestalt, daß in der Altergruppe der 35–54jährigen diejenigen mit mittlerem sozialen Qualifikationsstatus (also Personen mit traditionell hoher sozialer Aufstiegsorientierung) einen um + 27 Prozentpunkte höheren mittleren Parafunktionswert aufweisen. In der Gruppe der 13/14jährigen Jugendlichen liegt der mittlere Summenscore für die oralen Fehlfunktionen in den Elternhäusern mit hohem sozialen Qualifikationsstatus (also bildungshohe Elternhäuser, in denen traditionell die Schul- und Berufsplanung der eigenen Kinder wesentlich stärker diskutiert und problematisiert wird) um + 40 Prozentpunkte höher als bei den Jugendlichen der Eltern mit niedrigem Bildungs- und beruflichem Stellungsstatus.

Wohlgemerkt, hier handelt es sich bei der Ausdeutung möglicher Ursachen von Prävalenzunterschieden streßhaltiger Fehlfunktionsbefunde im Kausystem lediglich um eine Arbeitshypothese, die durch weitere Forschung weiter zu verfolgen wäre. Immerhin ist aber aus bevölkerungsrepräsentativen Gesundheitsbefragungen (Bevölkerung ab 16 Jahre) beispielsweise des Meinungsforschungsinstituts Allensbach (IfD-Umfrage 5061, Februar/März 1992) in Ost und West und zu unterschiedlichen Zeitpunkten (1989 bzw. 1990 versus 1992) bekannt, daß „klassisch" streßhaltige Symptome (wie Schlafstörungen, Ermüdungserscheinungen, Nervosität) in der Bevölkerung Ostdeutschlands einen höheren Prävalenzgrad aufweisen als bei den Menschen in Westdeutschland.

9.9 Exkurs: Zielkrankheiten nach sozialem Qualifikationsstatus der Stichprobenpopulationen in der Übersicht

Es wurde in den obigen Ausführungen immer wieder herausgearbeitet bzw. geprüft, inwieweit makrosoziale Strukturvariablen – gemessen über den sozialen Qualifikationsstatus der Probandenstichproben – für die Erklärung von Verhaltens- und Befundunterschieden herangezogen werden können. Der Ertrag dieser Betrachtungsweise erwies sich insgesamt als außerordentlich groß, da bei den unterschiedlichsten Einzelfragestellungen wie Inanspruchnahmeverhalten, Ernährungsverhalten und anderer Einstellungs- und Verhaltensbereiche (vgl. oben) der soziale Bildungs- und Berufsstatus einen statistisch erkennbaren Einfluß zeigte.

Im folgenden soll deshalb noch einmal auf einer *globalen Ebene* der statistische Zusammenhang zwischen den untersuchten Zielkrankheiten und dem sozialen Qualifikationsstatus zusammengefaßt werden: Tabelle 41 (vgl. Tabelle 41) läßt hier erkennen, daß für alle drei ausgewählten Alterskohorten ausgeprägte Korrelationen zwischen der durchschnittlichen Karieslast (insgesamt und nach Schweregrad) und dem erreichten Qualifikationsniveau bestehen. Die DMF-T-Werte sind bei der Personengruppe mit niedrigem Qualifikationsstatus (bzw. dem der Eltern bei der Kinder- und Jugendlichenpopulation) zwischen rund 9 Prozent (bei der Erwachsenengruppe) und rund 26 Prozent (bei den Kindern und Jugendlichen) höher als in den entsprechenden Referenzgruppen mit hohem Qualifikationsstatus. Im Hinblick auf den Kariesschweregrad sind diese Unterschiede sogar noch ausgeprägter (vgl. Tabelle 41).

Im Hinblick auf die Parodontitisprävalenz ergibt sich eine richtungsgleiche Abhängigkeit wie bei der Kariesmorbidität, hier sind die schweren Formen der Parodontitis (Gradation 4 im CPITN) bei derjenigen Teilgruppe der *Erwachsenen mit niedrigem sozialen Qualifikationsstatus um rund 44 Prozent höher* als in dem entsprechenden Bevölkerungssegment mit einem hohen Bildungsstand bzw. hoher beruflicher Stellung (vgl. Tabelle 42).

Tabelle 41: Kariesprävalenz (Mittelwerte) nach sozialem Qualifikationsstatus in den drei Altersgruppen

	Total	sozialer Qualifikationsstatus		
		hoch	mittel	niedrig
	Mittelwert	Mittelwert	Mittelwert	Mittelwert
Kinder				
dmf-t	3,8	3,2	3,9	4,3
DMF-T	1,1	1,0	1,0	1,1
dmf-s	7,6	5,7	7,6	9,1
DMF-S	1,1	1,1	1,1	1,3
Jugendliche				
DMF-T	4,3	3,6	4,3	4,9
DMF-S	4,9	3,8	4,9	5,8
Erwachsene				
DMF-T	14,5	13,9	13,8	15,9
DMF-S	51,3	47,9	46,7	59,4

Tabelle 42: Parodontitisprävalenz (Maximalwerte) nach sozialem Qualifikationsstatus in den drei Altersgruppen

	Total	sozialer Qualifikationsstatus		
		hoch	mittel	niedrig
	%	%	%	%
Kinder				
Gradation 0	3,1	4,7	2,9	2,2
Gradation 1	94,8	94,2	94,7	95,7
Gradation 2	1,8	1,2	1,9	2,2
Jugendliche				
Gradation 0	2,0	3,7	2,4	–
Gradation 1	90,2	86,6	92,3	89,2
Gradation 2	6,5	9,8	3,9	9,0
Gradation 3	1,2	–	1,4	1,8
Gradation 4	–	–	–	–
Erwachsene				
Gradation 0	0,3	0,8	–	0,4
Gradation 1	5,9	4,4	6,9	8,0
Gradation 2	19,8	17,7	23,9	15,4
Gradation 3	46,1	53,8	45,7	42,7
Gradation 4	25,2	19,2	21,0	34,0

Auch mit Blick auf den klinischen Status des Zahnverlustes ergibt sich ein analoges Verteilungsbild: Sowohl im Hinblick auf die durchschnittliche Zahl fehlender Zähne als auch im Hinblick auf den Grad der prothetischen Versorgung dieser Zahnlücken zeigen sich deutliche Zusammenhänge, die mittlere Anzahl fehlender Zähne ist in der Gruppe der Erwachsenen *mit niedrigem sozialen Qualifikationsstatus um rund 46 Prozentpunkte höher* als bei denjenigen, die einen hohen Qualifikationsstatus aufweisen (vgl. Tabelle 43).

Tabelle 43: Zahnverlust (Mittelwerte) nach sozialem Qualifikationsstatus bei der Erwachsenengruppe				
	Total	sozialer Qualifikationsstatus		
		hoch	mittel	niedrig
	Mittelwert	Mittelwert	Mittelwert	Mittelwert
fehlende Zähne	6,6	5,0	5,3	9,3
davon **ersetzt**	3,6	2,8	2,4	5,7
davon **nicht** ersetzt .	3,0	2,2	2,9	3,6

Fraglos bestätigt sich durch diese soziale Schichtungsabhängigkeit der oralen Krankheitsprävalenzen in der ostdeutschen Bevölkerung die allgemeine sozialepidemiologische Erkenntnis über die große Bedeutung sozialer und insbesondere auch makrosozialer Einflüsse auf die Disparitäten der Krankheitslast im gesamtgesellschaftlichen Zusammenhang (Weber et al, 1990). Speziell für den Bereich der Oralkrankheiten konnten diese sozialschichtabhängigen Krankheitsprävalenzen auch in dem IDZ-Basissurvey von 1989 (Bauch, Eder-Debye und Micheelis, 1991) für die westdeutsche Bevölkerung aufgezeigt werden. Gemessen an dem hohen ideologischen Anspruch der damaligen DDR auf eine „klassenlose Gesellschaft" erscheinen diese sozialen Disparitäten in der Verbreitung von Zahnkaries, Parodontitis und Zahnverlust innerhalb der Bevölkerung Ostdeutschlands von besonderem gesellschaftspolitischem Gewicht.

9.10 Literaturverzeichnis

Ainamo, J., Parviainen, K.: Occurrence of plaque, gingivitis and caries as related to self reported frequency of toothbrushing in fluoride areas in Finland. Community Dent. Oral Epidemiol. 7: 1979, S. 142–146
IfD-Umfrage 5061, Allensbacher Archiv, Februar/März 1992
Bardehle, D.: Geschichte, Struktur und Kennziffern zur zahnärztlichen Versorgung in zur ehemaligen DDR. IDZ-Sonderband, Köln 1994 (im Druck)
Bartsch, N., Bauch, J. (Gesamtbearbeitung): Gruppen- und Individualprophylaxe in der Zahnmedizin – Ein Handbuch für die prophylaktische Arbeit in Kindergarten, Schule und Zahnarztpraxis. IDZ-Materialienreihe Band 13, Köln 1992
Bauch, J., Eder-Debye, R., Micheelis W.: Ausgewählte Ergebnisse zum Zusammenhang sozialwissenschaftlicher und zahnmedizinischer Variablen. In: Micheelis, W., Bauch, J. (Gesamtbearbeitung): Mundgesundheitszustand und -verhalten in der Bundesrepublik Deutschland. Ergebnisse des nationalen IDZ-Survey 1989. IDZ-Materialienreihe Band 11.1, Köln 1991, S. 355–386
Ferber von, Ch.: Soziologie für Mediziner. Eine Einführung. Berlin – Heidelberg 1975
Graber, G.: Kurzexpertise zum Problemkomplex der dysfunktionellen Erkrankungen im stomatognathen System. Zahnärztliche Mitteilungen 79: 5/89, S. 502–508
Hellwege, K.-D.: Die Praxis der zahnmedizinischen Prophylaxe, 2. vollständig überarbeitete Auflage. Heidelberg 1991
Hendriks, J., Schneller, Th.: Patientenführung, Beratung und Motivierung in der Zahnarztpraxis. Berlin – Chicago – London – Sao Paulo – Tokio 1992
IDZ-Datei zum Projekt Mundgesundheitszustand und -verhalten in der Bundesrepublik Deutschland, unveröffentlichtes Material, Köln 1989
Jenni, M., Schürch jr., E., Geering, A. H.: Symptome funktioneller Störungen im Kausystem – Eine epidemiologische Studie. Schweiz Monatsschr Zahnmed 97: 11/1987, S. 1357–1365
Keß, K., Koch, R., Witt, E.: Ergebnisse zur Prävalenz von Zahnfehlstellungen bzw. Okklusionsstörungen. In: Micheelis, W., Bauch, J. (Gesamtbearbeitung): Mundgesundheitszustand und -verhalten in der Bundesrepublik Deutschland. Ergebnisse des nationalen IDZ-Survey 1989. IDZ-Materialienreihe Band 11.1, Köln 1991, S. 297–330
König, K. G.: Karies und Parodontopathien. Stuttgart – New York 1987
Lohaus, A.: Kontrollüberzeugung zu Gesundheit und Krankheit. Zeitschrift für Klinische Psychologie XXI: 1/1992, S. 76–87
Mansel, J., Hurrelmann, K.: Belastungen Jugendlicher bei Statusübergängen. Zeitschrift für Soziologie 21: 5/1992, S. 366–384
Marthaler, T. M.: Heutiger Stand und Ausblicke in der Kariesprophylaxe. Dtsch Zahnärztl Z 47: 11/1992, S. 724–731
Micheelis, W., Schneller, Th.: Oralprävention. In: Allhoff, P., Flatten, G., Laaser, U. (Hrsg.): Krankheitsverhütung und Früherkennung. Handbuch der Prävention. Berlin – Heidelberg – New York 1993 S. 408–424
Micheelis, W.: Das Gesundheitsverständnis der Deutschen. Zahnärztliche Mitteilungen 9/1992, S. 62
Micheelis, W.: Über 80 % der Bevölkerung gehen zum Zahnarzt. Zahnärztliche Mitteilungen 13/1992, S. 39
Micheelis, W., Bauch, J. (Gesamtbearbeitung): Mundgesundheitszustand und -verhalten in der Bundesrepublik Deutschland. Ergebnisse des nationalen IDZ-Survey 1989. IDZ-Materialienreihe Band 11.1, Köln 1991

Micheelis, W., Eder-Debye, R., Bauch, J.: Aufbau und Inhalte des sozialwissenschaftlichen Erhebungsinstrumentariums. In: Micheelis, W., Bauch, J. (Gesamtbearbeitung): Mundgesundheitszustand und -verhalten in der Bundesrepublik Deutschland. Ergebnisse des nationalen IDZ-Survey 1989. IDZ-Materialienreihe Band 11.1, Köln 1991, S. 79 -177

Micheelis, W.: Ostdeutsche Patienten mit Erwartung und Skepsis. Zahnärztliche Mitteilungen 81: 16/91, S. 1598 – 1599

Müller, W., Johnson, D.: Lebensmittelverzehr in den alten und neuen Bundesländern. Ernährungs-Umschau 39: 2/92, S. 47 – 50

Pflanz, M.: Allgemeine Epidemiologie – Aufgaben – Technik – Methoden. Stuttgart 1973

Pudel, V., Westenhöfer, J.: Ernährungspsychologie. Göttingen – Toronto – Zürich 1991

Rateitschak, K. H.: Gingivitis- und Parodontitisprophylaxe. Dtsch Zahnärztl Z 47: 11/1992, S. 732 – 733

Sachverständigenrat für die Konzertierte Aktion im Gesundheitswesen: Jahresgutachten 1992. Ausbau in Deutschland und Aufbruch nach Europa. Vorschläge für die konzertierte Aktion im Gesundheitswesen. Baden-Baden 1992

Siegrist, J.: Soziale Krisen und Gesundheit. Prävention 14: 2/1991, S. 43 – 49

Siegrist, J.: Medizinische Soziologie. 4. Auflage, München 1988

Wallston, K. A., Wallston, B. S.: Who is responsible for your health? The construct of health locus of control. In: Sanders, G., Suls, J. (Eds.): Social Psychology of health and illness. Boston 1982, S. 65 – 92

Weber, I., Abel, M., Altenhofen, L., Bächer, K., Berghof, B., Bergmann, K. E., Flatten, G., Klein, D., Micheelis, W., Müller, P. J.: Dringliche Mundgesundheitsprobleme der Bevölkerung in der Bundesrepublik Deutschland. Zahlen – Fakten – Perspektiven. Baden-Baden 1990

9.11 Anhang Dokumentation der Selbstausfüllbögen

9.11.1 Selbstausfüllbogen für die Kindergruppe 8/9 Jahre

Infratest © Gesundheitsforschung

Pbd. Nr.:

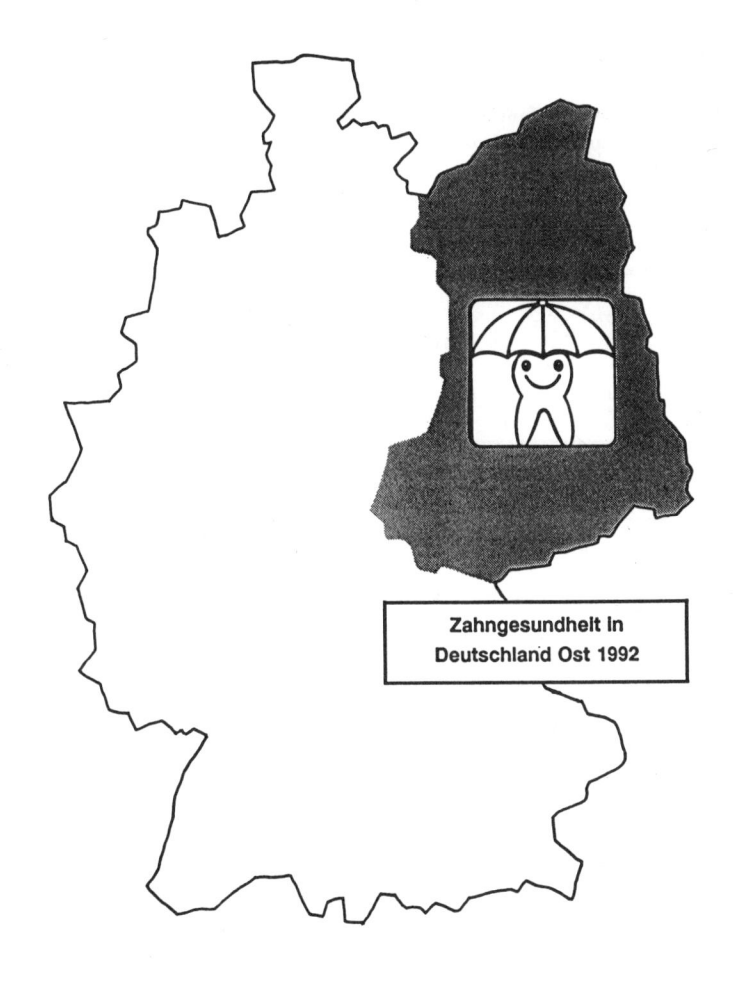

Zahngesundheit in Deutschland Ost 1992

K

Im Auftrag der Bundeszahnärztekammer
und der Kassenzahnärztlichen Bundesvereinigung

© alle Rechte für Fragebogenformulierung und Fragebogen bei IDZ und Infratest

31 / 4747

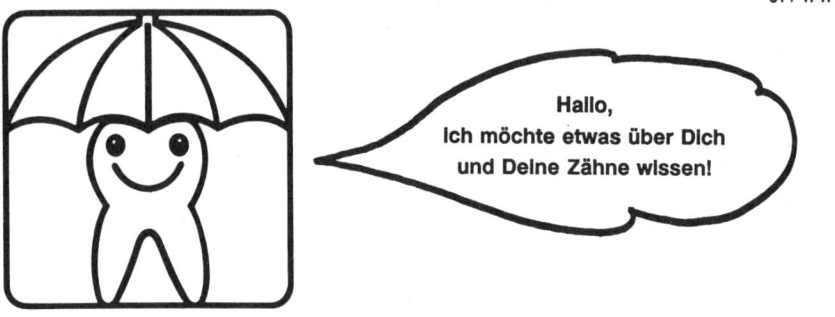

Hallo,
Ich möchte etwas über Dich
und Deine Zähne wissen!

Bitte lies jede Frage und auch die Antworten zuerst ganz genau durch.
Die ersten Fragen kannst Du auch laut zusammen mit Deiner Mutter oder Deinem Vater lesen!

K. 01

1. Wie alt bist Du, 8 Jahre oder 9 Jahre?

   Kreuze das passende Kästchen an.

   8 Jahre .... 1 ☐

   9 Jahre .... 2 ☐

   11

Jetzt kommt die nächste Frage!

2. Bist Du ein Junge oder ein Mädchen?

   Ich bin ein Junge .... 1 ☐

   Ich bin ein Mädchen .... 2 ☐

   12

3. Bei wem wohnst Du?

   Bei Vater und Mutter .... 1 ☐

   Nur beim Vater .... 2 ☐

   Nur bei der Mutter .... 3 ☐

   Bei anderen Menschen ..... 4 ☐

   13

   Jetzt mach allein weiter!

4. Hast Du schon mal Zahnschmerzen gehabt?
   Oder hat Dir etwas im Mund wehgetan?

   Mach erst Dein Kreuz. Die Pfeile sagen Dir dann, was Du weiter tun sollst!

   Ja .... 1 ☐ → *Wenn Du 'Ja' gesagt hast, machst Du bei Frage 5 weiter!*   14

   Nein .... 2 ☐ → *Wenn Du 'Nein' gesagt hast, kannst Du gleich zu Frage 6 gehen!*

5. Was hat Dir wehgetan?
   Du kannst hier Kreuze hinter mehreren Sachen machen.

   Zahn .... ☐   15
   Zahnfleisch .... ☐   16
   Spange / Klammer .... ☐   17
   Etwas anderes .... ☐   18
   Weiß ich nicht ...... ☐   19

6. Was ißt Du <u>zwischendurch</u> besonders gerne?

   **Achtung: Lies erst alle Möglichkeiten durch und kreuze dann an!
   Du sollst alles ankreuzen, was Du zwischendurch ißt!**

   Brot mit Wurst oder Käse .... ☐   20
   Brötchen, Brezeln ohne Belag .... ☐   21
   Frisches Obst, rohes Gemüse .... ☐   22
   Bonbons, Schokolade, Schokoriegel oder Gummibärchen .... ☐   23
   Kuchen, Kekse, Waffeln, Brot mit Marmelade, Honig, Müsliriegel ...... ☐   24
   Eis, Pudding, Grießbrei oder Milchreis .... ☐   25
   Frucht-Joghurt, Quark mit Zucker, Honig oder Obst, Müsli .... ☐   26
   Chips, Flips, Erdnüsse, Pommes frites .... ☐   27
   Trockenfrüchte, Rosinen .... ☐   28

7. **Was hast Du gestern so zwischendurch gegessen?**

Brot mit Wurst oder Käse .... ☐	29
Brötchen, Brezeln ohne Belag .... ☐	30
Frisches Obst, rohes Gemüse .... ☐	31
Bonbons, Schokolade, Schokoriegel oder Gummibärchen .... ☐	32
Kuchen, Kekse, Waffeln, Brot mit Marmelade, Honig, Müsliriegel ...... ☐	33
Eis, Pudding, Griesbrei oder Milchreis .... ☐	34
Frucht-Joghurt, Quark mit Zucker, Honig oder Obst, Müsli .... ☐	35
Chips, Flips, Erdnüsse, Pommes frites .... ☐	36
Trockenfrüchte, Rosinen .... ☐	37

8. **Jetzt kommen ein paar Fragen zum Zähneputzen.**

   Putzt Du Dir morgens die Zähne?

   Ja, jeden Morgen .... 1 ☐ ⎫
   Ja, manchmal .... 2 ☐ ⎬ → *Mach bei Frage 9 weiter!*   38
   Nein, eigentlich nie .... 3 ☐ → *Geh gleich zu Frage 10!*

9. **Putzt Du Dir die Zähne vor oder nach dem Frühstück?**

   Vor dem Frühstück .... ☐   39
   Nach dem Frühstück .... ☐   40

K. 01

10. Putzt Du Dir die Zähne nach dem <u>Mittagessen</u>?

    Ja, an jedem Tag .... 1☐   41

    Ja, manchmal .... 2☐

    Nein, eigentlich nie .... 3☐

11. Putzt Du Dir die Zähne nach dem <u>Abendessen</u> oder bevor Du ins Bett gehst?

    Ja, immer .... 1☐   42

    Ja, manchmal .... 2☐

    Nein, eigentlich nie .... 3☐

12. Putzt Du Dir die Zähne, nachdem Du <u>zwischendurch</u> etwas gegessen hast?

    Ja, immer .... 1☐   43

    Ja, manchmal .... 2☐

    Nein, eigentlich nie .... 3☐

13. Wann ist bei Dir in der Schule oder früher im Kindergarten über Zähne gesprochen worden und was man alles tun kann, damit sie schön und gesund bleiben?

    Im Kindergarten .... ☐   44

    In der 1. Klasse .... ☐   45

    In der 2. Klasse .... ☐   46

    In der 3. Klasse .... ☐   47

    In der 4. Klasse .... ☐   48

    Nein, noch nie .... ☐   49

    Weiß ich nicht .... ☐   50

14. Hat ein Zahnarzt oder eine Helferin Dir mal gezeigt, <u>wie</u> Du Deine Zähne putzen sollst?°

   Ja .... 1 ☐ ➡ *Mach bei Frage 15 weiter!*   51

   Nein .... 2 ☐ ⎤
                                  ⎬ ➡ *Geh gleich zu Frage 16!*
   Weiß nicht .... 3 ☐ ⎦

   Ich war noch nie beim Zahnarzt 4 ☐ ➡ *Geh gleich zu Frage 17!*

15. Putzt Du Deine Zähne so, wie es Dir gezeigt wurde?

   Ja .... 1 ☐   52

   Teils / teils .... 2 ☐

   Nein .... 3 ☐

   Weiß nicht .... 4 ☐

16. Wann warst Du das letzte Mal beim Zahnarzt?

   Innerhalb der letzten 4 Wochen   1 ☐ ⎤   53
   Innerhalb der letzten 3 Monate   2 ☐ |
   In diesem Schuljahr ....   3 ☐ |
   Im letzten Schuljahr ....   4 ☐ ⎬ ➡ *Mach bei Frage 17 weiter!*
   Im vorletzten Schuljahr ......   5 ☐ |
   Länger zurückliegend ....   6 ☐ |
   Weiß nicht mehr ....   7 ☐ ⎦

   Noch nie ....   8 ☐ ➡ *Geh gleich zu Frage 18!*

K. 01

17. Gehst Du nur zum Zahnarzt, wenn Du Schmerzen hast oder auch mal nur zur Kontrolle, damit der Zahnarzt "nachschauen" kann?

Nur bei Schmerzen .... 1 ☐   54

Manchmal zur Kontrolle ..... 2 ☐

18. Bist Du mal <u>in der Schule</u> von einem Zahnarzt untersucht worden?

Ja .... 1 ☐   55

Nein .... 2 ☐

Weiß nicht .... 3 ☐

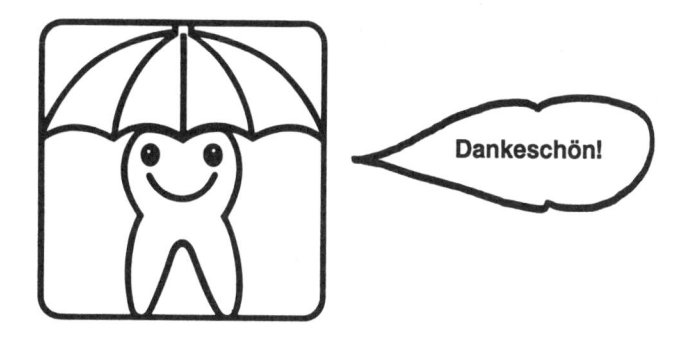

Dankeschön!

Wir danken Dir schön, daß Du uns alle Fragen beantwortet hast.
Die Helferin im Bus wird Dir später ein kleines Geschenk geben.

Jetzt haben wir noch ein paar Fragen an Deine Mutter oder Deinen Vater.
Gib das Heft jetzt bitte Deiner Mutter oder Deinem Vater.
Wenn Du niemanden bei Dir hast, dann gib das Heft im Bus ab.

K. 01

Nachdem uns Ihr Kind einige Fragen über seine Zähne und seine Ernährung beantwortet hat, haben wir jetzt einige Abschlußfragen, für die wir von Ihnen gern Auskunft hätten!

Die nachfolgenden Fragen beziehen sich auf die Mutter oder den Vater des Kindes, oder falls das Kind bei anderen Personen aufwächst, auf diese.

19. Sind Sie -

- die Mutter des Kindes? .... ☐ 56
- der Vater des Kindes? .... ☐ 57
- oder eine andere Begleitperson? .... ☐ 58

20. In welcher Form sind die Eltern oder die Erziehungsperson des Kindes berufstätig?
    Bitte kreuzen Sie für diejenigen Personen an, die im Haushalt mit dem Kind zusammenleben.

	Vater	Mutter	Andere Erziehungsperson
Ganztags berufstätig	1 ☐ 59	1 ☐ 60	1 ☐ 61
Halbtags berufstätig / teilzeitbeschäftigt	2 ☐	2 ☐	2 ☐
Arbeitet nicht	3 ☐	3 ☐	3 ☐
Zur Zeit arbeitslos	4 ☐	4 ☐	4 ☐

K. 01

21. In welcher beruflichen Stellung sind der Vater und die Mutter bzw. eine andere Erziehungsperson derzeit beschäftigt, bzw. was waren sie in ihrem letzten Beruf?

	Beruf Vater	Beruf Mutter	Beruf and. Erziehungsperson

Arbeiter

Ungelernte Arbeiter	01 ☐ 62/63	01 ☐ 64/65	01 ☐ 66/67
Angelernte Arbeiter	02 ☐	02 ☐	02 ☐
Teilfacharbeiter	03 ☐	03 ☐	03 ☐
Gelernte und Facharbeiter	04 ☐	04 ☐	04 ☐
Vorarbeiter, Kolonnenführer	05 ☐	05 ☐	05 ☐
Meister, Polier	06 ☐	06 ☐	06 ☐

Angestellte

Industrie- und Werkmeister im Angestelltenverhältnis	07 ☐	07 ☐	07 ☐
Angestellte mit einfacher Tätigkeit (z.B. Verkäufer, Kontorist, Stenotypistin)	08 ☐	08 ☐	08 ☐
Angestellte mit qualifizierter Tätigkeit (z.B. Sachbearbeiter, Buchhalter, technischer Zeichner)	09 ☐	09 ☐	09 ☐
Angestellte mit hochqualifizierter Tätigkeit oder Leitungsfunktion (z.B. wissenschaftlicher Mitarbeiter, Prokurist, Abteilungsleiter)	10 ☐	10 ☐	10 ☐
Angestellte mit umfassenden Führungsaufgaben (z.B. Direktor, Geschäftsführer, Vorstand größerer Betriebe und Verbände)	11 ☐	11 ☐	11 ☐

Beamte (einschließlich Richter und Berufssoldaten)

Einfacher Dienst	12 ☐	12 ☐	12 ☐
Mittlerer Dienst	13 ☐	13 ☐	13 ☐
Gehobener Dienst	14 ☐	14 ☐	14 ☐
Höherer Dienst	15 ☐	15 ☐	15 ☐

Selbständige (einschließlich mithelfende Familienangehörige)

Selbständige Landwirte	16 ☐	16 ☐	16 ☐
Freie Berufe, selbständige Akademiker	17 ☐	17 ☐	17 ☐
Sonstige Selbständige mit bis zu 9 Mitarbeitern	18 ☐	18 ☐	18 ☐
Sonstige Selbständige mit 10 und mehr Mitarbeitern	19 ☐	19 ☐	19 ☐
Mithelfende Familienangehörige	20 ☐	20 ☐	20 ☐

Sonstige

(z.B. Auszubildende, Schüler, Studenten, Wehrpflichtige, Zivildienstleistende, Praktikanten)	21 ☐	21 ☐	21 ☐

22. Welchen Schulabschluß haben Vater und Mutter bzw. eine andere Erziehungsperson?

Bei mehreren Abschlüssen, bitte nur den höchsten eintragen.

	Schul-abschluß Vater	Schul-abschluß Mutter	Schul-abschluß andere Erziehungs-person
Volksschul- / Hauptschulabschluß	1 ☐ 68	1 ☐ 69	1 ☐ 70
Abschluß 8. Klasse	2 ☐	2 ☐	2 ☐
Mittlere Reife, Realschulabschluß	3 ☐	3 ☐	3 ☐
Abschluß 10. Klasse (POS)	4 ☐	4 ☐	4 ☐
Fachhochschulreife (Abschluß einer Fachoberschule)	5 ☐	5 ☐	5 ☐
Abitur (Hochschulreife)	6 ☐	6 ☐	6 ☐
Anderen Schulabschluß	7 ☐	7 ☐	7 ☐
Nichts davon, kein Schulabschluß	8 ☐	8 ☐	8 ☐

Vielen Dank für die Beantwortung der Fragen!

Bitte überprüfen Sie Ihre Angaben und die Ihres Kindes noch einmal auf Vollständigkeit.

Über die Einhaltung der gesetzlichen Bestimmungen zum Datenschutz
informiert Sie die beiliegende "Erläuterung zum Datenschutz".

Datum des Ausfülltages: ☐☐ Tag   ☐☐ Monat | 1 | 9 | 9 | 2 | Jahr

71/72   73/74   75/76

9.11.2 Selbstausfüllbogen für die Jugendlichengruppe 13/14 Jahre

Infratest © Gesundheitsforschung

Pbd. Nr.:

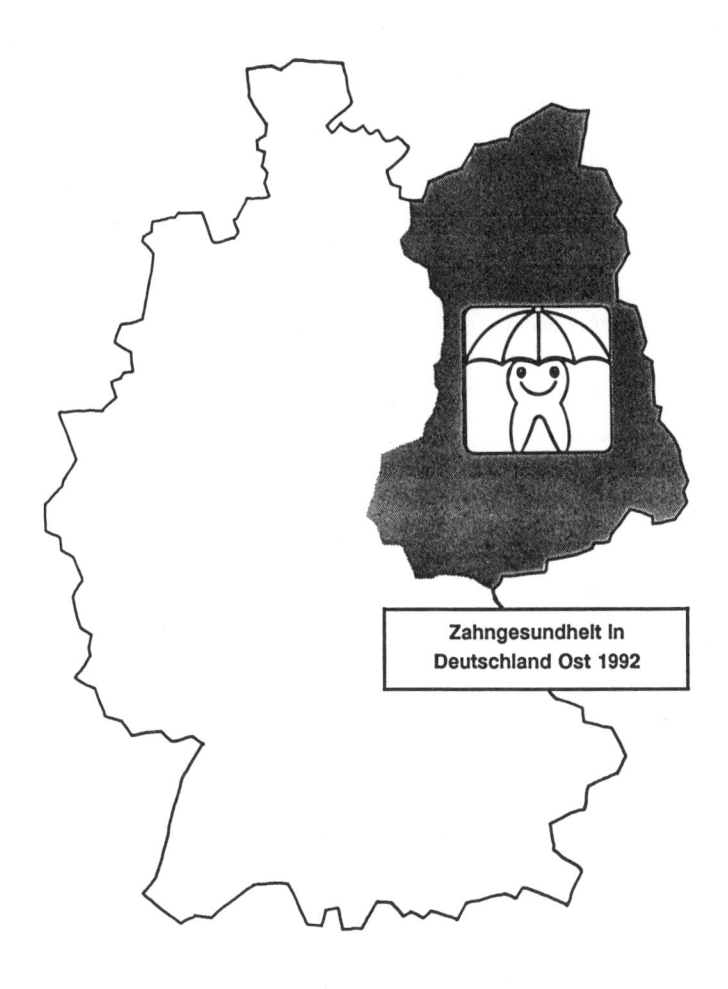

Zahngesundheit in Deutschland Ost 1992

J

Im Auftrag der Bundeszahnärztekammer
und der Kassenzahnärztlichen Bundesvereinigung

Zahngesundheit von Jugendlichen in Deutschland Ost 1992

31 / 4747

Liebe Jugendliche,

das Institut der Deutschen Zahnärzte, Köln, führt in Zusammenarbeit mit Infratest Gesundheitsforschung eine landesweite Erhebung zur Zahngesundheit durch. Dabei untersuchen wir den Zustand der Zähne bei Jugendlichen in Deinem Alter und möchten Dir hierzu auch einige Fragen stellen.

Deine Mitarbeit ist freiwillig. Die wissenschaftliche Aussagekraft der Untersuchung hängt aber entscheidend von der Mitarbeit aller ausgewählten Jugendlichen ab.

Bitte fülle daher diesen Fragebogen sorgfältig selbst aus.

Vielen Dank für Deine Mitarbeit!

Wie wird's gemacht?

Bitte fülle den Fragebogen aus, indem Du

- in die **weißen Kästchen ein Kreuz** machst

    Beispiel: Geschlecht: männlich .... 1 ☐
    weiblich .... 2 ☒

    Die Zahlen neben den Kästchen brauchst Du nicht zu berücksichtigen, sie dienen nur Zwecken der Datenverarbeitung!

- oder **die entsprechenden Zahlen in die weißen Felder einträgst**

    Beispiel: Alter .... **1 3** Jahre

Gehe bitte der Reihe nach vor, Frage für Frage. Überspringe eine oder mehrere Fragen nur dann, wenn im Text ausdrücklich darauf hingewiesen wird.

Beispiel: Ja .... ☐
Nein .... ☐ → **Weiter mit Frage 16!**

Wenn Du "Nein" ankreuzst, dann machst Du weiter bei Frage 16.

Wenn Du "Ja" ankreuzst, gehe einfach zur nächsten Frage weiter.

© alle Rechte für Fragebogenformulierung und Fragebogen bei IDZ und Infratest

K. 01

1. **Wenn Du an Deine Zähne denkst, wie ist der <u>Zustand Deiner Zähne</u>?**

   - Sehr gut .... 1 ☐   11
   - Gut .... 2 ☐
   - Zufriedenstellend .... 3 ☐
   - Weniger gut .... 4 ☐
   - Schlecht .... 5 ☐

2. **Wieviel kann man selbst tun, um die <u>Gesundheit seiner Zähne</u> zu erhalten oder zu verbessern?**

   - Sehr viel .... 1 ☐   12
   - Viel .... 2 ☐
   - Einiges .... 3 ☐
   - Wenig .... 4 ☐
   - Nichts .... 5 ☐

3. **Wie häufig kommen die folgenden <u>Angewohnheiten</u> bei Dir vor?**

	Häufig	Manchmal	Nie	
Zungenpressen	1 ☐	2 ☐	3 ☐	13
Wangen- oder Lippenbeißen	☐	☐	☐	14
Fingernägelkauen	☐	☐	☐	15
Bleistiftkauen	☐	☐	☐	16
Kaugummikauen	☐	☐	☐	17
Zähnepressen oder Knirschen	1 ☐	2 ☐	3 ☐	18

4. **Wie oft ißt Du außerhalb der Hauptmahlzeiten, also außerhalb Frühstück, Mittag- und Abendessen, irgendwelche Kleinigkeiten?**

   Schätze doch bitte ungefähr, wie oft das jeden Tag ist.

1 mal am Tag	1 ☐	19
2 mal am Tag	2 ☐	
3 mal am Tag	3 ☐	**Weiter mit Frage 5!**
4 mal am Tag	4 ☐	
5 mal und öfter	5 ☐	
Weiß nicht	6 ☐	
Esse zwischendurch nicht	7 ☐ →	**Weiter mit Frage 6!**

5. Was ißt Du zwischendurch besonders gerne?

Du kannst hier mehreres ankreuzen!

Brot mit Wurst oder Käse ☐	20
Brötchen, Brezeln o.ä. ohne Belag ☐	21
Frisches Obst, Gemüse (rohe Karotten etc.) ☐	22
Süßigkeiten (Bonbons, Schokolade, Schokoriegel, Gummibärchen o.ä.) ☐	23
Kuchen, Kekse, Waffeln, Brot mit Marmelade, Honig o.ä., Müsliriegel ☐	24
Eis, Pudding, Griesbrei, Milchreis o.ä. ☐	25
Gesüßten Joghurt, Quark, Müsli (mit Zucker, Honig oder Obst) ☐	26
Ungesüßten Joghurt, Quark, Müsli, Diabetikergebäck, Diabetikerschokolade ☐	27
Chips, Flips, Erdnüsse, Pommes frites etc. ☐	28
Trockenfrüchte, Rosinen ☐	29
Sonstiges *gesüßt* ☐	30
Sonstiges *ungesüßt* (oder mit Süßstoff) ☐	31
Esse zwischendurch nicht ☐	32

6. Was nimmst Du als Pausenbrot mit in die Schule?

Auch hier kannst Du mehreres ankreuzen!

Brot mit Wurst oder Käse ☐	33
Brötchen, Brezeln o.ä. ohne Belag ☐	34
Frisches Obst, Gemüse (rohe Karotten etc.) ☐	35
Süßigkeiten (Bonbons, Schokolade, Schokoriegel, Gummibärchen o.ä.) ☐	36
Kuchen, Kekse, Waffeln, Brot mit Marmelade, Honig o.ä., Müsliriegel ☐	37
Eis, Pudding, Griesbrei, Milchreis o.ä. ☐	38
Gesüßten Joghurt, Quark, Müsli (mit Zucker, Honig oder Obst) ☐	39
Ungesüßten Joghurt, Quark, Müsli, Diabetikergebäck, Diabetikerschokolade ☐	40
Chips, Flips, Erdnüsse, Pommes frites etc. ☐	41
Trockenfrüchte, Rosinen ☐	42
Sonstiges *gesüßt* ☐	43
Sonstiges *ungesüßt* (oder mit Süßstoff) ☐	44
Ich nehme kein Pausenbrot mit ☐	45

7. Kaufst Du Dir manchmal in der Pause etwas zu essen oder zu trinken?

46

Ja .... 1☐ ⟶ *Weiter mit Frage 8!*

Nein .... 2☐ ⟶ *Weiter mit Frage 9!*

8. **Was** kaufst Du Dir da? *Auch hier sind mehrere Ankreuzungen möglich!*

Brot mit Wurst oder Käse ☐	47
Brötchen, Brezeln o.ä. ohne Belag ☐	48
Frisches Obst, Gemüse (rohe Karotten etc.) ☐	49
Süßigkeiten (Bonbons, Schokolade, Schokoriegel, Gummibärchen o.ä.) ☐	50
Kuchen, Kekse, Waffeln, Brot mit Marmelade, Honig o.ä., Müsliriegel ☐	51
Eis, Pudding, Griesbrei, Milchreis o.ä. ☐	52
Gesüßten Joghurt, Quark, Müsli (mit Zucker, Honig oder Obst) ☐	53
Ungesüßten Joghurt, Quark, Müsli, Diabetikergebäck, Diabetikerschokolade ☐	54
Chips, Flips, Erdnüsse, Pommes frites etc. ☐	55
Trockenfrüchte, Rosinen ☐	56
Sonstiges *gesüßt* ☐	57
Sonstiges *ungesüßt* (oder mit Süßstoff) ☐	58
Getränke ☐	59

9. Kaufst Du Dir manchmal <u>nach der Schule</u> etwas zu essen oder zu trinken?

Ja .... 1☐ ⁶⁰ → **Weiter mit Frage 10!**

Nein .... 2☐ → **Weiter mit Frage 11!**

10. **Was** kaufst Du Dir da? *Du kannst mehreres ankreuzen!*

Brot mit Wurst oder Käse ☐	61
Brötchen, Brezeln o.ä. ohne Belag ☐	62
Frisches Obst, Gemüse (rohe Karotten etc.) ☐	63
Süßigkeiten (Bonbons, Schokolade, Schokoriegel, Gummibärchen o.ä.) ☐	64
Kuchen, Kekse, Waffeln, Brot mit Marmelade, Honig o.ä., Müsliriegel ☐	65
Eis, Pudding, Griesbrei, Milchreis o.ä. ☐	66
Gesüßten Joghurt, Quark, Müsli (mit Zucker, Honig oder Obst) ☐	67
Ungesüßten Joghurt, Quark, Müsli, Diabetikergebäck, Diabetikerschokolade ☐	68
Chips, Flips, Erdnüsse, Pommes frites etc. ☐	69
Trockenfrüchte, Rosinen ☐	70
Sonstiges *gesüßt* ☐	71
Sonstiges *ungesüßt* (oder mit Süßstoff) ☐	72
Getränke ☐	73

**11. Menschen unterscheiden sich darin, wie oft sie ihre Zähne putzen. Wie ist das bei Dir?
Wie oft putzt Du Dir gewöhnlich die Zähne?**

74

3 mal täglich und häufiger	1 ☐
Normalerweise 2 mal täglich	2 ☐
Normalerweise 1 mal täglich	3 ☐
Mehrmals die Woche	4 ☐
1 mal die Woche	5 ☐
Seltener als 1 mal die Woche	6 ☐

→ **Weiter mit Frage 12!**

Eigentlich nie .... 7 ☐ → **Weiter mit Frage 14!**

12. Wann putzt Du Dir gewöhnlich die Zähne? K. 02

Du kannst auch mehreres ankreuzen!

Nach dem Aufstehen, vor dem Frühstück	☐	11
Nach dem Frühstück	☐	12
Nach dem Mittagessen	☐	13
Nach dem Abendessen	☐	14
Nach Zwischenmahlzeiten	☐	15
Bevor ich ins Bett gehe	☐	16
Verschieden - wenn ich gerade daran denke	☐	17

13. Wie lange putzt Du Dir die Zähne?

Bitte versuche, in Minuten oder Sekunden zu schätzen.

ca. 30 Sekunden	☐	18
ca. 1 Minute	☐	19
ca. 1 1/2 Minuten	☐	20
ca. 2 Minuten	☐	21
ca. 3 Minuten	☐	22
Länger als 3 Minuten	☐	23

14. Welche Mittel benutzt Du zur Mundpflege? *Du kannst auch mehreres ankreuzen!*

	Ja	Nein	
Zahnbürste	1 ☐	2 ☐	24
Elektrische Zahnbürste	☐	☐	25
Zahnpasta	☐	☐	26
und zwar - • mit Fluorid	☐	☐	27
• ohne Fluorid	☐	☐	28
• weiß nicht, ob meine Zahnpasta Fluorid enthält	☐		29
Zahnseide	☐	☐	30
Zahnhölzer	☐	☐	31
Munddusche	☐	☐	32
Mundwasser	☐	☐	33
Sonstige Pflegemittel	1 ☐	2 ☐	34

15. Hier sind einige Möglichkeiten genannt, um Krankheiten im Mund- und Zahnbereich vorzubeugen. Bitte versuche einmal, diese Möglichkeiten nach ihrer <u>Wichtigkeit</u> zu ordnen.

Bei der Möglichkeit, die Dir persönlich am allerwichtigsten erscheint, kreuze die "1" an, bei der nächstfolgenden die "2" usw.

	Wichtigkeit				
	1	2	3	4	
Keine / wenig Süßigkeiten bzw. Zucker	☐	☐	☐	☐	35
Härtung der Zähne mit Fluoridanwendungen (z.B. fluoridhaltige Zahnpasta, Fluoridgel, Fluoridtabletten)	☐	☐	☐	☐	36
Regelmäßiger Kontrollbesuch beim Zahnarzt	☐	☐	☐	☐	37
Richtiges Zähneputzen	☐	☐	☐	☐	38

16. Ist bei Dir jemals vom Zahnarzt eine <u>Behandlung des Zahnfleisches</u> (Parodontose-Behandlung) durchgeführt worden?

Ja .... 1 ☐   39

Nein .... 2 ☐

17. Ist bei Dir eine Zahn- oder Kieferregulierung vorgenommen worden, oder wird bei Dir zur Zeit eine solche Behandlung gemacht oder ist eine solche Behandlung geplant?

Entscheide Dich bitte - wenn möglich - für eine Antwort!

Wird zur Zeit gemacht .... ☐   40

Wurde gemacht .... ☐   41

Ist geplant .... ☐   42

Nein .... ☐   43

18. Wurde oder wird die Behandlung mit herausnehmbarem Behandlungsapparat (z.B. Spange) oder festsitzendem Behandlungsapparat (z.B. Klammer) oder mit einer Kombination aus beiden durchgeführt?

Mit herausnehmbarem Behandlungsapparat .... ☐   44

Mit festsitzendem Behandlungsapparat .... ☐   45

Mit einer Kombination aus herausnehmbaren und festsitzenden Behandlungsapparaten .... ☐   46

19. Wie lange dauerte die Behandlung bzw. wie lange bist Du schon in Behandlung?

Unter 1 Jahr	1 ☐	47
1 bis unter 2 Jahre	2 ☐	
2 bis unter 3 Jahre	3 ☐	
3 bis unter 4 Jahre	4 ☐	
4 Jahre und länger	5 ☐	

20. Bist Du noch in Behandlung oder ist die Behandlung schon beendet?

Ich bin gegenwärtig noch in Behandlung	1 ☐	48
In den letzten 12 Monaten beendet	2 ☐	
In den letzten 2 Jahren beendet	3 ☐	
In den letzten 5 Jahren beendet	4 ☐	
Länger als 5 Jahre zurückliegend	5 ☐	

21. Bitte denke bei den nächsten Fragen nur an den Allgemeinzahnarzt, <u>nicht</u> an den Kieferorthopäden.

Wann warst Du das letzte Mal beim Zahnarzt?

49

Innerhalb der letzten 12 Monate	1 ☐	→ *Weiter mit Frage 22!*
Innerhalb der letzten 2 Jahre	2 ☐	
Innerhalb der letzten 5 Jahre	3 ☐	→ *Weiter mit Frage 23!*
Länger als 5 Jahre zurückliegend	4 ☐	
Ich war noch nie beim Zahnarzt	5 ☐	→ *Weiter mit Frage 26!*

22. Wie oft warst Du in den letzten <u>12 Monaten</u> beim Zahnarzt?

Bitte trage die Zahl in das Kästchen ein!

☐☐ mal 50/51

23. Gehst Du zum Zahnarzt nur, wenn Du Schmerzen oder Beschwerden hast, oder gehst Du manchmal auch zur Kontrolle?

52

Ich gehe nur wenn ich Schmerzen / Beschwerden habe	1 ☐	→ *Weiter mit Frage 25!*
Ich gehe auch manchmal zur Kontrolle	2 ☐	→ *Weiter mit Frage 24!*
Ich gehe regelmäßig zur Kontrolle	3 ☐	
Ich gehe nicht zum Zahnarzt	4 ☐	→ *Weiter mit Frage 26!*

24. In welchen Abständen gehst Du zur Kontrolle zum Zahnarzt?

Vierteljährlich	1 ☐	53
Halbjährlich	2 ☐	
1 mal im Jahr	3 ☐	
Jedes 2. Jahr	4 ☐	
Seltener	5 ☐	
Unregelmäßig	6 ☐	

25. Hast Du einen Zahnarzt, den Du als Deinen Zahnarzt bezeichnen würdest?

Ich bin immer bei demselben Zahnarzt in Behandlung	1 ☐	54
Ich habe keinen festen Zahnarzt, ich wechsle öfter den Zahnarzt	2 ☐	
Ich habe im Moment keinen Zahnarzt	3 ☐	
Ich war noch nie beim Zahnarzt	4 ☐	

26. Ist Dir schon einmal von einem Zahnarzt bzw. einer Zahnarzthelferin gezeigt worden, wie Du Deine Zähne putzen sollst?

Ja	1 ☐	55
Nein	2 ☐	

27. Ist bei Dir in der Schule über Zahngesundheit und Zahnpflege, z.B. über das Zähneputzen, gesprochen worden?

Ja	1 ☐	56
Nein	2 ☐	

28. Bist Du mal in der Schule von einem Zahnarzt untersucht worden?

Ja	1 ☐	→	*Weiter mit Frage 29!*	57
Nein	2 ☐	→	*Weiter mit Frage 30!*	

29. Wann zuletzt?

In diesem Schuljahr	1 ☐	58
Im letzten Schuljahr	2 ☐	
Vor dem letzten Schuljahr	3 ☐	

K. 03

30. **Dein Geschlecht**

    Männlich .... 1 ☐   11

    Weiblich .... 2 ☐

31. **Wann wurdest Du geboren?**

    ☐☐   ☐☐   19 ☐☐
    Tag   Monat   Jahr
    12/13   14/15   16/17

32. **Was für eine <u>Schule</u> besuchst Du?**

    Sonderschule .... 1 ☐   18

    Volksschule / Hauptschule .... 2 ☐

    Realschule, POS .... 3 ☐

    Gymnasium, EOS .... 4 ☐

    Gesamtschule .... 6 ☐

    Sonstige, und zwar:

    _____   19

33. **Bei wem <u>wohnst</u> Du?**

    Bei Vater und Mutter .... ☐   20

    Nur beim Vater .... ☐   21

    Nur bei der Mutter .... ☐   22

    Bei Vater und Stiefmutter / Freundin (bzw. Partnerin) des Vaters ...... ☐   23

    Bei Mutter und Stiefvater / Freund (bzw. Partner) der Mutter .... ☐   24

    Bei Großeltern / Großelternteil .... ☐   25

    Bei Verwandten .... ☐   26

    Bei Adoptiveltern .... ☐   27

    Bei einer Pflegefamilie .... ☐   28

34. **Sind Deine Eltern zur Zeit ganztags berufstätig, halbtags berufstätig oder sind Sie nicht berufstätig?**

    Falls Deine leiblichen Eltern nicht im gleichen Haushalt leben, bitte für Elternersatz im Haushalt angeben!

	Vater	Mutter
Ganztags berufstätig	1 ☐ 29	1 ☐ 30
Halbtags berufstätig / teilzeitbeschäftigt	2 ☐	2 ☐
Nicht berufstätig (Rentner, Hausfrau)	3 ☐	3 ☐
Zur Zeit arbeitslos	4 ☐	4 ☐
Nicht im Haushalt lebend	5 ☐	5 ☐

35. **In welcher beruflichen Stellung sind Dein Vater und Deine Mutter derzeit beschäftigt, bzw. was waren Sie in ihrem letzten Beruf?**

Wenn Du es schwierig findest, den Beruf Deiner Eltern einzuordnen, dann wende Dich bitte an die Helferin im Untersuchungsbus.

	Beruf Vater	Beruf Mutter
Arbeiter		
Ungelernte Arbeiter	01 ☐ 32/33	01 ☐ 34/35
Angelernte Arbeiter	02 ☐	02 ☐
Teilfacharbeiter	03 ☐	03 ☐
Gelernte und Facharbeiter	04 ☐	04 ☐
Vorarbeiter, Kolonnenführer	05 ☐	05 ☐
Meister, Polier	06 ☐	06 ☐
Angestellte		
Industrie- und Werkmeister im Angestelltenverhältnis	07 ☐	07 ☐
Angestellte mit einfacher Tätigkeit (z.B. Verkäufer, Kontorist, Stenotypistin)	08 ☐	08 ☐
Angestellte mit qualifizierter Tätigkeit (z.B. Sachbearbeiter, Buchhalter, technischer Zeichner)	09 ☐	09 ☐
Angestellte mit hochqualifizierter Tätigkeit oder Leitungsfunktion (z.B. wissenschaftlicher Mitarbeiter, Prokurist, Abteilungsleiter)	10 ☐	10 ☐
Angestellte mit umfassenden Führungsaufgaben (z.B. Direktor, Geschäftsführer, Vorstand größerer Betriebe und Verbände)	11 ☐	11 ☐
Beamte (einschließlich Richter und Berufssoldaten)		
Einfacher Dienst	12 ☐	12 ☐
Mittlerer Dienst	13 ☐	13 ☐
Gehobener Dienst	14 ☐	14 ☐
Höherer Dienst	15 ☐	15 ☐
Selbständige (einschließlich mithelfende Familienangehörige)		
Selbständige Landwirte	16 ☐	16 ☐
Freie Berufe, selbständige Akademiker	17 ☐	17 ☐
Sonstige Selbständige mit bis zu 9 Mitarbeitern	18 ☐	18 ☐
Sonstige Selbständige mit 10 und mehr Mitarbeitern	19 ☐	19 ☐
Mithelfende Familienangehörige	20 ☐	20 ☐
Sonstige		
(z.B. Auszubildende, Schüler, Studenten, Wehrpflichtige, Zivildienstleistende, Praktikanten)	21 ☐	21 ☐

36. Und welchen Schulabschluß haben Dein Vater und Deine Mutter?

Falls er / sie mehrere Abschlüsse hat, nenne bitte nur den höchsten.

Wenn Du es schwierig findest, den Schulabschluß Deiner Eltern einzuordnen, dann wende Dich bitte wieder an die Helferin im Untersuchungsbus.

	Schulabschluß Vater	Schulabschluß Mutter
Volksschul- / Hauptschulabschluß	1 ☐ 36	1 ☐ 37
Abschluß 8. Klasse	2 ☐	2 ☐
Mittlere Reife, Realschulabschluß	3 ☐	3 ☐
Abschluß 10. Klasse (POS)	4 ☐	4 ☐
Fachhochschulreife (Abschluß einer Fachoberschule)	5 ☐	5 ☐
Abitur (Hochschulreife)	6 ☐	6 ☐
Anderen Schulabschluß	7 ☐	7 ☐
Nichts davon, kein Schulabschluß	8 ☐	8 ☐

Vielen Dank für die Beantwortung der Fragen!

Bitte überprüfe Deine Angaben noch einmal auf Vollständigkeit.

Über die Einhaltung der gesetzlichen Bestimmungen zum Datenschutz informiert Dich die beiliegende "Erläuterung zum Datenschutz".

Datum des Ausfülltages: ☐☐ ☐☐ | 1 | 9 | 9 | 2 |
Tag   Monat   Jahr
38/39 40/41 42/43

9.11.3 Selbstausfüllbogen für die Erwachsenengruppe 35–54 Jahre

IDZ

Infratest © Gesundheitsforschung

Pbd. Nr.:

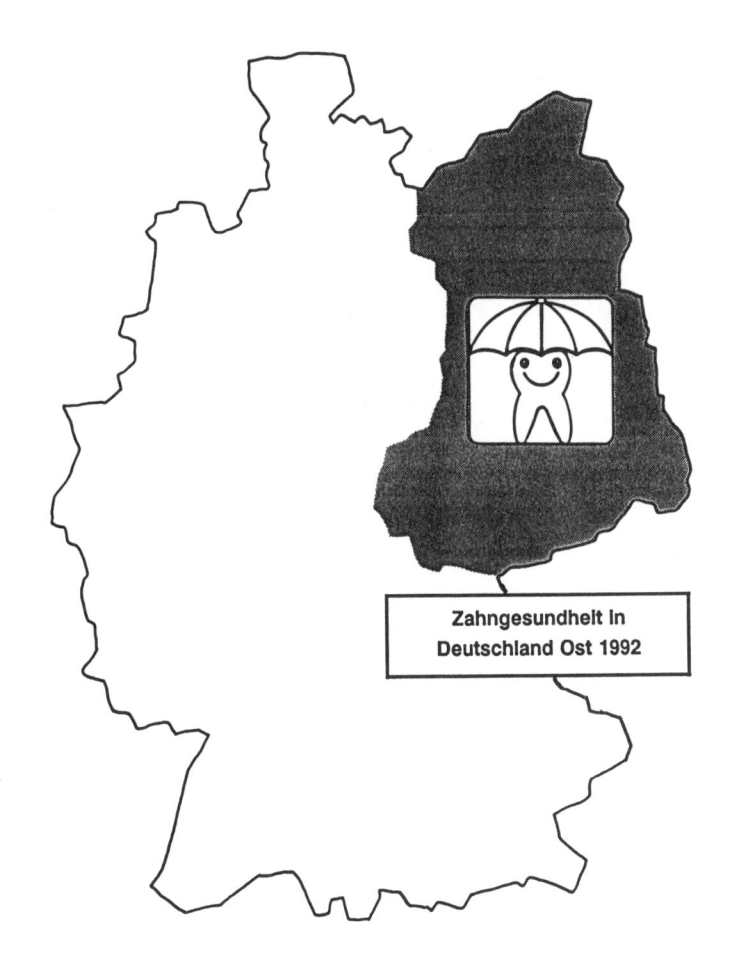

Zahngesundheit in Deutschland Ost 1992

E

Im Auftrag der Bundeszahnärztekammer
und der Kassenzahnärztlichen Bundesvereinigung

Zahngesundheit in Deutschland Ost 1992

31 / 4747

Sehr geehrte Damen und Herren,

das Institut der Deutschen Zahnärzte, Köln, führt in Zusammenarbeit mit Infratest Gesundheitsforschung eine landesweite Erhebung zur Zahngesundheit durch.

Ihre Mitarbeit ist freiwillig. Die wissenschaftliche Aussagekraft der Untersuchung hängt aber entscheidend von der Mitarbeit aller ausgewählten Personen ab.

Bitte füllen Sie daher diesen Fragebogen sorgfältig selbst aus.

Vielen Dank für Ihre Mitarbeit!

Wie wird's gemacht?

Bitte füllen Sie den Fragebogen aus, indem Sie

- in die **weißen Kästchen ein Kreuz** machen

    Beispiel: Geschlecht: männlich .... 1 ☐
    　　　　　　　　　　　　　　 weiblich .... 2 ☒

    Die Zahlen neben den Kästchen brauchen Sie nicht zu berücksichtigen, sie dienen nur Zwecken der Datenverarbeitung!

- oder **die entsprechenden Zahlen in die weißen Felder eintragen**

    Beispiel: Alter .... [4][7] Jahre

Gehen Sie der Reihe nach vor, Frage für Frage. Überspringen Sie eine oder mehrere Fragen nur dann, wenn im Text ausdrücklich darauf hingewiesen wird.

Beispiel: Ja .... ☐
　　　　　　　 Nein .... ☐ → | Weiter mit ... ! |

Wenn Sie "Ja" ankreuzen, gehen Sie einfach zur nächsten Frage weiter.

° alle Rechte für Fragebogenformulierung
und Fragebogen bei IDZ und Infratest

K. 01

1. **Wenn Sie an Ihre Zähne denken, wie ist der <u>Zustand Ihrer Zähne</u>?**

   - Sehr gut .... 1 ☐   11
   - Gut .... 2 ☐
   - Zufriedenstellend .... 3 ☐
   - Weniger gut .... 4 ☐
   - Schlecht .... 5 ☐

2. **Wieviel kann man selbst tun, um die <u>Gesundheit seiner Zähne</u> zu erhalten oder zu verbessern?**

   - Sehr viel .... 1 ☐   12
   - Viel .... 2 ☐
   - Einiges .... 3 ☐
   - Wenig .... 4 ☐
   - Nichts .... 5 ☐

3. **Wie häufig kommen die folgenden <u>Angewohnheiten</u> bei Ihnen vor?**

	Häufig	Manchmal	Nie	
Zungenpressen	1 ☐	2 ☐	3 ☐	13
Wangen- oder Lippenbeißen	☐	☐	☐	14
Fingernägelkauen	☐	☐	☐	15
Bleistiftkauen	☐	☐	☐	16
Kaugummikauen	☐	☐	☐	17
Zähnepressen oder Knirschen	1 ☐	2 ☐	3 ☐	18

4. **Wie oft essen Sie außerhalb der Hauptmahlzeiten, also außerhalb Frühstück, Mittag- und Abendessen, irgendwelche Kleinigkeiten?**
   Schätzen Sie doch bitte ungefähr, wie oft das jeden Tag ist.

   - 1 mal am Tag .... 1 ☐   19
   - 2 mal am Tag .... 2 ☐
   - 3 mal am Tag .... 3 ☐   → *Weiter mit Frage 5!*
   - 4 mal am Tag .... 4 ☐
   - 5 mal und öfter .... 5 ☐
   - Weiß nicht .... 6 ☐

   - Esse zwischendurch nicht .... 7 ☐   → *Weiter mit Frage 6!*

205

5. Was essen Sie zwischendurch besonders gerne?

Sie können auch mehreres ankreuzen!

Brot mit Wurst oder Käse	☐	20
Brötchen, Brezeln o.ä. ohne Belag	☐	21
Frisches Obst, Gemüse (rohe Karotten etc.)	☐	22
Süßigkeiten (Bonbons, Schokolade, Schokoriegel, Gummibärchen o.ä.)	☐	23
Kuchen, Kekse, Waffeln, Brot mit Marmelade, Honig o.ä., Müsliriegel	☐	24
Eis, Pudding, Grießbrei, Milchreis o.ä.	☐	25
Gesüßten Joghurt, Quark, Müsli (mit Zucker, Honig oder Obst)	☐	26
Ungesüßten Joghurt, Quark, Müsli, Diabetikergebäck, Diabetikerschokolade	☐	27
Chips, Flips, Erdnüsse, Pommes frites etc.	☐	28
Trockenfrüchte, Rosinen	☐	29
Sonstiges *gesüßt*	☐	30
Sonstiges *ungesüßt* (oder mit Süßstoff)	☐	31
Esse zwischendurch nicht	☐	32

6. Menschen unterscheiden sich darin, wie oft sie ihre Zähne putzen. Wie ist das bei Ihnen? Wie oft putzen Sie sich gewöhnlich die Zähne?

33

3 mal täglich und häufiger	1 ☐	
Normalerweise 2 mal täglich	2 ☐	
Normalerweise 1 mal täglich	3 ☐	*Weiter mit Frage 7!*
Mehrmals die Woche	4 ☐	
1 mal die Woche	5 ☐	
Seltener als 1 mal die Woche	6 ☐	
Nie (auch wenn Sie Vollprothesenträger sind)	7 ☐	*Weiter mit Frage 9!*

7. Wann putzen Sie sich gewöhnlich die Zähne?

Sie können auch mehreres ankreuzen!

Nach dem Aufstehen, vor dem Frühstück	☐	34
Nach dem Frühstück	☐	35
Nach dem Mittagessen	☐	36
Nach dem Abendessen	☐	37
Nach Zwischenmahlzeiten	☐	38
Bevor ich ins Bett gehe	☐	39
Verschieden - wenn ich gerade daran denke	☐	40

8. Wie lange putzen Sie sich die Zähne?

Bitte versuchen Sie, in Minuten oder Sekunden zu schätzen.

ca. 30 Sekunden	☐	41
ca. 1 Minute	☐	42
ca. 1 1/2 Minuten	☐	43
ca. 2 Minuten	☐	44
ca. 3 Minuten	☐	45
Länger als 3 Minuten	☐	46

9. Welche Mittel benutzen Sie zur Mundpflege?

Sie können auch mehreres ankreuzen!

	Ja	Nein	
Zahnbürste	1 ☐	2 ☐	47
Elektrische Zahnbürste	☐	☐	48
Zahnpasta	☐	☐	49
und zwar - • mit Fluorid	☐	☐	50
• ohne Fluorid	☐	☐	51
• weiß nicht, ob meine Zahnpasta Fluorid enthält ☐			52
Zahnseide	☐	☐	53
Zahnhölzer	☐	☐	54
Munddusche	☐	☐	55
Mundwasser	☐	☐	56
Sonstige Pflegemittel	1 ☐	2 ☐	57

10. Hier sind einige Möglichkeiten genannt, um Erkrankungen und Beschwerden im Mund- und Zahnbereich vorzubeugen. Bitte versuchen Sie einmal, diese Möglichkeiten nach Ihrer <u>Wichtigkeit</u> zu ordnen.

Bei der Möglichkeit, die Ihnen persönlich am allerwichtigsten erscheint, kreuzen Sie die "1" an, bei der nächstfolgenden die "2" usw.

	Wichtigkeit				
	1	2	3	4	
Keine / wenig Süßigkeiten bzw. Zucker	☐	☐	☐	☐	58
Härtung der Zähne mit Fluoridanwendungen (z.B. fluoridhaltige Zahnpasta, Fluoridgel, Fluoridtabletten)	☐	☐	☐	☐	59
Regelmäßiger Kontrollbesuch beim Zahnarzt	☐	☐	☐	☐	60
Richtiges Zähneputzen	☐	☐	☐	☐	61

11. Ist bei Ihnen jemals vom Zahnarzt eine <u>Behandlung des Zahnfleisches</u> (Parodontose-Behandlung) durchgeführt worden?

Ja	1 ☐	62
Nein	2 ☐	

12. Ist bei Ihnen jemals eine <u>Zahn- oder Kieferregulierung</u> vorgenommen worden?°

63

Ja	1 ☐	→	Weiter mit Frage 13!
Nein	2 ☐	→	Weiter mit Frage 14!

13. Wurde die Behandlung mit herausnehmbarem Behandlungsapparat (z.B. Spange) oder festsitzendem Behandlungsapparat (z.B. Klammer) oder mit einer Kombination aus beiden durchgeführt?

Mit herausnehmbarem Behandlungsapparat	☐	64
Mit festsitzendem Behandlungsapparat	☐	65
Mit einer Kombination aus herausnehmbaren und festsitzenden Behandlungsapparaten	☐	66

14. Bitte denken Sie bei den nächsten Fragen an den Allgemeinzahnarzt, _nicht_ an den Kieferorthopäden.

Wann waren Sie das letzte Mal beim Zahnarzt?

Innerhalb der letzten 12 Monate	1 ☐	67	→ Weiter mit Frage 15!
Innerhalb der letzten 2 Jahre	2 ☐		
Innerhalb der letzten 5 Jahre	3 ☐		→ Weiter mit Frage 16!
Länger als 5 Jahre zurückliegend	4 ☐		
Ich war noch nie beim Zahnarzt	5 ☐		→ Weiter mit Frage 19!

15. Wie oft waren Sie in den letzten _12 Monaten_ beim Zahnarzt?

☐☐ mal   68/69

16. Gehen Sie zum Zahnarzt nur, wenn Sie Schmerzen oder Beschwerden haben, oder gehen Sie manchmal auch zur Kontrolle?

Ich gehe nur wenn ich Schmerzen / Beschwerden habe	1 ☐	70	→ Weiter mit Frage 18!
Ich gehe auch manchmal zur Kontrolle	2 ☐		→ Weiter mit Frage 17!
Ich gehe regelmäßig zur Kontrolle	3 ☐		
Ich gehe nicht zum Zahnarzt	4 ☐		→ Weiter mit Frage 19!

17. In welchen _Abständen_ gehen Sie zur Kontrolle zum Zahnarzt?

Vierteljährlich	1 ☐	71
Halbjährlich	2 ☐	
1 mal im Jahr	3 ☐	
Jedes 2. Jahr	4 ☐	
Seltener	5 ☐	
Unregelmäßig	6 ☐	

18. Haben Sie einen Zahnarzt, den Sie als _Ihren_ Zahnarzt bezeichnen würden?

Ich bin immer bei demselben Zahnarzt in Behandlung	1 ☐	72
Ich habe keinen festen Zahnarzt, ich wechsle öfter den Zahnarzt	2 ☐	
Ich habe im Moment keinen Zahnarzt	3 ☐	
Ich war noch nie beim Zahnarzt	4 ☐	

K. 02

19. Ihr Geschlecht

Männlich .... 1 ☐   11
Weiblich .... 2 ☐

20. Wann wurden Sie geboren?

☐☐ ☐☐ 19 ☐☐
Tag Monat Jahr
12/13 14/15 16/17

21. Welchen Schulabschluß haben Sie?

Falls Sie mehrere Abschlüsse haben, nennen Sie bitte nur den <u>höchsten</u>.

Volksschul- / Hauptschulabschluß .... 1 ☐   18
Abschluß 8. Klasse .... 2 ☐
Mittlere Reife, Realschulabschluß .... 3 ☐
Abschluß 10. Klasse (POS) .... 4 ☐
Fachhochschulreife (Abschluß einer Fachoberschule) .... 5 ☐
Abitur (Hochschulreife) .... 6 ☐
Anderen Schulabschluß .... 7 ☐
Nichts davon, habe (noch) keinen Schulabschluß .... 8 ☐

22. Haben Sie eine abgeschlossene Berufsausbildung oder Hochschulausbildung?

Falls Sie mehrere haben, nennen Sie bitte die <u>höchste</u>.

Gewerbliche oder landwirtschaftliche Lehre .... ☐   19
Kaufmännische oder sonstige Lehre .... ☐   20
Meister-, Technikerschule .... ☐   21

<u>*Fachschule:*</u>
- technische / kaufmännische .... ☐   22
- pädagogische / medizinische .... ☐   23

Beamtenausbildung .... ☐   24
Fachhochschule, Ingenieurhochschule .... ☐   25
Universität, Hochschule .... ☐   26
Sonstigen Ausbildungsabschluß .... ☐   27
Nichts davon, habe (noch) keinen Ausbildungsabschluß .... ☐   28

23. Welche der folgenden Angaben trifft auf Ihre derzeitige Situation zu?

Voll berufstätig
(jeden Arbeitstag ganztägig, auch wenn im
Familienbetrieb - nicht Lehrling, nicht ABM - s.u.) .... ☐ 29

Teilweise berufstätig
(halbtags, täglich einige Stunden, einige
Tage pro Woche, auch wenn im Familienbetrieb - nicht Lehrling) .... ☐ 30

Kurzarbeit .... ☐ 31

Berufstätig im Rahmen einer Arbeitsbeschaffungsmaßnahme .... ☐ 32

Arbeitslos gemeldet .... ☐ 33

Ohne Lehrstelle, ohne Studienplatz .... ☐ 34

Altershalber in Rente / pensioniert .... ☐ 35

Vorzeitig in Rente / pensioniert:

- freiwillig .... ☐ 36

- unfreiwillig .... ☐ 37

- aus gesundheitlichen Gründen .... ☐ 38

Ausschließlich Hausfrau (Hausmann), nicht (mehr) berufstätig .... ☐ 39

In Schul- / Fachschul- oder Berufsausbildung .... ☐ 40

In Hochschulausbildung .... ☐ 41

Wehr- / Zivildienstleistender / freiwilliges soziales Jahr .... ☐ 42

Vorübergehende Freistellung
(z.B. öffentlicher Dienst, Erziehungsurlaub) .... ☐ 43

Empfänger von Sozialhilfe .... ☐ 44

24. In welcher beruflichen Stellung sind Sie derzeit bzw. (falls nicht mehr berufstätig) waren Sie zuletzt beschäftigt?

Arbeiter

Ungelernte Arbeiter	01 ☐ 45/46
Angelernte Arbeiter	02 ☐
Teilfacharbeiter	03 ☐
Gelernte und Facharbeiter	04 ☐
Vorarbeiter, Kolonnenführer	05 ☐
Meister, Polier	06 ☐

Angestellte

Industrie- und Werkmeister im Angestelltenverhältnis	07 ☐
Angestellte mit einfacher Tätigkeit (z.B. Verkäufer, Kontorist, Stenotypistin)	08 ☐
Angestellte mit qualifizierter Tätigkeit (z.B. Sachbearbeiter, Buchhalter, technischer Zeichner)	09 ☐
Angestellte mit hochqualifizierter Tätigkeit oder Leitungsfunktion (z.B. wissenschaftlicher Mitarbeiter, Prokurist, Abteilungsleiter)	10 ☐
Angestellte mit umfassenden Führungsaufgaben (z.B. Direktor, Geschäftsführer, Vorstand größerer Betriebe und Verbände)	11 ☐

Beamte (einschließlich Richter und Berufssoldaten)

Einfacher Dienst	12 ☐
Mittlerer Dienst	13 ☐
Gehobener Dienst	14 ☐
Höherer Dienst	15 ☐

Selbständige (einschließlich mithelfende Familienangehörige)

Selbständige Landwirte	16 ☐
Freie Berufe, selbständige Akademiker	17 ☐
Sonstige Selbständige mit bis zu 9 Mitarbeitern	18 ☐
Sonstige Selbständige mit 10 und mehr Mitarbeitern	19 ☐
Mithelfende Familienangehörige	20 ☐

Sonstige

(z.B. Auszubildende, Schüler, Studenten, Wehrpflichtige, Zivildienstleistende, Praktikanten)	21 ☐

25. Welchen Familienstand haben Sie?

Ledig, allein lebend	1 ☐	→ **Weiter mit Frage 29!**
Ledig, mit festem Partner	2 ☐	
Verheiratet, mit Ehepartner zusammenlebend	3 ☐	
Verheiratet, getrennt lebend	4 ☐	→ **Weiter mit Frage 26!**
Geschieden	5 ☐	
Verwitwet	6 ☐	

26. Welchen Schulabschluß hat bzw. hatte Ihr (Ehe-) Partner?

Falls er / sie mehrere Abschlüsse hat, nennen Sie bitte nur den höchsten.

Volksschul- / Hauptschulabschluß	1 ☐	48
Abschluß 8. Klasse	2 ☐	
Mittlere Reife, Realschulabschluß	3 ☐	
Abschluß 10. Klasse (POS)	4 ☐	
Fachhochschulreife (Abschluß einer Fachoberschule)	5 ☐	
Abitur (Hochschulreife)	6 ☐	
Anderen Schulabschluß	7 ☐	
Nichts davon, (noch) keinen Schulabschluß	8 ☐	

27. Hat bzw. hatte Ihr (Ehe-) Partner eine abgeschlossene Berufsausbildung oder Hochschulausbildung?

Falls er / sie mehrere hat, nennen Sie bitte die höchste.

Gewerbliche oder landwirtschaftliche Lehre	☐	49
Kaufmännische oder sonstige Lehre	☐	50
Meister-, Technikerschule	☐	51
Fachschule:		
• technische / kaufmännische	☐	52
• pädagogische / medizinische	☐	53
Beamtenausbildung	☐	54
Fachhochschule, Ingenieurhochschule	☐	55
Universität, Hochschule	☐	56
Sonstigen Ausbildungsabschluß	☐	57
Nichts davon, (noch) keinen Ausbildungsabschluß	☐	58

28. In welcher beruflichen Stellung ist Ihr (Ehe-) Partner derzeit bzw. (falls nicht mehr berufstätig) war er zuletzt beschäftigt?

Arbeiter

Ungelernte Arbeiter	01 ☐ 59/60
Angelernte Arbeiter	02 ☐
Teilfacharbeiter	03 ☐
Gelernte und Facharbeiter	04 ☐
Vorarbeiter, Kolonnenführer	05 ☐
Meister, Polier	06 ☐

Angestellte

Industrie- und Werkmeister im Angestelltenverhältnis ... 07 ☐

Angestellte mit einfacher Tätigkeit
(z.B. Verkäufer, Kontorist, Stenotypistin) ... 08 ☐

Angestellte mit qualifizierter Tätigkeit
(z.B. Sachbearbeiter, Buchhalter, technischer Zeichner) ... 09 ☐

Angestellte mit hochqualifizierter Tätigkeit oder Leitungsfunktion
(z.B. wissenschaftlicher Mitarbeiter, Prokurist, Abteilungsleiter) ... 10 ☐

Angestellte mit umfassenden Führungsaufgaben
(z.B. Direktor, Geschäftsführer, Vorstand größerer Betriebe und Verbände) ... 11 ☐

Beamte (einschließlich Richter und Berufssoldaten)

Einfacher Dienst	12 ☐
Mittlerer Dienst	13 ☐
Gehobener Dienst	14 ☐
Höherer Dienst	15 ☐

Selbständige (einschließlich mithelfende Familienangehörige)

Selbständige Landwirte	16 ☐
Freie Berufe, selbständige Akademiker	17 ☐
Sonstige Selbständige mit bis zu 9 Mitarbeitern	18 ☐
Sonstige Selbständige mit 10 und mehr Mitarbeitern	19 ☐
Mithelfende Familienangehörige	20 ☐

Sonstige

(z.B. Auszubildende, Schüler, Studenten, Wehrpflichtige,
Zivildienstleistende, Praktikanten) ... 21 ☐

29. Wie hoch etwa ist das monatliche Haushaltseinkommen, d. h. das Netto-Einkommen, das Sie (alle zusammen) nach Abzug der Steuern und Sozialabgaben haben?

unter 500 DM	01 ☐	61/62
500 bis unter 750 DM	02 ☐	
750 bis unter 1.000 DM	03 ☐	
1.000 bis unter 1.500 DM	04 ☐	
1.500 bis unter 2.000 DM	05 ☐	
2.000 bis unter 2.500 DM	06 ☐	
2.500 bis unter 3.000 DM	07 ☐	
3.000 bis unter 3.500 DM	08 ☐	
3.500 bis unter 4.000 DM	09 ☐	
4.000 bis unter 4.500 DM	10 ☐	
4.500 bis unter 5.000 DM	11 ☐	
5.000 DM und mehr	12 ☐	

30. Sind Sie der Hauptverdiener?

Ja	1 ☐	63
Nein	2 ☐	

Vielen Dank für die Beantwortung der Fragen!

Bitte überprüfen Sie Ihre Angaben noch einmal auf Vollständigkeit.

Über die Einhaltung der gesetzlichen Bestimmungen zum Datenschutz informiert Sie die beiliegende "Erläuterung zum Datenschutz".

Datum des Ausfülltages: ☐☐ Tag (64/65) ☐☐ Monat (66/67) 1 9 9 2 Jahr (68/69)

10 Ergebnisse zum Stadt-Land-Gefälle der zahnmedizinischen Befundungsdaten

Annerose Borutta

10.1 Vorbemerkung

Untersuchungsergebnisse vorangegangener Studien aus Ostdeutschland weisen auf eine geringe ungleiche territoriale Verteilung hinsichtlich der Verbreitung oraler Erkrankungen, insbesondere der Karies und marginaler Entzündungen hin. Schwankungen wurden zwischen Stadt- und Landregionen als auch im Nord-Süd-Gefälle nachgewiesen. Diese Unterschiede bezogen sich sowohl auf die Kariesverbreitung als auch auf den Sanierungsgrad, der vor allem bei Kindern und Jugendlichen bestimmt wurde und eine Korrelation zur Effektivität kinderzahnärztlicher Tätigkeit in den einzelnen Territorien erkennen ließ.

Die nach der Bevölkerungsstruktur der neuen Bundesländer repräsentativ ausgewählte Stichprobe wurde nach Gemeindegrößen in kleine (< 20.000 Einwohner), mittlere (20.000 – 100.000 Einwohner) und große Gemeinden (> 100.000 Einwohner) differenziert und erlaubt den Ergebnisvergleich zwischen diesen Gemeindegrößen.

10.2 Ergebnisse zur Verbreitung der Karies unter Berücksichtigung der Gemeindegrößen innerhalb der Altersgruppen

10.2.1 Altersgruppe Kinder 8/9 Jahre

Zur Auswertung gelangten die Befunde von 388 Probanden, die sich auf die einzelnen Gemeinden wie folgt verteilen: 177 (45,6 %) aus kleinen, 90 (23,2 %) aus mittleren und 121 (31,2 %) aus großen Gemeinden.

Die Kariesverbreitung, bezogen auf das bleibende Gebiß, ist mit einem zahn- als auch flächenbezogenen DMF-Index von 1,1 erwartungsgemäß gering. Mit je 0,9 DMF-S bzw. DMF-T in Gemeinden über 100.000 Einwohner weichen die Werte nur geringfügig von den übrigen Gemeinden mit 1,2 DMF-S bzw. 1,1 DMF-T ab. Davon wurden in mittleren und großen Gemeinden jeweils 0,8 und in kleinen Gemeinden 0,9 Zähne gefüllt. Die D-Werte variieren zwischen 0,1 in Gemeinden mit > 100.000 Einwohnern und 0,3 in Gemeinden mit < 20.000 Einwohnern. Extraktionen wurden nicht beobachtet (M-T = 0). Die geringen Abweichungen in den einzelnen Anteilen des DMF-T zwischen den bevölkerungsbezogenen Territorien zeigen, daß es keine klinisch relevanten Unterschiede in der Kariesverbreitung des bleibenden Gebisses gibt (vgl. Tab. A1). Die Karieshäufigkeit wird mit 48,9 % für die Gesamtstichprobe angegeben. Innerhalb jeder Gemeindegröße überwiegt der Anteil kariesfreier Kinder (48–57 %) den der Kinder mit mittlerem Schweregrad (35,5–44,6 %). Einen DMF-T-Index über 3 hatten lediglich 6,7 bis 7,4 % der Probanden (Abb. 1). Die Verteilung der einzelnen Kariesschweregrade zwischen den Gemeindegrößen zeigte keine wesentlichen Unterschiede, wenngleich die Tendenz besteht, daß im Großstadtgebiet mehr kariesfreie Kinder angesiedelt sind (vgl. Tab. A2). Der Sanierungsgrad mit einem Gesamtmittelwert von 78,3 % ist in den Gemeinden mit > 100.000 Einwohnern über 6 % (84,9 %) höher, gefolgt von kleinen (76,4 %) und mittleren Gemeinden (74,7 %), (vgl. Tab. A1).

Bezogen auf das Milchgebiß, ist die Kariesverbreitung in großen Gemeinden (3,4 dmf-t) um etwa einen Zahn geringer als in kleinen (4,3 dmf-t). In Gebieten bis 100.000 Einwohner ist der dmf-t-Index mit 3,6 dem Gesamtmittelwert von 3,8 am nächsten. Bei den d-, m- und f-Werten gibt es die größten Unterschiede im d-Wert. Er weicht im großstädtischen Raum mit 0,8 deutlich von kleinen Gemeinden mit 1,5 ab. Mit Ausnahme des f-Wertes liegen die jeweils niedrigsten Werte in den größten Gemeinden vor. Der Füllungsanteil am dmf-t ist mit 2,0 in den

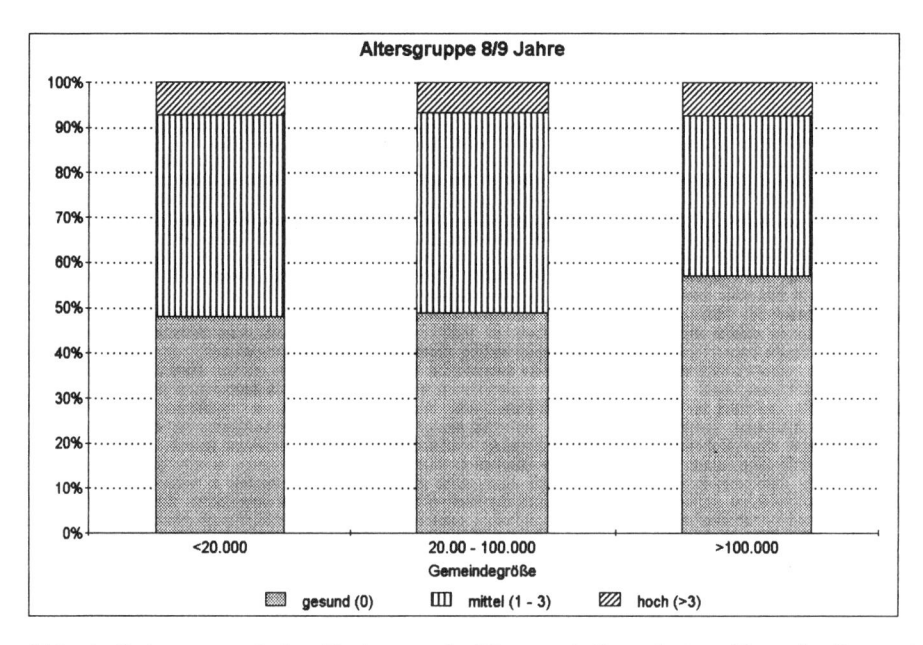

Abb. 1: Schweregrad der Karies nach Alter und Gemeindegrößen (in Prozent der Probanden)

kleinen Gemeinden am höchsten, die analogen Werte betragen für mittlere Gemeinden 1,6 und für den Großstadtraum 1,9.

Übereinstimmend mit dem bleibenden Gebiß ist der Sanierungsgrad im Großstadtraum mit 72,4 % am höchsten. In mittleren Gemeinden beträgt er 61,3 %, in kleinen Gemeinden 56,9 %. Damit liegen alle Werte unter denen des bleibenden Gebisses.

10.2.2 Altersgruppe Jugendliche 13/14 Jahre

Die Ergebnisdarstellung stützt sich auf die Befunde von 400 Probanden, von denen 188 (47 %) aus kleinen, 94 (23,5 %) aus mittleren und 118 (29,5 %) aus großen Gemeinden stammen. Bei einer Kariesfrequenz von 84 % liegt mit einem DMF-T von 4,3 und einem DMF-S von 4,9 als Gesamtwerte in dieser Altersgruppe eine mittlere Kariesverbreitung vor. Ähnlich wie im Milchgebiß gibt es, auf Gemeindegrößen bezogen, Abweichungen von etwa einem DMF-Zahn. So beträgt die Kariesverbreitung in den großen Gemeinden 3,6 DMF-T, in kleinen dagegen 4,7 und liegt mit 4,3 DMF-T in mittleren Gemeinden dazwischen (vgl. Tab. A1). Damit ist die Kariesverbreitung in dieser Altersgruppe, ähnlich wie bei den 8/9jährigen (Milchgebiß), in kleinen Gemeinden am höchsten und in großen am niedrigsten. Den höchsten Anteil am Gesamtindex hat in allen Gemeindegrößen der F-Wert. Am günstigsten ist die Situation in kleinen Gemeinden, hier wurde ein F-T von 3,8 gegenüber 3,4 in mittleren und 3,0 in großen Gemeinden registriert. Die geringen Abweichungen in den D- und M-Werten besitzen keine klinische Relevanz.

Die Differenzierung nach den Schweregraden der Karies zeigt, daß, wie bei den 8/9jährigen, innerhalb einer jeden Gemeindegröße der Anteil Kinder mit geringer Kariesverbreitung überwiegt (42,6–51,7 %), gefolgt von dem mit mittlerem Schweregrad (40,7–42,0 %). Allerdings steigt der Anteil mit hohem Kariesbefall innerhalb kleiner Gemeinden auf 15,4 % und innerhalb mittlerer Gemeinden auf nahezu 13 % an (Abb. 2). Die zwischen den Gemeindegrößen auftretenden Unterschiede im Verteilungsmuster der Kariesschweregrade sind gering, lassen aber wiederum die Tendenz zugunsten der Großstadt erkennen (vgl. Tab. A2).

Weniger deutlich als in der Altersgruppe der 8/9jährigen unterscheiden sich die Angaben des Sanierungsgrades, dennoch ist er wiederum im Großstadtbereich am höchsten und liegt mit 85,5 % fast drei Prozent über dem Gesamtmittelwert (82,6 %). Keine Abweichungen bestehen zwischen kleinen und mittleren Gemeindegrößen (je 81,5 %), (vgl. Tab. A1).

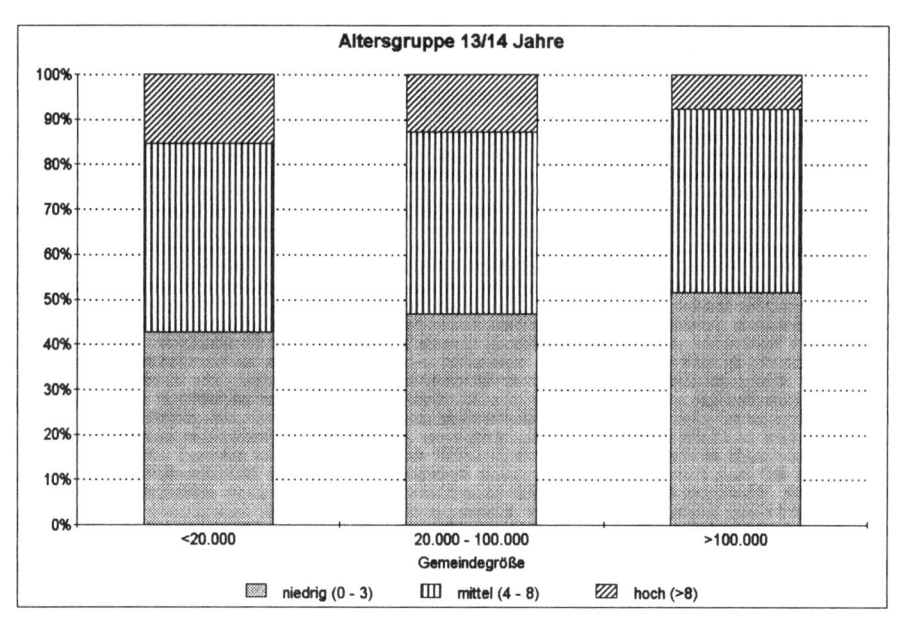

Abb. 2: Schweregrad der Karies nach Alter und Gemeindegrößen (in Prozent der Probanden)

10.2.3 Altersgruppe Erwachsene 35 – 54 Jahre

Der Ergebnisauswertung liegen die Befunde von 731 Probanden, von denen 363 (49,7 %) aus kleinen Gemeinden, 158 (22,5 %) aus mittleren Gemeinden und 210 (28,7 %) aus großen Gemeinden stammen. Die Auswertung nach Gemeindegrößen erlaubt keine Differenzierung innerhalb dieser Altersgruppe, wie sie bezüglich anderer klinischer und sozialer Merkmale vorliegt. Bei einem DMF-T von 14,5 für die gesamte Erwachsenenstichprobe liegen die analogen Werte innerhalb der Gemeindegrößen mit Schwankungen um etwa einen halben Zahn eng beieinander (14,6; 15,1; 14,0). Um ca. einen Zahn variiert der Kariesbefall zwischen mittleren und großen Gemeinden (vgl. Tab. A1). Erwartungsgemäß ausgeprägter als in den Kinder- und Jugendpopulationen sind die Unterschiede zwischen der zahn- und flächenbezogenen Kariesverbreitung. DMF-S-Werte zwischen 49,3 (Großgemeinden) und 53,5 (mittlere Gemeinden) überragen die DMF-T-Werte um mehr als das Dreifache. Den höchsten Anteil am DMF-T trägt in allen Gebieten der F-T. In den Großgemeinden ist durchschnittlich ein Zahn mehr gefüllt (7,8) als in den kleinen Gemeinden (6,8). Mittlere Gemeinden (7,5) zeigen nur unwesentliche Unterschiede zu den Großgemeinden. Einen erheblichen Anteil am DMF-T nimmt der M-Wert ein. 6,9 Zähne/Person wurden durchschnittlich in den kleinen Gemeinden extrahiert, 6,7 in den mittleren, im großstädtischen Raum dagegen nur 5,4 Zähne. Unerheblich sind die Differenzen beim D-Wert (0,9; 1,0; 0,8).

Betrachtet man die einzelnen Schweregrade, so fällt auf, daß von kleinen zu großen Gemeinden der Anteil der Probanden mit niedriger Kariesverbreitung von 24,0 % auf 27,1 % ansteigt und demgegenüber der Anteil mit hoher Kariesverbreitung von 10,7 auf 7,6 % abfällt (Abb. 3). In mittleren Gemeindegrößen ist sowohl der mittlere (71,5 %) als auch der hohe Schweregrad (11,3 %) am häufigsten vertreten (vgl. Tab. A2).

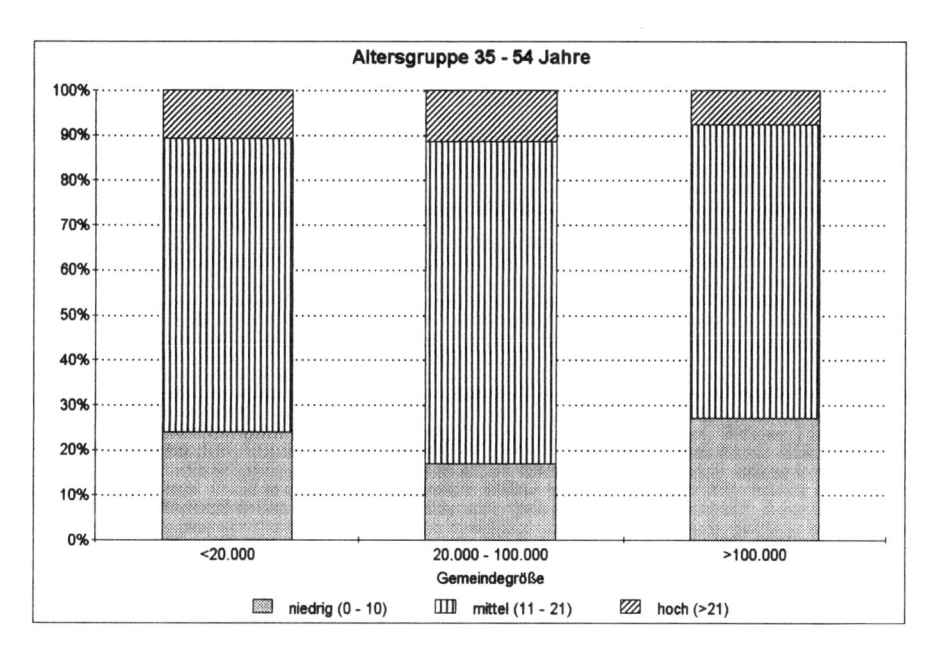

Abb. 3: Schweregrad der Karies nach Alter und Gemeindegrößen (in Prozent der Probanden)

Im Durchschnitt sind bei den Erwachsenen 5,6 (Großstadtraum), 6,9 (mittlere Gemeinden) bzw. 7,0 Zähne (kleine Gemeinden) vorzeitig verloren gegangen. Mit Zahnersatz wurden in der Großstadt 43,3 %, in den mittleren Gemeinden 42,4 % und in den kleinen Gemeinden 40,8 % der Probanden versorgt. Dabei konnten über 50 % der fehlenden Zähne ersetzt werden, wobei der Anteil in kleinen Gemeinden mit 58,6 % ersetzter Zähne am höchsten war, gefolgt von großen Gemeinden (57,1 %) und mittleren mit 50,7 %. Die Anzahl ersetzter Zähne mittels herausnehmbarer Konstruktionen ist in allen Einzugsbereichen deutlich höher als mit festsitzendem Zahnersatz. Dabei wurde in kleinen Gemeinden durchschnittlich etwa ein Zahn mehr (3,8) als in großen Gemeinden (2,6) ersetzt, in mittleren Gemeinden waren es 3,1 Zähne.

Die Anzahl der Zahnlosen ist in kleinen Gemeinden mit 3,3 % deutlich höher als in Großgemeinden mit 1,9 % und in mittleren Gemeinden mit 2,5 % (vgl. Tab. A3). Probanden mit totalem Zahnverlust im Unterkiefer wurden in mittleren und großen Gemeinden nicht registriert und zu 1,1 % in kleinen Gemeinden. Ausgeprägter ist die Zahnlosigkeit im Oberkiefer. Hier zeigten sich Unterschiede zwischen 4,4 (kleine Gemeinden) und 3,8 % (mittlere und große Gemeinden).

Der Sanierungsgrad liegt generell über 80 %, was auf ein hohes Inanspruchnahmeverhalten des Bürgers und eine bevorzugt zahnerhaltende Strategie des Behandlers hinweist. Mit 89,5 % ist der Sanierungsgrad am höchsten in Großgemeinden, 83,3 und 84,2 % beträgt er in mittleren und kleinen Gemeinden (vgl. Tab. A1).

Insgesamt auf alle Altersgruppen bezogen, haben die Probanden aus großen Gemeinden durchschnittlich die geringste Kariesverbreitung, wenngleich die Unterschiede zum Gesamtwert unter einem Zahn liegen. Bei der Verteilung nach Schweregraden haben ca. 36 bis 57 % der Kinder eine geringe bis mittlere Kariesverbreitung und der Anteil mit hoher Kariesverbreitung schwankt zwischen den Gemeindegrößen von etwa 7 bis 15 %. Zwei Drittel der Erwachsenen weisen eine mittlere Kariesverbreitung auf, etwa 8 – 11 % haben mehr als 21 DMF-Zähne. Wenngleich es für alle Altersgruppen in der Verteilung der einzelnen Kariesschweregrade zwischen den Gemeindegrößen keinen signifikanten Unterschied gibt, wird die Tendenz erkennbar, daß mit wachsender Gemeindegröße der Schweregrad der Karies abnimmt und die Anzahl der Kariesfreien bzw. derer mit niedrigem Kariesbefall ansteigt.

Erkennbar sind gemeindegrößenabhängige Differenzen in der zahnärztlichen Versorgung, die sich im Sanierungsgrad und Prothetikstatus objektiv widerspiegeln. Es ist ein allgemeiner Trend ersichtlich, daß sowohl bei den Kindern und Jugendlichen als auch bei den Erwachsenen die Versorgung im großstädtischen Bereich günstiger als in kleineren Gemeinden war.

10.3 Ergebnisse zur Prävalenz von Parodontopathien unter Berücksichtigung der Gemeindegrößen innerhalb der Altersgruppen

10.3.1 Altersgruppe Kinder 8/9 Jahre

Über die Hälfte aller Kinder hatten keine sichtbare Plaque. Mit 65,6 % war der Anteil plaquefreier Kinder in mittleren Gemeinden am höchsten.

Ca. 10 % geringer (55,4 %) war er in kleinen und großen Gemeinden. Lediglich 1,5 % der Gesamtstichprobe hatte Zahnstein, dennoch ist dieser Anteil in Großgemeinden mit 3,3 % um mehr als doppelt so hoch.

0,6 % der Kinder hatten in kleinen Gemeinden und 1,1 % in mittleren Gemeinden Zahnstein (vgl. Tab. A4).

Nach dem PBI hatten 16,7 % (mittlere Gemeinden) bis 28,2 % (kleine Gemeinden) der Probanden gesunde Parodontien. Die meisten Kinder erreichten einen PBI-Wert von 1. Davon waren 47,1 % aus Großgemeinden, 40,1 % aus kleinen und 37,8 % aus mittleren Gemeinden betroffen. Ähnliche Schwankungsbreiten wie unter den Gesunden wurden auch beim Schweregrad 2 beobachtet. 41,1 % waren es in mittleren Gemeinden, dagegen nur 23,1 % in Großgemeinden. Die Häufigkeit in kleinen Gemeinden lag bei knapp 30 %. Der Wert 3 erreichte in keiner Gemeindegröße die 5 %-Marke. Der Gesamtmittelwert von 0,4 war ausgewogen und wurde nur geringfügig in mittleren Gemeinden überschritten (0,5, vgl. Tab. A5).

Wählt man als Bewertungsmethode für Parodontopathien den CPITN, korrelieren die Ergebnisse im wesentlichen mit den vorangegangenen Aussagen. In allen Gemeindeklassen sind mehr als 90 % der Kinder mit initialen Entzündungen (CPITN = 1) diagnostiziert worden, wobei die Angaben zwischen 93,4 und 96 % schwanken. Ein Maximalwert von 2 trat lediglich bei 3 % der Großstadtstichprobe auf und lag in anderen Untersuchungsgebieten um 1 %. In keiner Gemeindegröße gab es Abweichungen vom Gesamtmittelwert (0,6, vgl. Tab. A6).

Der prozentuale Unterschied zwischen Gesunden und Erkrankten ist mit mehr als 10 % in mittleren Gemeinden am deutlichsten ausgeprägt. Von den insgesamt 375 erkrankten Probanden sind nahezu 46 % in kleinen Gemeinden vertreten, 31,2 % in großen und knapp 23 % in mittleren.

10.3.2 Altersgruppe Jugendliche 13/14 Jahre

Etwa zwei Drittel aller Jugendlichen in allen Gemeindegrößen war als plaquefrei eingestuft worden. Zwischen 30,5 % (Großgemeinden) und 37,8 % (Kleingemeinden) betrug der Anteil derer mit sichtbarer Plaque. Zahnstein wurde selten registriert, ca. 90 % der Probanden in allen Einzugsgebieten hatten keinen Zahnstein (vgl. Tab. A4). Unter den gingivalen Entzündungen, bestimmt nach dem PBI, trat der Schweregrad 2 in allen Einzugsbereichen am häufigsten auf, gefolgt von Grad 1, 3 und 4. Die einzelnen Schweregrade verteilen sich zwischen den unterschiedlichen Gemeindegrößen relativ regelmäßig, wenngleich die Tendenz erkennbar wird, daß im Großstadtbereich der Anteil Gesunder höher und derer mit dem Grad 2 geringer als in kleinen Gemeinden ist. Vom Gesamtmittelwert des PBI (0,6) gibt es keine nennenswerte Abweichung in den einzelnen Gemeinden (vgl. Tab. A5).

Die differenzierte Betrachtung der Maximalwerte des CPITN zeigt, daß 84,0 % (mittlere Gemeinden) bis 92,6 % (kleine Gemeinden) den Wert 1 haben, also ohne größere Abweichungen zwischen den Einzugsbereichen sind. Der Grad 2 liegt in allen Gebieten unter 8 %, bei Schwankungen zwischen 5,3 % (kleine Gemeinden) und 7,6 % (Großstadtgebiet). Während in kleinen und großen Gemeinden weniger als 1 % als parodontal gesund eingestuft wurde, fanden sich in mittleren Gemeinden 6,4 % (vgl. Tab. A6).

Ein Attachmentverlust von 2 und 3 mm verteilt sich auf alle Einzugsgebiete. Bei etwa einem Drittel der in kleinen und mittleren Gemeinden mit Attachmentverlust diagnostizierten Probanden beträgt dieser 2 mm. Von den betroffenen Großstadtbewohnern sind dies nur 22 %. Jeweils etwa 20 % der Probanden aus mittleren und großen Gemeinden wiesen 3 mm Attachmentverlust auf, mit diesem Schweregrad fanden sich in kleineren Gemeinden lediglich 16,5 %. Im Durchschnitt betrug der Attachmentverlust für die gesamte Stichprobe 1,4 mm, was ohne Abweichung für die drei Gemeindegrößen gilt (vgl. Tab. A7).

10.3.3 Altersgruppe Erwachsene 35 – 54 Jahre

Sichtbare Plaque wurde an je 38 % der Probanden aus kleinen und mittleren Gemeinden nachgewiesen, in Großgemeinden allerdings nur bei 23,3 %. Demgegenüber waren zwischen 61 und 74 % der Probanden plaquefrei. Zahnstein fand sich am häufigsten in kleinen Gemeinden (83,5 %), gefolgt von mittleren (70,9 %) und großen Gemeinden (68,1 %; vgl. Tab. A4). Eine nahezu gleichmäßige Verteilung zwischen den Gemeindegrößen ist bei den einzelnen Schweregraden nach dem PBI festzustellen. Die maximale Differenz von 6,7 % liegt bei einem Maximalwert von 1 zwischen großen und mittleren Gemeinden zugunsten letzterer vor. Innerhalb aller Gemeindegrößen überwiegt der Wert 2, gefolgt von 1 und 3. In allen Gemeindegrößen liegt die Häufigkeit von Grad 4 unter 5 % (vgl. Tab. A5).

Die Beurteilung nach dem CPITN zeigt, daß in allen Gemeinden reversible Stadien überwiegen, bei einer Dominanz von CPITN Grad 3. Die Grundverteilung der Mittelwerte 0, 1 und 2 wird in großen Gemeinden bis zu 3 % überschritten, in mittleren Gemeinden liegt eine Überschreitung von 5,8 % bei Grad 3 vor, während in kleinen Gemeinden die Abweichungen von der Grundverteilung für alle Maximalwerte unter 2 % liegen. Der Gesamtmittelwert von 2,2 wird in großen Gemeinden um 0,2 unterschritten. Ein Viertel aller Probanden weist bereits fortgeschrittene Stadien parodontaler Entzündungen auf (CPITN Grad 4). Davon sind kleine Gemeinden am häufigsten betroffen (27 %), der geringste Anteil fand sich mit 22,9 % in Großgemeinden (vgl. Tab. A6). Attachmentverluste von 2 mm verteilen sich zwischen 1 % (Großstadt) und 2,5 %

(kleine Gemeinden). In mittleren Gemeinden wurde dieser Schweregrad nicht beobachtet. Zwischen 3 und 10 mm werden Attachmentverluste in allen Gemeindegrößen diagnostiziert, wobei 3–6 mm Verluste in allen Einzugsbereichen bei 10–27 % der Betroffenen vorkommen. Die Verteilungen differieren um weniger als 10 % zwischen den Gemeindegrößen innerhalb der einzelnen Maximalwerte. Eine allgemeingültige Abhängigkeit von der Gemeindegröße ist nicht erkennbar (vgl. Tab. A7).

10.4 Ergebnisse zur Verbreitung der Dentalfluorose unter Berücksichtigung der Gemeindegröße

Das überaus seltene Vorkommen in allen Altersgruppen macht eine detaillierte Analyse nach einzelnen Altersgruppen überflüssig. Über 95 % der Untersuchten aller Altersgruppen hatten keine Dentalfluorose oder lediglich idiopathische Schmelzflecken, deren Zuordnung zur Dentalfluorose fraglich ist. Dieses Ergebnis ist infolge der geringen freien Verfügbarkeit von Fluoriden in der ehemaligen DDR erwartungsgemäß. Fluoridhaltige Präparate standen allerdings den Kinderzahnärzten in Form von Tabletten, Lack und Gelen zur Verfügung. Ihre Anwendung erfolgte kontrolliert nach vorgeschriebener Dosierung, so daß Überdosierungen bei Tabletten oder durch Verschlucken von Anteilen lokalwirkender Präparate ausgeschlossen werden konnten.

10.5 Ausgewählter Literaturvergleich

Der Mundgesundheitszustand in den neuen Bundesländern zeigt in allen Altersgruppen Differenzen zwischen den Gemeindegrößen. Sie sind nicht immer deutlich ausgeprägt, lassen aber die Tendenz erkennen, daß die Probanden aus den Großstadtgebieten einen günstigeren Mundgesundheitszustand aufweisen. Dies zeigen insbesondere der Sanierungsgrad und der Prothetikstatus. Der Sanierungsgrad ist sowohl im Milch- als auch im bleibenden Gebiß in Großstädten höher als in kleinen und mittleren Gemeinden. Bei den Erwachsenen werden neben dem Prothetikstatus auch Unterschiede im Parodontalstatus deutlich zu Gunsten der Großstadtbevölkerung. Ebenso sind Differenzen in der Zahnlosigkeit zu beobachten.

Frühere Ergebnisse aus dem Stadt- und Landkreis Leipzig (ICS-I Replikationsstudie) zeigen ebenfalls – wenngleich keine gleichartige Differenzierung nach Gemeindegrößen vorliegt – eine geringfügig niedrigere Kariesverbreitung im Großstadtbereich. Die d/D-Werte sind zum Teil höher in den ländlichen Regionen, was wiederum auf einen ungünstigeren Sanierungsgrad hinweist (vgl. Borutta et al., 1991). Der gleiche Trend war vor 10 Jahren im damaligen Bezirk Erfurt vorhanden, allerdings waren die Abweichungen in den dmf/DMF-Werten zwischen der Bezirksstadt und den kleineren Gemeinden deutlicher (vgl. Waurick et al., 1985). Fröhlich und Maiwald (1990) hingegen geben höhere Werte in Großstadtgebieten mit über 50.000 Einwohnern als in kleineren Gemeinden an. Die Differenzen waren aber so gering, daß die Autoren einen eindeutigen Zusammenhang zur Gemeindegröße verneinen.

In Schweden wurde in städtischen Regionen eine höhere Kariesverbreitung als auf dem Lande ermittelt (vgl. Kallestal 1991). In Polen scheint ein umgekehrter Trend vorzuherrschen (vgl. Stopa et al., 1990; Chmielnit et al., 1990).

Über höhere Kariesinzidenzraten bei Landkindern wird aus der Provinz Arezzo/Italien berichtet (vgl. Guida und Trippi, 1990). Insgesamt sind die Ergebnisse nicht einheitlich. Es scheinen sich aber die Unterschiede zwischen Stadt und Land in den westlichen Industrieländern hinsichtlich der Kariesverbreitung zu nivellieren (vgl. Bouma et al., 1986; Bohne et al., 1989) bzw. sie sind nahezu verschwunden (vgl. Steiner et al., 1991).

Eine Zuordnung zu unterschiedlichen Gemeindegrößen und dem Parodontalzustand ist auf Grund differenter Untersuchungsmethoden schwierig. Selbst bei analoger Methode sind Schwankungsbreiten zwischen einzelnen Großstädten in Ostdeutschland beobachtet worden, die allerdings die Grundaussage nicht beeinflußten (vgl. Borutta und Waurick, 1988).

In der Leipziger Replikationsstudie war die Intensität parodontaler Erkrankungen auf dem Land geringfügig deutlicher ausgeprägt als in der Stadt Leipzig (vgl. Borutta et al., 1991). Die in einer repräsentativen Stichprobe an Schweizer Probanden ermittelten Ergebnisse zum Parodontalzustand zeigten keine signifikanten Unterschiede zwischen den einzelnen Gemeindegrößen (vgl. Schurch et al., 1988).

10.6 Tabellenanhang

Tabelle A1: Kariesverbreitung und Sanierungsgrad nach Alter und Gemeindegröße

Altersgruppe	Gesamt	Gemeindegröße		
		< 20.000	20.000–100.000	> 100.000
		dmf-t		
8/9 Jahre	3,8	4,3	3,6	3,4
		DMF-T		
8/9 Jahre	1,1	1,1	1,1	0,9
13/14 Jahre	4,3	4,7	4,3	3,6
35–54 Jahre	14,5	14,6	15,1	14,0
		Sanierungsgrad in %		
8/9 Jahre, Milchzähne	62,4	56,9	61,3	72,4
8/9 Jahre, bleibende Zähne	78,3	76,4	74,7	84,9
13/14 Jahre	82,6	81,5	81,5	85,5
35–54 Jahre	85,6	84,2	83,3	89,5

Tabelle A2: Schweregrad der Karies nach Alter und Gemeindegröße in % der Probanden

Altersgruppe 8/9 Jahre

Schweregrad DMF-T	Gemeindegröße		
	< 20.000	20.000–100.000	> 100.000
gesund (0)	48,0	48,9	57,0
mittel (1–3)	44,6	44,4	35,5
hoch (> 3)	7,3	6,7	7,4

Altersgruppe 13/14 Jahre

Schweregrad DMF-T	Gemeindegröße		
	< 20.000	20.000–100.000	> 100.000
niedrig (0–3)	42,6	46,8	51,7
mittel (4–8)	42,0	40,4	40,7
hoch (> 8)	15,4	12,8	7,6

Altersgruppe 35–54 Jahre

Schweregrad DMF-T	Gemeindegröße		
	< 20.000	20.000–100.000	> 100.000
niedrig (0–10)	24,0	17,1	27,1
mittel (11–21)	65,3	71,5	65,2
hoch (> 21)	10,7	11,4	7,6

Tabelle A3: Prothetikstatus in der Altersgruppe 35–54 Jahre nach Gemeindegröße				
	Gesamt	Gemeindegröße		
		< 20.000	20.000–100.000	> 100.000
Anzahl fehlender Zähne Mittelwert:	6,6	7,0	6,9	5,6
Zahnersatz in % der Probanden ja .... nein .... keine Angabe	41,9 57,0 1,1	40,8 57,6 1,7	42,4 57,6 –	43,3 55,7 1,0
Anzahl ersetzter Zähne festsitzend: .	0,4	0,3	0,4	0,6
Anzahl ersetzter Zähne herausnehmbar:	3,3	3,8	3,1	2,6
Anzahl ersetzter Zähne gesamt:	3,7	4,1	3,5	3,2
Anzahl nicht ersetzter Zähne: ...	3,0	3,2	3,4	2,5
Zahnlose (OK und UK) in %:	2,7	3,3	2,5	1,9

Tabelle A4: Mundhygiene (Plaque, Zahnstein) nach Alter und Gemeindegröße in % der Probanden

Altersgruppe 8/9 Jahre

	Gesamt	Gemeindegröße		
		< 20.000	20.000–100.000	> 100.000
Plaque				
ja, sichtbar	38,9	43,5	32,2	37,2
nein	57,7	55,4	65,6	55,4
Zahnstein				
ja	1,5	0,6	1,1	3,3
nein	97,4	98,9	97,8	95,0
keine Angabe	1,0	0,6	1,1	1,7

Altersgruppe 13/14 Jahre

	Gesamt	Gemeindegröße		
		< 20.000	20.000–100.000	> 100.000
Plaque				
ja, sichtbar	35,5	37,8	37,2	30,5
nein	63,7	61,7	60,6	69,5
Zahnstein				
ja	9,7	10,6	10,6	7,6
nein	89,7	88,8	88,3	92,4
keine Angabe	0,5	0,5	1,1	–

Altersgruppe 35–54 Jahre

	Gesamt	Gemeindegröße		
		< 20.000	20.000–100.000	> 100.000
Plaque				
ja, sichtbar	33,9	38,3	38,0	23,3
nein	64,6	60,9	60,8	73,8
Zahnstein				
ja	76,3	83,5	70,9	68,1
nein	23,4	16,3	29,1	31,4
keine Angabe	0,3	0,3	–	0,5

Tabelle A5: Maximalwert des PBI nach Alter und Gemeindegröße in % der Probanden

Altersgruppe 8/9 Jahre

PBI	Gesamt	Gemeindegröße		
		< 20.000	20.000–100.000	> 100.000
0	25,3	28,2	16,7	27,3
1	41,8	40,1	37,8	47,1
2	30,4	29,9	41,1	23,1
3	2,3	1,7	4,4	1,7
Mittelwert	0,4	0,4	0,5	0,4

Altersgruppe 13/14 Jahre

PBI	Gesamt	Gemeindegröße		
		< 20.000	20.000–100.000	> 100.000
0	7,5	5,9	7,4	10,2
1	32,0	30,9	28,7	36,4
2	50,0	51,6	53,2	44,9
3	10,0	11,2	10,6	7,6
4	0,5	0,5	–	0,8
Mittelwert	0,6	0,6	0,6	0,5

Altersgruppe 35–54 Jahre

PBI	Gesamt	Gemeindegröße		
		< 20.000	20.000–100.000	> 100.000
0	14,2	15,2	13,3	13,3
1	24,9	23,1	22,8	29,5
2	38,3	37,2	39,9	39,0
3	17,5	19,6	17,1	14,3
4	2,5	2,5	4,4	1,0
Mittelwert	0,6	0,7	0,6	0,5

Tabelle A6: Maximalwert des CPITN nach Alter und Gemeindegröße in % der Probanden

Altersgruppe 8/9 Jahre

CPITN	Gesamt	Gemeindegröße		
		< 20.000	20.000–100.000	> 100.000
0	3,1	2,8	4,4	2,5
1	94,8	96,0	94,4	93,4
2	1,8	1,1	1,1	3,3
Mittelwert	0,6	0,6	0,6	0,6

Altersgruppe 13/14 Jahre

CPITN	Gesamt	Gemeindegröße		
		< 20.000	20.000–100.000	> 100.000
0	2,0	0,5	6,4	0,8
1	90,2	92,6	84,0	91,5
2	6,5	5,3	7,4	7,6
3	1,2	1,6	2,1	–
Mittelwert	0,7	0,8	0,7	0,7

Altersgruppe 35–54 Jahre

CPITN	Gesamt	Gemeindegröße		
		< 20.000	20.000–100.000	> 100.000
0	0,3	0,3	–	0,5
1	5,9	3,9	6,3	9,0
2	19,8	21,2	15,2	21,0
3	46,1	44,6	51,9	44,3
4	25,2	27,0	24,1	22,9
Mittelwert	2,2	2,2	2,2	2,0

Tabelle A7: Maximalwert des Attachmentverlustes nach Alter und Gemeindegröße in % der Probanden

Altersgruppe 13/14 Jahre

Attachmentverlust in mm	Gesamt	Gemeindegröße		
		< 20.000	20.000 – 100.000	> 100.000
1	0,2	0,5	–	–
2	32,0	35,6	37,2	22,0
3	18,7	16,5	19,1	22,0
4	0,5	0,5	1,1	–
Mittelwert	1,4	1,4	1,4	1,4

Altersgruppe 35–54 Jahre

Attachmentverlust in mm	Gesamt	Gemeindegröße		
		< 20.000	20.000 – 100.000	> 100.000
2	1,5	2,5	–	1,0
3	25,0	24,2	25,9	25,7
4	23,1	19,8	25,9	26,7
5	18,9	19,6	21,5	15,7
6	10,9	10,7	11,4	11,0
7	7,5	8,3	5,7	7,6
8	4,2	5,0	3,2	3,8
9	3,6	3,9	2,5	3,8
10	1,2	1,7	0,6	1,0
11	0,5	0,6	–	1,0
12	0,5	0,8	–	0,5
13	0,4	0,8	–	–
14	0,3	0,3	0,6	–
Mittelwert	2,6	2,7	2,5	2,5

10.7 Literaturverzeichnis

Bohne, W., Cahen, P. M., Delattre, J. P., Foray, M., Pouezat, J. A., Resmond-Richard, F.: Epidemiologische Erhebungen zur Kariesprävalenz schulpflichtiger Kinder in der Bretagne. Schweiz Mschr Zahnheilkd 99, 1989, S. 892–896

Borutta, A., Waurick, M.: Zustand des marginalen Periodonts bei Erwachsenen im mittleren Alter. Zahn-Mund-Kieferheilkd 76, 1988, S. 711–716

Borutta, A., Waurick, M., Künzel, W.: Vergleich des oralen Gesundheitszustandes 1979 und 1989 im Stadt- und Landkreis Leipzig (ICS-I-Replikationsstudie). Dtsch Stomatol 41, 1991, S. 266–270

Bouma, J., Schaub, R. M., van de Poel, F.: Caries status at the moment of total tooth extraction in a rural and an urban area in the Netherlands. Community Dent Oral Epidemiol 14, 1986, S. 345–348

Chmielnik, M., Stopa, J., Kobylanska, M., Wloch, S., Soboczynska, K., Ruszynska, H.: Stan uzebienia doroslej ludnosci w wieku 35–44lat zamieszkalej w malym miescie i na wsiach wojewodztwa Poznanskiego. Czas Stomatol 43, 1990, S. 464–467

Fröhlich, S., Maiwald, H.-J.: Kariesprävalenz bei 6- bis 14jährigen Kindern. Stomatol DDR 40, 1990, S. 261–264

Kallestal, C.: Dental caries in 16- and 18-year-old adolescents in northern Sweden. Scand J Dent Res 99, 1991, S. 100–105

Schurch, E., Minder, C. E., Lang, N. P., Geering, A. H.: Periodontal conditions in a randomly selected population in Switzerland. Community Dent Oral Epidemiol 16, 1988, S. 181–186

Steiner, M., Marthaler, T. M., Bandi, A., Menghini, G.: Prävalenz der Milchzahnkaries in 16 Gemeinden des Kantons Zürich in den Jahren 1964 bis 1988. Schweiz Mschr Zahnheilkd 101, 1991, S. 738–742

Stopa, J., Ruszynska, H., Kobylanska, M., Wloch, S., Chmielnik, M., Soboczynska, K.: Prochnica zebow u dzieci w wieku 7 i 12 lat zamieszkalych na terenie wojewodztwa Poznanskiego. Czas Stomatol 43, 1990, S. 525–531

Waurick, M., Borutta, A., Künzel, W., Beinhorn, C.: Determinierung regionaler Indikatoren oraler Gesundheit als Basis zahnärztlicher Betreuungsstrategie am Beispiel des Bezirkes Erfurt. Stomatol DDR 35, 1985, S. 506–511

Teil D

Gesamtdeutsche Kennziffern und internationaler Vergleich

11 Bildung gesamtdeutscher Kennziffern zur Karies- und Parodontitisprävalenz

Jost Bauch
Annerose Borutta
Johannes Einwag
Wolfgang Micheelis
Elmar Reich

11.1 Einleitung

Mit der Durchführung der Ergänzungsstudie zur Mundgesundheit in den fünf neuen Bundesländern ist erstmalig die Möglichkeit gegeben, gesamtdeutsche Kennziffern zur Karies- und Parodontitisprävalenz zu bilden. Die Schaffung von nationalen Kennziffern zur Karies- und Parodontitisprävalenz ist deshalb nützlich, weil internationale Organisationen wie WHO und FDI, die die Entwicklung der Mundgesundheit auf internationaler Ebene beobachten, basierend darauf Empfehlungen für die Weiterentwicklung der nationalen Gesundheitssysteme geben. Das hochaggregierte Zahlenmaterial auf nationaler Ebene, das damit einer gewissen Abstraktheit nicht entbehrt, kann für die internationalen Vergleiche gleichwohl interessante Entwicklungen – etwa im Vergleich von Industrie- zu Entwicklungsländern und im Vergleich der nationalen Versorgungssysteme – zu Tage fördern. Auch und gerade im Rahmen der europäischen Einigung und im Gefolge der Genese einer europäischen Sozial- und Gesundheitspolitik gewinnen nationale epidemiologische Kennziffern an Bedeutung.

11.2 Grundlagen und Ergebnisse zur Kariesprävalenz

Eine Gesamtbetrachtung der Mundgesundheit in Deutschland erfolgte erstmals in der vom Institut der Deutschen Zahnärzte (IDZ) im Jahre 1991 herausgegebenen Schrift „Dringliche Mundgesundheitsprobleme der Bevölkerung im vereinten Deutschland" (Borutta et al., 1991). Allerdings war zu diesem Zeitpunkt nur die repräsentative Mundgesundheitsstudie-West verfügbar, so daß bezüglich der Spezifikation der Mundgesundheit-Ost auf Regionalstudien zurückgegriffen werden mußte. Den in der Weststudie ermittelten DMF-T-Werten der 8/9jährigen von 1,5, der 13/14jährigen von 5,1 und dem interpolierten Wert von 4,1 bei den 12jährigen, wurden die Werte 1,2 bei den 8/9jährigen, 5,4 bei den 13/14jährigen und 3,9 bei den 12jährigen für den Osten gegenübergestellt. In der Altersgruppe der Erwachsenen wurden in der Weststudie die DMF-T-Werte 16,7 für die 35–44jährigen und 18,4 für die Altersgruppe der 45–54jährigen ermittelt. Für die Altersgruppe der 35–

44jährigen liegen aus der ehemaligen DDR für die Jahre 1986 bis 1989 Ergebnisse regionaler Bevölkerungsuntersuchungen vor, die im gewichteten Mittel einen DMF-T-Wert von 16,5 ergeben.

Für die vorliegenden Auswertungen wurden die DMF-T-Werte aus der Mundgesundheitsstudie-West mit denen der Ergänzungsstudie-Ost in Beziehung gesetzt. Den ermittelten DMF-T-Werten aus den „alten Bundesländern" werden dabei die Werte aus den neuen Bundesländern aus der vorliegenden Ergänzungsstudie-Ost gegenübergestellt. Im Vergleich zu den Angaben für die ehemalige DDR in den „Dringlichen Mundgesundheitsproblemen", sind in der bevölkerungspräpresentativen Ergänzungsstudie Ost zum Teil erhebliche Differenzen zu konstatieren. Diese sind vermutlich dadurch zu erklären, daß es sich bei dem epidemiologischen Material der „Dringlichen Mundgesundheitsprobleme" um reine Regionalstudien handelt, die in der Addition nicht ohne weiteres als pars pro toto für das gesamte Territorium der ehemaligen DDR angesehen werden können. So fehlt in der Addition der Regionalstudien beispielsweise der Raum Berlin, in dem relativ günstige DMF-T-Werte aufzufinden sind. Der DMF-T-Mittelwert im Raum Berlin beträgt nach Maßgabe der Ergänzungsstudie-Ost 12,9 für 35–54jährige. Thüringen dagegen weist den Mittelwert 15,2, Sachsen 14,4, Sachsen-Anhalt 14,0, Brandenburg 15,2 und Mecklenburg 14,9 auf[1].

Das Zahlenmaterial stammt zum Teil aus dem Jahre 1986/1987, es ist zu vermuten, daß sich danach in Ostdeutschland der Trend einer Kariesreduktion entwickelt hat. (Feldzeit der vorliegenden Ergänzungsstudie-Ost: Frühjahr 1992!)

Anhand einer gewichteten Mittelwertberechnung unter Berücksichtigung des Bevölkerungsanteils (vgl. Tabelle 1) in den unterschiedlichen Al-

Tabelle 1: Bevölkerungsanteile neue und alte Bundesländer nach Altersgruppen (x 1000)			
	Neue Bundesländer	Alte Bundesländer	Gesamt
	N	N	N
8/9jährige	444,7	1 303,6	1 748,3
13/14jährige	388,8	1 229,8	1 618,6
35–44jährige	2 106,0	8 596,2	10 702,2
45–54jährige	2 251,8	8 969,7	11 221,5

Quelle: Statistisches Bundesamt, 1992

---

1) Hier handelt es sich um die nach Ländern ausdifferenzierten Werte der Ergänzungsstudie-Ost, die auf Landesebene allerdings nicht zwangsläufig repräsentativ sein müssen.

tersgruppen (Statistisches Bundesamt, 1992) ergibt sich rechnerisch somit als Gesamtwert für Deutschland in der Altersgruppe der 8/9jährigen der Wert 1,4, für die Altersgruppe der 13/14jährigen der Wert 4,9, für die 35 – 44jährigen der Wert 16,1 und für die 45 – 54jährigen der Wert 17,9 (vgl. Tabelle 2).

Tabelle 2: Gewichtete Mittelwertberechnung der DMF-T-Werte der 8/9jährigen, der 13/14jährigen, der 35 – 44jährigen und 45 – 54jährigen nach Anteil der Wohnbevölkerung			
DMF-T	Neue Bundesländer	Alte Bundesländer	Gesamtwert
	Mittelwert	Mittelwert	Mittelwert
8/9jährige	1,1	1,5	1,4
13/14jährige	4,3	5,1	4,9
35 – 44jährige	13,4	16,7	16,1
45 – 54jährige	15,7	18,4	17,9

Dabei zeigt sich, daß der Verteilungsvergleich der DMF-T-Werte Ost/West für alle Altersgruppen, sowohl nach dem t-Test als auch nach dem Wilcoxon-Test als parameterfreiem Prüfverfahren (vgl. Clauß und Ebner, 1982, S. 245), hochsignifikant ist (p = 0,000).

Tabelle 3 (vgl. Tabelle 3) zeigt die DMF-T-Werte im Ost/West-Vergleich aufgeschlüsselt nach den D-T, M-T und F-T Komponenten. Als gewichteter Gesamtwert wird für die 8/9jährigen ein D-T-Wert von 0,6, ein M-T-Wert von 0,0 und ein F-T-Wert von 0,7 errechnet. Für die Altersgruppe der 13/14jährigen wird ein Gesamtwert von D-T 1,8, M-T 0,1 und F-T 3,1 festgestellt. In der Altersgruppe der 35 – 44jährigen ergibt sich ein Gesamtwert von D-T 1,8, M-T 3,8 und F-T 10,4, bei den 45 – 54jährigen D-T 1,5, M-T 7,5 und F-T 8,8.

Tabelle 3: DMF-T, aufgeschlüsselt nach D-T, M-T, F-T für Ost- und Westdeutschland sowie gewichteter Gesamtwert				
		Ost	West	Gesamt
		Mittelwert	Mittelwert	Mittelwert
8/9jährige	D-T	0,2	0,8	0,6
	M-T	0,0	0,0	0,0
	F-T	0,8	0,7	0,7
13/14jährige	D-T	0,7	2,1	1,8
	M-T	0,1	0,1	0,1
	F-T	3,5	3,0	3,1
35–44jährige	D-T	1,0	2,0	1,8
	M-T	4,4	3,6	3,8
	F-T	8,0	11,0	10,4
45–54jährige	D-T	0,8	1,7	1,5
	M-T	8,4	7,3	7,5
	F-T	6,5	9,4	8,8

11.3 Ergebnisse zum Zahnverlust und dessen Versorgung

Tabellen 4 und 5 (vgl. Tabellen 4 und 5) zeigen die Anzahl fehlender, ersetzter und nicht ersetzter Zähne im Ost/West-Vergleich und den gewichteten Mittelwert für Gesamtdeutschland in den Altersgruppen der 35–44jährigen und 45–54jährigen. Der Verteilungsvergleich anhand des t-Tests und des Wilcoxon-Tests zeigt signifikante bis hochsignifikante Ergebnisse.

Tabelle 4: Anzahl fehlender, ersetzter und nicht ersetzter Zähne im Ost/West-Vergleich und gewichteter Mittelwert für Gesamtdeutschland in der Altersgruppe der 35–44jährigen					
	Ost	West	Wilcoxon-Test	t-Test	Gesamtwert
	Mittelwert	Mittelwert	(000)	(p)	Mittelwert
fehlende Zähne	4,5	3,8	0.002	0.013	3,9
ersetzte Zähne	1,8	2,3	0.000	0.093	2,2
nicht ersetzte Zähne	2,9	1,5	0.000	0.000	1,8

Tabelle 5: Anzahl fehlender, ersetzter und nicht ersetzter Zähne im Ost/West-Vergleich und gewichteter Mittelwert für Gesamtdeutschland in der Altersgruppe der 45–54jährigen					
	Ost	West	Wilcoxon-Test	t-Test	Gesamtwert
	Mittelwert	Mittelwert	(000)	(p)	Mittelwert
fehlende Zähne	8,5	7,5	0.008	0.045	7,7
ersetzte Zähne	5,6	5,8	0.015	0.720	5,7
nicht ersetzte Zähne	3,1	1,7	0.000	0.000	2,0

11.4 Ergebnisse Parodontitisprävalenzberechnung

Bezüglich der Parodontalgesundheit zeigen Tabelle 6 und 7 (vgl. Tabellen 6 und 7) die CPITN-Maximalwerte im Ost/West-Vergleich in der Altersgruppe der 35-44jährigen und 45–54jährigen sowie den gewichteten Mittelwert für Gesamtdeutschland. Im gewichteten Mittel weisen bei den 35–44jährigen 4,9 % den CPITN-Maximalwert 0 auf, 11,2 % den Grad 1, 24,6 % den Grad 2, 42,7 % den Grad 3 und 16,6 % den Grad 4. Bei den 45–54jährigen weisen 2,4 % den Grad 0, 8,1 % den Grad 1, 20,4 % den Grad 2, 48,8 % den Grad 3 und 22,4 % den Grad 4 auf.

Tabelle 6: CPITN-Maximalwerte im Ost/West-Vergleich und im gewichteten Mittelwert für Gesamtdeutschland für die Altersgruppe der 35–44jährigen			
CPITN	Ost	West	Gesamt
	%	%	%
Grad 0	0,0	6,1	4,9
Grad 1	7,4	12,1	11,2
Grad 2	19,8	25,8	24,6
Grad 3	50,8	40,7	42,7
Grad 4	21,7	15,3	16,6

chi-Quadrat: 38,83; df = 4; p = 0.000

Tabelle 7: CPITN-Maximalwerte im Ost/West-Vergleich und im gewichteten Mittelwert für Gesamtdeutschland für die Altersgruppe der 45–54jährigen			
CPITN	Ost	West	Gesamt
	Mittelwert	Mittelwert	Mittelwert
Grad 0	0,5	2,8	2,4
Grad 1	4,4	9,0	8,1
Grad 2	19,9	20,2	20,4
Grad 3	41,4	47,6	46,8
Grad 4	28,6	20,5	22,3

chi-Quadrat: 17,90; df = 4; p = 0.0013

Vergleicht man die CPITN-Werte der Ergänzungsstudie-Ost mit den Angaben in den „Dringlichen Mundgesundheitsproblemen", so zeigen sich auch hier erhebliche Differenzen. Regionalstudien in den neuen Bundesländern weisen eine große Streubreite der Befunde aus. Je nach Region weisen 1–19 % der Untersuchten im Alter von 35–44 Jahren gingivale Blutungen als einziges Symptom auf (analog CPITN = 1). Zahnstein und Taschen wurden bei 25–59 % der Personen ermittelt (analog CPITN = 2). 24–62 % weisen Grad 3 (mäßige Taschen) und 2–17 % Grad 4 (tiefe Taschen) auf.

Faßt man die Ergebnisse aus 13 Bezirksstädten der ehemaligen DDR und Berlin-Ost zu einem stichprobengewichteten Mittelwert zusammen, so kommt man auf 8,8 % CPITN-Wert 1, 41,9 % CPITN-Wert 2, 40,8 % CPITN-Wert 3 und 7,0 % CPITN-Wert 4. Die Ergebnisse aus der vorliegenden bevölkerungsrepräsentativen Ergänzungsstudie-Ost fallen durchweg deutlich schlechter aus. Dies mag mit der Probandenselektion zusammenhängen, da bei den Regionalstudien lediglich Bezirksstädte der ehemaligen DDR berücksichtigt wurden, der ländliche Raum somit nicht in diese Studien eingegangen ist, wobei 49,9 % der Bevölkerung in den neuen Bundesländern in Gemeinden mit einer Einwohnerzahl von unter 20.000 Einwohnern leben und außerdem nicht immer ein bevölkerungsrepräsentativer Querschnitt untersucht wurde. Im Datenvergleich des Stadt-Land-Gefälles (vgl. Kapitel 10) zeigte sich, daß gerade die schwersten Parodontalerkrankungen (CPITN Grad 4) in Städten mit weniger als 20.000 Einwohnern deutlich häufiger auftreten.

11.5 Literaturverzeichnis

Borutta, A., Künzel, W., Micheelis, W., Müller, P. J.: Dringliche Mundgesundheitsprobleme der Bevölkerung im vereinten Deutschland. Zahlen – Fakten – Perspektiven. IDZ-Sonderband, Köln 1991

Clauß, G., Ebner, H.: Grundlagen der Statistik. Band 1, 4. unveränderte Auflage, Frankurt 1982

Statistisches Bundesamt (Hrsg.): Statistisches Jahrbuch 1992 für die Bundesrepublik Deutschland. Wiesbaden 1992

12 Die Einordnung des Datenmaterials in den internationalen Rahmen der Oralepidemiologie

12.1 Zur Kariesprävalenz

Johannes Einwag

Bei einem Vergleich der für die europäischen Länder (vgl. Einwag, 1991; Marthaler und Møller, 1990) publizierten Daten mit aktuellen Ergebnissen sind nur in wenigen Ländern aktuelle Abweichungen festzustellen (vgl. Tab. 1). Am auffälligsten ist eine etwa 30 %ige Verbesserung des DMF-T bei den französischen Kindern (von 4,2 auf 3,0), eine Tatsache, die zum größten Teil auf die flächendeckende Einführung fluoridhaltigen Kochsalzes zurückgeführt werden kann. Auch in Dänemark (von 1,6 auf 1,3) und Finnland (von 2,0 auf 1,2), den europäischen Spitzenreitern, wurden nochmals Verbesserungen registriert. Rückschläge sind allerdings ebenfalls zu verzeichnen, so z. B. in Italien (von 3,0 auf 4,0) oder Großbritannien (von 2,0 auf 3,1). Die Konstanz der Daten in den übrigen Ländern ist weniger auf eine Stagnation der Karies als auf das Fehlen aktueller Untersuchungen zurückzuführen.

Interessante Entwicklungen gibt es auch für die Altersgruppe der 35–44jährigen (vgl. Tab. 2). Neuere Daten liegen nur in Form der IDZ-Studie für die neuen Bundesländer (NBL) und die Republik Irland vor. In beiden Fällen können Verbesserungen (NBL von 16,0 auf 13,4; Irland von 19,0 auf 15,4) für den DMF-T registriert werden; bei dem früheren Referenzwert für die NBL muß allerdings berücksichtigt werden, daß dieser Wert – nach allem, was publikationsmäßig für diesen Zeitraum vorgelegt wurde (siehe hierzu Abschnitt 3.2 im Kapitel 3) – nicht unbedingt als bevölkerungsrepräsentativer Mittelwert für diese Altersgruppe der ehemaligen DDR-Bevölkerung aufgefaßt werden kann. Die Frage, ob die Entwicklung in diesen beiden Regionen als Hinweis für einen zumindest europäischen Trend anzusehen ist, kann bislang allerdings nicht beantwortet werden.

Tabelle 1: Kariesbefall bei 12jährigen in Europa Untersuchungszeitraum 1983–1992; nur repräsentative Studien (r) bzw. nationaler Durchschnitt (n)		
Land	Jahr	DMF-T-Wert
Dänemark (n)	1990	1,3
Niederlande (n)	1990	1,7
Finnland (n)	1990	1,2
Schottland (r)	1988/1989	2,2
Schweden (r)	1990	2,2
Schweiz (r)	1988	2,3
Norwegen (n)	1988	2,7
England und Wales (r)	1983	3,1
Republik Irland (r)	1984	2,7
Italien (r)	1990	4,0
Nordirland (r)	1989	3,1
Liechtenstein (r)	1987	3,4
Bulgarien (r)	1990	3,1
Tschechoslowakei (r)	1987	3,7
Bundesrepublik Deutschland – NBL (r)	1992	3,3*
Bundesrepublik Deutschland – ABL (r)	1989	4,1*
Bundesrepublik Deutschland insgesamt (r)	1989 bzw. 1992	3,9**
Frankreich (r)	1990	3,0

* linear interpoliert; untersucht wurden 13/14jährige
** rechnerisch ermittelter Gesamtwert

Tabelle 2: Kariesbefall bei 35–44jährigen in Europa Untersuchungszeitraum 1983–1992; nur repräsentative Studien (r) bzw. nationaler Durchschnitt (n)		
Land	Jahr	DMF-T-Wert
Italien (r)	1985	13,8
Bundesrepublik Deutschland – NBL (r)	1992	13,4
Bundesrepublik Deutschland – ABL (r)	1989	16,7
Bundesrepublik Deutschland insgesamt (r)	1989 bzw. 1992	16,1*
Bulgarien (r)	1983	16,5
Finnland (n)	1988	16,7**
Niederlande (n)	1990	17,4
Dänemark (n)	1988	17,8***
Tschechoslowakei (r)	1990	17,8
England und Wales (r)	1988	18,7
Republik Irland (r)	1990	15,4
Norwegen (r)	1990	20,5
Schottland (r)	1988	20,8
Nordirland (r)	1988	21,3
Schweiz (r)	1988	22,3

* rechnerisch ermittelter Gesamtwert
** 28jährige
*** 30–39jährige

12.2 Literaturverzeichnis

Einwag, J.: Einordnung der Ergebnisse in den internationalen Forschungsstand. In: Micheelis, W., Bauch, J. (Gesamtbearbeitung): Mundgesundheitszustand und -verhalten in der Bundesrepublik Deutschland. Ergebnisse des nationalen IDZ-Survey 1989, IDZ-Materialienreihe Band 11.1, Köln 1991, S. 391–397
Marthaler, T. M., Møller, I. J.: Caries Status in Europe and Prediction of Future Trends. Caries Res 24, 1990, S. 381–396
WHO, World Health Organisation: Country Profiles on Oral Health in Europe 1991. Regional Office for Europe, Copenhagen 1992

12.3 Zur Parodontitisprävalenz

Elmar Reich

Die Prävalenz parodontaler Erkrankungen wird mit sehr unterschiedlichen Bewertungsmaßstäben angegeben. Zusammen mit Abweichungen hinsichtlich Probandenselektion und Methodik der Untersuchung erschwert dies die Vergleichbarkeit der Daten.

Gingivale Entzündungen sind bei fast allen Erwachsenen und bei einem Großteil der Kinder und Jugendlichen feststellbar (vgl. Pilot und Miyazaki, 1991). Vergleichsdaten über gingivale Entzündungen schwanken, auch wegen unterschiedlicher Meßmethoden (vgl. Burt, Ismail und Eklund, 1985; NIH, 1987; Schürch et al., 1988). Hier muß berücksichtigt werden, daß der in der vorliegenden Studie verwendete PBI zwar eine exakte Differenzierung der Schwere gingivaler Entzündungen zuläßt, international jedoch selten verwendet wird. Der direkte Vergleich von gingivalen Entzündungen zwischen dem PBI und dem CPITN oder anderen Indizes ist nur mit Einschränkungen möglich. Während nach den vorliegenden Ergebnissen nur 14,2 % Erwachsene und 7,2 % Jugendliche keine gingivalen Entzündungen nach dem PBI hatten, waren bei Erwachsenen schwere gingivale Entzündungen (PBI Grad 3 und 4) doppelt so häufig (20 %) wie bei Jugendlichen (10,5 %).

Ausgeprägte parodontale Destruktionen waren bei Jugendlichen in etwa 1 % der Fälle vorhanden. Dies liegt etwas über den Vergleichswerten aus den USA (vgl. NIH, 1987) für Parodontalerkrankungen bei Jugendlichen (0,1 %). Jedoch muß berücksichtigt werden, daß die vorliegende Probandenstichprobe für so geringe Häufigkeitszahlen keine exakte Aussage zuläßt. Juvenile parodontale Erkrankungen sind also in den neuen wie in den alten Bundesländern sehr selten (vgl. Reich, 1991).

Häufigkeit und Ausmaß der Parodontalerkrankungen, die in der vorliegenden Studie bei der erwachsenen Bevölkerung festgestellt worden sind, liegen über den Werten der epidemiologischen Querschnittsstudie in den alten Bundesländern (vgl. Reich, 1991 und Kapitel 11). Auch im Vergleich der vorliegenden CPITN-Daten mit Werten aus anderen Ländern zeigt sich (vgl. Abbildung 1), daß der Parodontalzustand zumindest von Erwachsenen schlechter ist als in vielen westlichen Industrieländern (vgl. Pilot und Miyazaki, 1991). Ein Teil dieser Abweichungen in anderen Studien ist sicherlich auch methodischer Natur, da selten bei bevölkerungsrepräsentativen Stichproben Untersuchungen angestellt worden sind.

Bei 15jährigen Iren (vgl. Pilot und Miyazaki, 1991) wurden im Durchschnitt fast 3mal so viele Sextanten ohne Entzündungen gefunden, wie

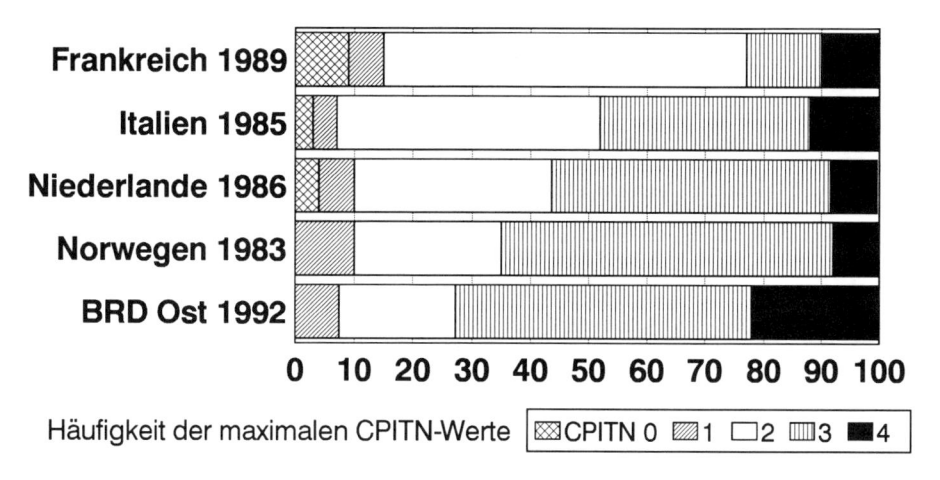

Abb. 1: Häufigkeit der maximalen CPITN-Werte von 35–44jährigen in verschiedenen europäischen Ländern

bei 13/14jährigen Jugendlichen aus den neuen Bundesländern (vgl. Abbildung 2). Hingegen zeigten wesentlich mehr Sextanten von 15–19jährigen Franzosen, Italienern und Niederländern fortgeschrittenere Parodontalerkrankungen. Zu dieser Zunahme parodontaler Erkrankungen bei Jugendlichen mag auch der Anstieg der Parodontitisprävalenz mit dem Alter (vgl. Van der Velden, 1991) beigetragen haben.

Der CPITN Grad 4 war bei 21,7 % der 35–44jährigen in den neuen Bundesländern vorhanden. Im europäischen Vergleich (vgl. Pilot und Miyazaki, 1991) liegt dieser Wert bei den höchsten gemessenen Daten (vgl. Abbildung 2).

Der Attachmentverlust ist ein wesentlich exakteres Maß für die Destruktion des Parodonts als der CPITN. Die Zunahme der Attachmentverluste bei den Erwachsenen gegenüber den Jugendlichen ist zum größten Teil auf die Zunahme der Taschentiefen und weniger auf Rezessionen zurückzuführen. Dieses Ansteigen wurde auch in der Schweiz (vgl. Schürch et al., 1988) und in den USA (vgl. NIH, 1987) beobachtet. Die hier gefundenen Werte zeigen im Vergleich, daß destruktive Parodontalerkrankungen in den neuen Bundesländern im Mittel mit 3,0 mm Attachmentverlust bei den Erwachsenen (35–54 Jahre) ausgeprägter sind als z. B. in den USA (vgl. NIH, 1987) mit Durchschnittswerten von ca. 2,5 mm bis 2,85 mm in dieser Altersgruppe.

Burt (vgl. 1990) definiert als schwerwiegende Destruktionen Attachmentverluste von 4 mm und mehr. Nach vorliegenden Daten sind bei 67,7 % der 35–44jährigen und sogar 75 % der 45–54jährigen Attachmentverluste diesen Ausmaßes vorhanden. Bei Attachmentverlusten über 4 mm sind auch alle Taschen größer 6 mm, wie sie dem CPITN Grad 4 ent-

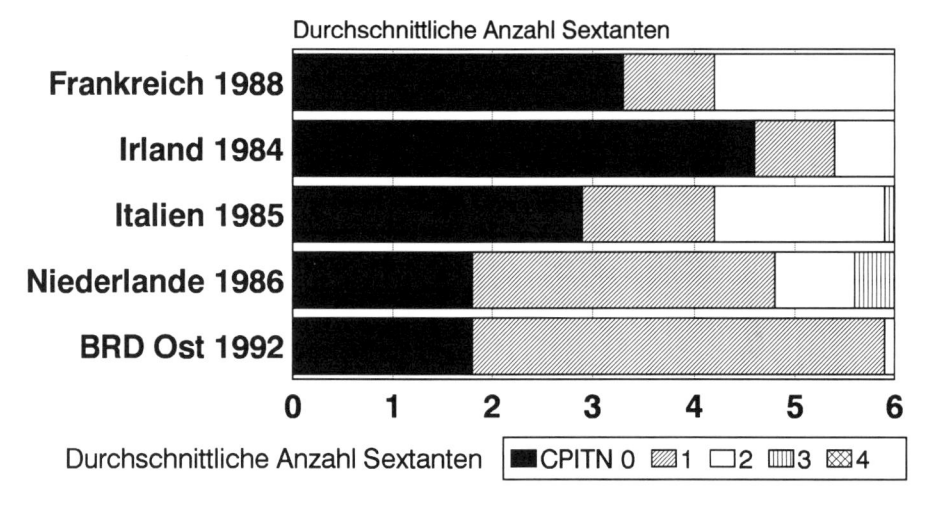

Abb. 2: Durchschnittliche Anzahl von Sextanten nach dem CPITN bei Jugendlichen (BRD Ost: 13/14 Jahre; Irland: 15 Jahre; alle anderen Länder: 15–19 Jahre)

sprechen, enthalten. Da die CPITN-Werte für den Grad 4 nur bei 21,7 % bzw. 28,6 % liegen, ist dies ein Hinweis für die Unterschätzung der parodontalen Destruktionen durch den CPITN. Mit anderen Indizes sind nach Burt et al. (vgl. 1985) im Vergleich dazu sogar 50 % aller Amerikaner zwischen 35 und 54 Jahren frei von Symptomen einer Parodontitis.

Die WHO vergleicht die Prävalenz von Parodontalerkrankungen auch über die Häufigkeit bei den 18jährigen und 35–44jährigen mit drei und mehr Sextanten mit dem CPITN-Wert 0. Hier liegen die Vergleichswerte der vorliegenden Studie durchaus auf dem Niveau anderer westlicher Industrienationen (WHO, 1991; vgl. Abbildung 3), dabei aber unter den Zahlen für Norwegen und Großbritannien. Im innerdeutschen Vergleich liegen die Zahlen aus den neuen Ländern deutlich unter den Werten aus den alten Ländern (vgl. Abbildung 4).

Im Hinblick auf die Verschiebungen im Altersaufbau aller modernen Industriegesellschaften ist damit zu rechnen, daß das „demographische Altern" auch Veränderungen des parodontalen Behandlungsbedarfes nach sich ziehen wird. Die Zahnlosigkeit bei den Erwachsenen hat in den vergangenen Jahren in den neuen wie in den alten Bundesländern deutlich abgenommen (vgl. Naujoks et al., 1991), was mit Daten aus anderen Industrienationen übereinstimmt (vgl. Hugoson et al., 1986; Helöe, Holst und Rise, 1988; Downer, 1991; Österberg et al., 1991). Diese Entwicklung dürfte in den älteren Altersgruppen noch ausgeprägter sein, da die Zahl der Extraktionen in den letzten Jahren insgesamt deutlich zurückgegangen ist (vgl. Reich, 1993). Da wenig epidemiologische Daten über ältere Erwachsene vorliegen, sollten in der Zukunft Untersuchungen durchgeführt werden, welche die Häufigkeit und Verteilung parodontaler Erkrankungen auch bei älteren Menschen wie den daraus resultierenden Behandlungsbedarf ermitteln können.

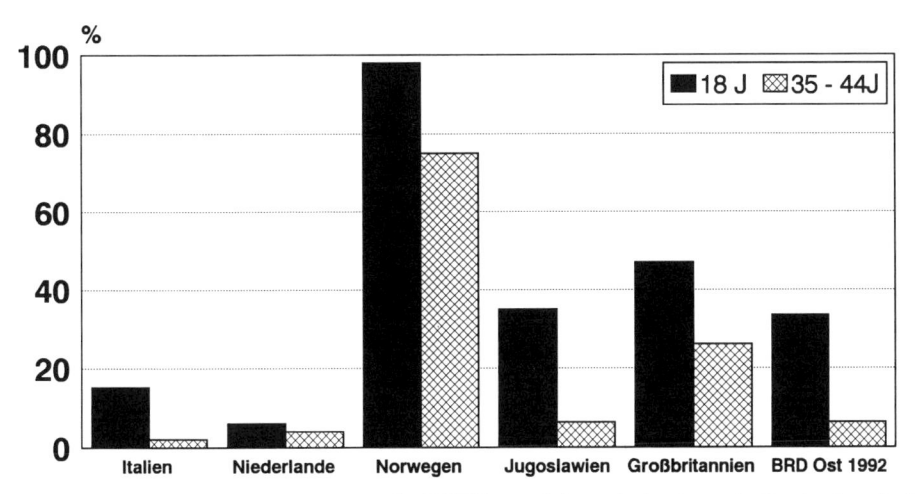

Abb. 3: Anzahl von Personen mit CPITN = 0 in mindestens 3 Sextanten bei 18jährigen (BRD Ost: 13/14jährige) und 35–44jährigen

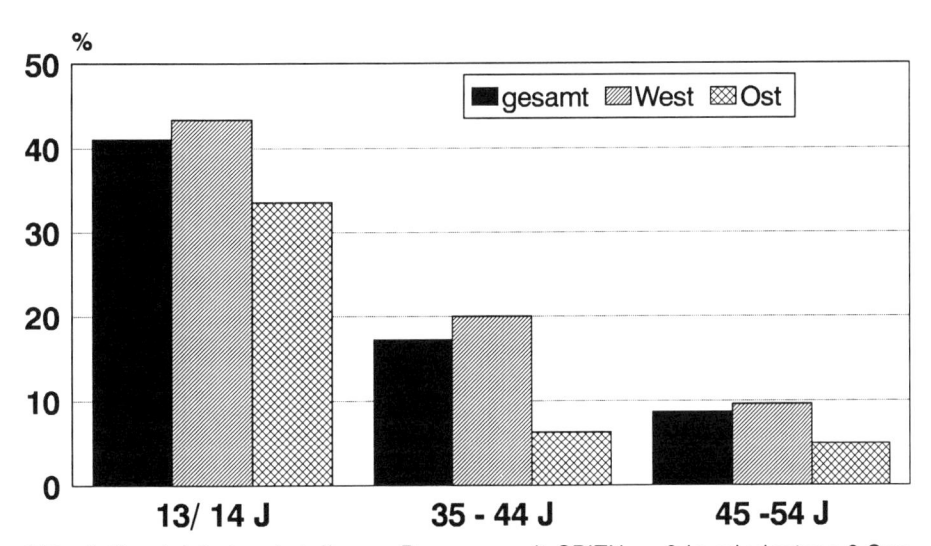

Abb. 4: Vergleich des Anteils von Personen mit CPITN = 0 in mindestens 3 Sextanten und verschiedenen Altersklassen (J: Jahre; gesamt: berechnete Zahlen für die gesamte Bevölkerung; West: alte Bundesländer 1989; Ost: neue Bundesländer 1992)

12.4 Literaturverzeichnis

Burt, B. A.: The distribution of periodontal destruction in industrialize countries. In: Johnson, N. W. (Ed.): Markers of disease susceptibility and activity for periodontal diseases. Cambridge 1990

Burt, B. A., Ismail, A. I., Eklund, S. A.: Periodontal disease, tooth loss, and oral hygiene among older Americans. Community Dent Oral Epidemiol 13: 1985, S. 93–96

Downer, M. C.: The improving dental health of United Kingdom adults and prospects for the future. Br Dent J 23: 1991, S. 154–158

Helöe, L. A., Holst, D., Rise, J.: Development of dental status and treatment behavior among Norwegian adults 1973–85. Community Dent Oral Epidemiol 16: 1988, S.52–57

Hugoson, A., Koch, G., Bergendal, T., Hallonsten, A. L., Laurell, L., Lundgren, D., Nyman, J.-E.: Oral health of individuals aged 3–80 years in Jönköping, Sweden, in 1973 and 1983. II. A review of clinical and radiographic findings. Swed Dent J 10: 1986, S. 175–194

Österberg, T., Carlsson, G. E., Mellström, D., Sundh, W.: Cohort comparison of dental status in the adult Swedish population between 1975 and 1981. Community Dent Oral Epidemiol 19: 1991, S. 195–200

Naujoks, R., Dünninger, P., Einwag, J., Pieper, K.: Ergebnisse zum prothetischen Versorgungsstatus. In: Micheelis, W., Bauch, J. (Gesamtbearbeitung): Mundgesundheitszustand und -verhalten in der Bundesrepublik Deutschland. Ergebnisse des nationalen IDZ-Survey 1989. IDZ–Materialienreihe Band 11.1, Köln 1991, S. 335–354

NIH: Oral health of United States adults/National findings. NIH Publication No. 87-2868, 1987

Pilot, T., Miyazaki, H.: Periodontal conditions in Europe. J Clin Periodontol 18: 1991, S. 353–357

Reich, E.: Ergebnisse zur Prävalenz von Parodontopathien. In: Micheelis, W., Bauch, J. (Gesamtbearbeitung): Mundgesundheitszustand und -verhalten in der Bundesrepublik Deutschland. Ergebnisse des nationalen IDZ-Survey 1989. IDZ-Materialienreihe Band 11.1, Köln 1991, S. 261–295

Reich, E.: Gründe für Zahnverlust in den westlichen Bundesländern. IDZ-Information 1/93

Schürch, E., Minder, C. E., Lang, N. P., Geering, A. H.: Periodontal conditions in a randomly selected population in Switzerland. Community Dent Oral Epidemiol 16: 1988, S. 181–186

Van der Velden, U.: The onset age of periodontal destruction. J Clin Periodontol 18: 1991, S. 380–383

WHO: Country profiles on Oral Health in Europe. World Health Organization, Regional Office for Europe, Copenhagen 1991

Verzeichnis der Autoren

Dr. Jost Bauch, Dipl.-Soz.
Leiter des Referates für Gesundheits- und Gesellschaftspolitik
Institut der Deutschen Zahnärzte
Köln

Doz. Dr. med. habil. Annerose Borutta
Wissenschaftsbereich Präventive Zahnheilkunde
Medizinische Hochschule Erfurt
Erfurt

Prof. Dr. Johannes Einwag
Leiter des Zahnärztlichen Fortbildungszentrums mit
Institut für Zahnmedizinische Fachhelferinnen
Stuttgart

Jürgen Hoeltz
Geschäftsführer
Infratest Epidemiologie und Gesundheitsforschung
München

Dr. Wolfgang Micheelis, Dipl.-Sozw.
Leiter des Referates für Struktur- und Versorgungsfragen
Institut der Deutschen Zahnärzte
Köln

Dr. Peter Potthoff
Geschäftsführer
Infratest Epidemiologie und Gesundheitsforschung
München

Prof. Dr. Elmar Reich
Oberarzt am Lehrstuhl für Zahnerhaltung
und Parodontologie der Universität Hamburg
Hamburg

Helga Stechemesser
Leiterin Feldarbeit
Infratest Epidemiologie und Gesundheitsforschung
München

Veröffentlichungen des Instituts der Deutschen Zahnärzte

Stand: September 1993

(Die Auflistung schließt die Veröffentlichungen des Forschungsinstituts für die zahnärztliche Versorgung/FZV ein, das seit dem 1. Januar 1987 in das Institut der Deutschen Zahnärzte eingegangen ist.)

Institut der Deutschen Zahnärzte

Materialienreihe

Amalgam – Pro und Contra. Gutachten – Referate – Statements – Diskussion. Wissenschaftliche Bearbeitung und Kommentierung von G. Knolle, IDZ-Materialienreihe Bd. 1, 3. erweiterte Aufl., ISBN 3-7691-7830-0, Deutscher Ärzte-Verlag, 1988, 1990, 1992

Parodontalgesundheit der Hamburger Bevölkerung – Epidemiologische Ergebnisse einer CPITN-Untersuchung. G. Ahrens/J. Bauch/K.-A. Bublitz/I. Neuhaus, IDZ-Materialienreihe Bd. 2, ISBN 3-7691-7812-2, Deutscher Ärzte-Verlag, 1988

Zahnarzt und Praxiscomputer – Ergebnisse einer empirischen Erhebung. S. Becker/F. W. Wilker, unter Mitarbeit von W. Micheelis, IDZ-Materialienreihe Bd. 3, ISBN 3-7691-7813-0, Deutscher Ärzte-Verlag, 1988

Der Zahnarzt im Blickfeld der Ergonomie – Eine Analyse zahnärztlicher Arbeitshaltungen. W. Rohmert/J. Mainzer/P. Zipp, 2. unveränderte Aufl., IDZ-Materialienreihe Bd. 4, ISBN 7691-7814-9, Deutscher Ärzte-Verlag, 1988

Möglichkeiten und Auswirkungen der Förderung der Zahnprophylaxe und Zahnerhaltung durch Bonussysteme. M. Schneider, IDZ-Materialienreihe Bd. 5, ISBN 3-7691-7815-7, Deutscher Ärzte-Verlag, 1988

Mundgesundheitsberatung in der Zahnarztpraxis. Th. Schneller/D. Mittermeier/D. Schulte am Hülse/W. Micheelis, IDZ-Materialienreihe Bd. 6, ISBN 3-7691-7817-3, Deutscher Ärzte-Verlag, 1990

Aspekte zahnärztlicher Leistungsbewertung aus arbeitswissenschaftlicher Sicht. M. Essmat/W. Micheelis/G. Rennenberg, IDZ-Materialienreihe Bd. 7, ISBN 3-7691-7819-X, Deutscher Ärzte-Verlag, 1990

Wirtschaftszweig Zahnärztliche Versorgung. E. Helmstädter, IDZ-Materialienreihe Bd. 8, ISBN 3-7691-7821-1, Deutscher Ärzte-Verlag, 1990

Bedarf an Zahnärzten bis zum Jahre 2010. E. Becker/F.-M. Niemann/J. G. Brecht/F. Beske, IDZ-Materialienreihe Bd. 9, ISBN 3-7691-7823-8, Deutscher Ärzte-Verlag, 1990

Der Praxiscomputer als Arbeitsmittel – Prüfsteine und Erfahrungen. M. Hildmann unter Mitarbeit von W. Micheelis, IDZ-Materialienreihe Bd. 10, ISBN 3-7691-7824-6, Deutscher Ärzte-Verlag, 1991

Mundgesundheitszustand und -verhalten in der Bundesrepublik Deutschland – Ergebnisse des nationalen IDZ-Survey 1989. Gesamtbearbeitung: W. Micheelis, J. Bauch. Mit Beiträgen von J. Bauch/P. Dünninger/R. Eder-Debye/J. Einwag/J. Hoeltz/K. Keß/R. Koch/W. Micheelis/R. Naujoks/K. Pieper/E. Reich/E. Witt, IDZ-Materialienreihe Bd. 11.1, ISBN 3-7691-7825-4, Deutscher Ärzte-Verlag, 1991

Oral Health in Germany: Diagnostic Criteria and Data Recording Manual – Instructions for examination and documentation of oral health status – With an appendix of the sociological survey instruments for the assessment of oral health attitudes and behavior. J. Einwag/K. Keß/E. Reich, IDZ-Materialienreihe Bd. 11.2, ISBN 3-7691-7826-2, Deutscher Ärzte-Verlag, 1992

Psychologische Aspekte bei der zahnprothetischen Versorgung – Eine Untersuchung zum Compliance-Verhalten von Prothesenträgern. Th. Schneller/R. Bauer/W. Micheelis, IDZ-Materialienreihe Bd. 12, 2. unveränderte Aufl., ISBN 3-7691-7829-7, Deutscher Ärzte-Verlag, 1992

Gruppen- und Individualprophylaxe in der Zahnmedizin – Ein Handbuch für die prophylaktische Arbeit in Kindergarten, Schule und Zahnarztpraxis. Gesamtbearbeitung: N. Bartsch, J. Bauch, IDZ-Materialienreihe Bd. 13, ISBN 3-7691-7828-9, Deutscher Ärzte-Verlag, 1992

Betriebswirtschaftliche Entscheidungshilfen durch den Praxiscomputer. E. Knappe/V. Laine/P. Klein/St. Schmitz, IDZ-Materialienreihe Bd. 14, ISBN 3-7691-7831-9, Deutscher Ärzte-Verlag, 1992

Broschürenreihe

Zur medizinischen Betreuung der zahnärztlichen Therapie mit festsitzendem Zahnersatz (Kronen und Brücken) im Rahmen der Versorgung. Th. Kerschbaum, IDZ-Broschürenreihe Bd. 1, ISBN 3-7691-7816-5, Deutscher Ärzte-Verlag, 1988

Zum Stand der EDV-Anwendung in der Zahnarztpraxis – Ergebnisse eines Symposions. IDZ-Broschürenreihe Bd. 2, ISBN 3-7691-7818-1, Deutscher Ärzte-Verlag, 1989

Mundgesundheit in der Bundesrepublik Deutschland – Ausgewählte Ergebnisse einer bevölkerungsrepräsentativen Erhebung des Mundgesundheitszustandes und -verhaltens in der Bundesrepublik Deutschland. IDZ-Broschürenreihe Bd. 3, ISBN 3-7691-7822-X, Deutscher Ärzte-Verlag, 1990

Interprofessionelle Zusammenarbeit in der zahnärztlichen Versorgung/ Interprofessional Cooperation in Dental Care – Dokumentation/Documentation FDI-Symposion Berlin, September 1992. IDZ-Broschürenreihe Bd. 4, ISBN 3-7691-7833-5, Deutscher Ärzte-Verlag, 1993

Sonderpublikationen

Das Dental Vademekum. Hg.: Bundeszahnärztekammer – Arbeitsgemeinschaft der Deutschen Zahnärztekammern, Kassenzahnärztliche Bundesvereinigung, Redaktion: IDZ, 4. Ausgabe, ISBN 3-7691-4054-0, Deutscher Ärzte-Verlag, 1993

Dringliche Mundgesundheitsprobleme der Bevölkerung in der Bundesrepublik Deutschland. Zahlen – Fakten – Perspektiven. W. Micheelis, P. J. Müller. ISBN 3-924474-00-1, Selbstverlag 1990. Überarbeiteter Auszug aus: „Dringliche Gesundheitsprobleme der Bevölkerung in der Bundesrepublik Deutschland. Zahlen – Fakten – Perspektiven" von Weber, I., Abel, M., Altenhofen, L., Bächer, K., Berghof, B., Bergmann, K., Flatten, G., Klein, D., Micheelis, W. und Müller, P. J., Nomos-Verlagsgesellschaft Baden-Baden, 1990*

Dringliche Mundgesundheitsprobleme der Bevölkerung im vereinten Deutschland. Zahlen – Fakten – Perspektiven. A. Borutta/W. Micheelis/ P.J. Müller, ISBN 3-924474-01-X, Selbstverlag, 1991*

Curriculum Individualprophylaxe in der vertragszahnärztlichen Versorgung – Handreichung für Referenten zur Fortbildung von Zahnärzten und zahnärztlichen Assistenzberufen. J. Einwag/K.-D. Hellwege/ J. Margraf-Stiksrud/H. Pantke/H. P. Rosemeier/Th. Schneller, Fachdidaktische Beratung von N. Bartsch, 2. aktualisierte Aufl., ISBN 3-7691-7835-1, Deutscher Ärzte-Verlag, 1993

Forschungsinstitut für die zahnärztliche Versorgung

Materialienreihe

Werkstoffe in der zahnärztlichen Versorgung – 1. Goldalternativen. FZV „Materialien" Bd. 1, ISBN 3-7691-7800-9, Deutscher Ärzte-Verlag, 1980

Eigenverantwortung in der gesetzlichen Krankenversicherung. FZV „Materialien" Bd. 2, Selbstverlag 1980*

Zur Frage der Nebenwirkung bei der Versorgung kariöser Zähne mit Amalgam. FZV „Materialien" Bd. 3, Selbstverlag, 1982 (vergriffen)

Direktbeteiligung im Gesundheitswesen – Steuerungswirkungen des Selbstbehalts bei ambulanten medizinischen Leistungen und beim Zahnarzt. E. Knappe/W. Fritz, FZV „Materialien" Bd. 4, ISBN 3-7691-7803-3, Deutscher Ärzte-Verlag, 1984

100 Jahre Krankenversicherung – Standortbestimmung und Weiterentwicklung des Kassenarztrechts. FZV „Materialien" Bd. 5, ISBN 3-8765-2367-2, Quintessenz Verlag, 1984

Strukturdaten zahnärztlicher Praxen. P. L. Reichertz/K. Walther, FZV „Materialien" Bd. 6, ISBN 3-7691-7807-6, Deutscher Ärzte-Verlag, 1986 (vergriffen)

Broschürenreihe

System der zahnärztlichen Versorgung in der Bundesrepublik Deutschland. B. Tiemann/R. Herber, FZV „Broschüre" 1, ISBN 3-7691-7801-7, Deutscher Ärzte-Verlag, 1980

Kostenexplosion im Gesundheitswesen – Folge eines fehlerhaften Steuerungsmechanismus? J.-M. Graf von der Schulenburg, FZV „Broschüre" 2, ISBN 3-7691-7802-5, Deutscher Ärzte-Verlag, 1981

Merkmale zahnärztlicher Arbeitsbeanspruchung – Ergebnisse einer Fragebogenstudie. W. Micheelis, FZV „Broschüre" 3, 2. unveränderte Aufl., ISBN 3-7691-7804-1, Deutscher Ärzte-Verlag, 1984

Datenschutz im Gesundheitswesen – Modellversuch zur Erhöhung der Leistungs- und Kostentransparenz. FZV „Broschüre" 4, ISBN 3-7691-7805-X, Deutscher Ärzte-Verlag, 1985

Zukunftsperspektiven der zahnärztlichen Versorgung. FZV „Broschüre" 5, ISBN 3-7691-7811-4, Deutscher Ärzte-Verlag, 1986

Wissenschaftliche Reihe

Medizinische und technologische Aspekte dentaler Alternativlegierungen. C. L. Davidson/H. Gründler/F. Sperner/H. W. Gundlach/P. Dorsch/ H. Schwickerath/K. Eichner/G. Forck/R. Kees, FZV „Wissenschaftliche Reihe" Bd. 1, ISBN 3-8765-2366-4, Quintessenz Verlag, 1983

Sonderpublikationen

Übersicht über die Dental-Edelmetallegierungen und Dental-Nichtedelmetallegierungen in der Bundesrepublik Deutschland. Hg. FZV, Deutscher Ärzte-Verlag, 1986 (vergriffen)

*Die Publikationen des Instituts sind im Fachbuchhandel erhältlich. Die mit * gekennzeichneten Bände sind direkt über das IDZ zu beziehen.*